# 吃出青春抗老力

## 健康儲值從餐桌開始！

Eat Smart ｜ Stay Young ｜ Anti-Aging
Invest Health from the Table ｜ Mediterranean Diet

三位營養專家的科學抗老新提案，
器官導向×系統拆解×實作食譜，
教你從餐桌累積健康資本，延續青春活力！

吳映蓉・翁德志・李芷薇——合著

心靈養生 FJ2066

# 吃出青春抗老力，健康儲值從餐桌開始！

三位營養專家的科學抗老新提案，器官導向×系統拆解×實作食譜，教你從餐桌累積健康資本，延續青春活力！

| 作　　　　者 | 吳映蓉、翁德志、李芷薇 |
|---|---|
| 責 任 編 輯 | 謝至平 |
| 行 銷 業 務 | 陳彩玉、林詩玟、李振東、林佩瑜 |
| 美 術 設 計 | 萬亞雰 |
| 內 文 排 版 | 莊恒蘭 |
| 形 象 攝 影 | Ching@time_code_studio |
| 副 總 編 輯 | 陳雨柔 |
| 編 輯 總 監 | 劉麗真 |
| 事業群總經理 | 謝至平 |
| 發 　行　 人 | 何飛鵬 |
| 出　　　　版 | 臉譜出版 |
| | 台北市南港區昆陽街16號4樓 |
| | 電話：886-2-2500-0888　傳真：886-2-2500-1951 |
| 發　　　　行 | 英屬蓋曼群島商家庭傳媒股份有限公司城邦分公司 |
| | 台北市南港區昆陽街16號8樓 |
| | 客服專線：02-25007718；02-25007719 |
| | 24小時傳真專線：02-25001990；02-25001991 |
| | 服務時間：週一至週五上午09:30-12:00；下午13:30-17:00 |
| | 劃撥帳號：19863813　戶名：書虫股份有限公司 |
| | 讀者服務信箱：service@readingclub.com.tw |
| | 城邦網址：http://www.cite.com.tw |
| 香港發行所 | 城邦（香港）出版集團有限公司 |
| | 香港九龍土瓜灣土瓜灣道86號順聯工業大廈6樓A室 |
| | 電話：852-25086231　傳真：852-25789337 |
| | 電子信箱：hkcite@biznetvigator.com |
| 新馬發行所 | 城邦（馬新）出版集團 |
| | Cite (M) Sdn. Bhd. (458372U) |
| | 41, Jalan Radin Anum, Bandar Baru Seri Petaling, |
| | 57000 Kuala Lumpur, Malaysia. |
| | 電話：+6(03)-90563833　傳真：+6(03)-90576622 |
| | 電子信箱：services@cite.my |
| 一 版 一 刷 | 2025年4月 |

城邦讀書花園
www.cite.com.tw

ISBN 978-626-315-613-5（紙本書）
ISBN 978-626-315-611-1（EPUB）
售價：520元
版權所有・翻印必究
（本書如有缺頁、破損、倒裝，請寄回更換）

---

國家圖書館出版品預行編目資料

吃出青春抗老力，健康儲值從餐桌開始！：三位營養專家的科學抗老新提案，器官導向×系統拆解×實作食譜，教你從餐桌累積健康資本，延續青春活力！／吳映蓉，翁德志，李芷薇著. -- 一版. -- 臺北市：臉譜出版：英屬蓋曼群島商家庭傳媒股份有限公司城邦分公司發行，2025.04
　　面；　公分. -- (心靈養生；FJ2066)
ISBN 978-626-315-613-5（平裝）

1.CST: 健康飲食　2.CST: 老化　3.CST: 營養學

411.3　　　　　　　　　　　　　　114000385

推薦序　潘文涵教授／**006**
自序一　歲月如鐘擺，飲食是掌控青春的節奏／吳映蓉／**007**
自序二　從餐桌累積健康資本，讓 40+ 的人生在困惑中持續前行，
　　　　開啟更耀眼的人生篇章／翁德志／**010**
自序三　30+ 的初老體悟：好好吃飯，穩定身心、優雅抗老／李芷薇／**012**
前　言　解鎖青春「食」刻表：逆齡從飲食開始／**014**

## 第一章
## 啟動「青春延續」計畫：做自己的「逆齡」檢測員／**019**

1.1　想要知道自己「逆齡抗老」的能力？你的分數夠漂亮嗎？／**020**
1.2　年齡密碼破解：為什麼老化疾病會提早找上門？／**025**
1.3　燒光青春健康的縱火犯！盤點那些加速老化的危險因子／**031**
1.4　地中海飲食：從古老文明到現代潮流，吃出逆齡健康的飲食型態／**039**

## 第二章
## 器官導向 × 系統拆解：用飲食駕馭歲月、留住青春，
## 開啟全家人的逆齡生活／**049**

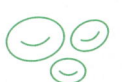

2.1　**讓我氣血通順、呼吸順暢的逆齡飲食**／**050**
　　2.1.1　阻止血管老化，血流順暢不卡卡！／**050**
　　2.1.2　養出強心臟，保持活力根源這樣做／**056**
　　2.1.3　重拾肺活量，中氣十足沒問題！／**067**
2.2　**讓我消化順暢，吃出好體質、好免疫的逆齡飲食**／**074**
　　2.2.1　牙口健康，享受美味不掉牙！／**074**
　　2.2.2　好的食物「胃」健康加分／**085**
　　2.2.3　腸若好，人不老／**091**
　　2.2.4　讓免疫系統防禦力滿分的逆齡飲食與祕訣／**098**
2.3　**讓我大腦神經靈活加分的逆齡飲食**／**107**
　　2.3.1　讓大腦青春永駐，維持思緒清晰、反應靈敏／**107**
　　2.3.2　遠離自律神經失調造成的身心失衡／**114**

**2.4 讓我睡得好、不憂鬱的逆齡飲食 / 121**

2.4.1 向夜難眠、數綿羊說掰掰！ / 121
2.4.2 好的食物讓人無「憂」老化 / 131

**2.5 讓我擺脫更年期困擾的逆齡飲食 / 138**

2.5.1 甩開更年期症狀，女力再現！ / 138
2.5.2 保養攝護腺，「男」言之隱不要來 / 147
2.5.3 讓我膚如凝脂、容光煥發的逆齡祕訣 / 154

**2.6 讓我健步如飛、腿骨有力的逆齡飲食 / 162**

2.6.1 提升骨密度，防止骨質不斷流失 / 162
2.6.2 遠離關節卡卡，腿腳有力有妙招！ / 170
2.6.3 肌不可失，逆轉肌肉流失的關鍵祕訣！ / 183

**2.7 讓我遠離三高、保持好體態與腎利人生的逆齡飲食 / 190**

2.7.1 拒絕「油餘」人生，才能暢遊人生 / 190
2.7.2 危機「脂」步，小心血脂異常引爆健康危機 / 199
2.7.3 遠離沉靜殺手，不讓血壓壓垮生活品質 / 212
2.7.4 優化血糖數據，遠離動盪不安！ / 226
2.7.5 讓我腎利人生的逆齡關鍵 / 238

**2.8 讓我明目聰達的逆齡飲食 / 246**

2.8.1 「睛」采人生，看得更遠、更清楚 / 246
2.8.2 耳聽八方，風吹草動都不錯過 / 254

## 第三章
## 50 大逆齡營養元素的科學解析與提醒 / 261

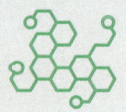

### 3.1 植化素 / 262

| | |
|---|---|
| 3.1.1 類黃酮素 / 262 | 3.1.2 前花青素 / 263 |
| 3.1.3 異黃酮素 / 265 | 3.1.4 花青素 / 266 |
| 3.1.5 兒茶素 / 268 | 3.1.6 橙皮素 / 269 |
| 3.1.7 薑黃素 / 271 | 3.1.8 β-胡蘿蔔素 / 273 |
| 3.1.9 蘿蔔硫素 / 274 | 3.1.10 番茄紅素 / 276 |
| 3.1.11 木酚素 / 278 | 3.1.12 香豆雌酚 / 279 |
| 3.1.13 白藜蘆醇 / 281 | 3.1.14 葉黃素 / 282 |

3.1.15 玉米黃素 / **284**

## 3.2 維生素 / **287**

3.2.1 維生素 A / **287**　　3.2.2 維生素 B1 / **288**
3.2.3 維生素 B6 / **290**　　3.2.4 維生素 B12 / **292**
3.2.5 葉酸 / **294**　　　　3.2.6 維生素 C / **296**
3.2.7 維生素 D / **298**　　3.2.8 維生素 E / **300**
3.2.9 維生素 K / **302**

## 3.3 礦物質 / **305**

3.3.1 鉀 / **305**　　3.3.2 碘 / **307**　　3.3.3 硒 / **309**
3.3.4 鋅 / **311**　　3.3.5 銅 / **313**　　3.3.6 鈣 / **315**
3.3.7 鎂 / **316**

## 3.4 其他元素 / **319**

3.4.1 輔酶 Q10 / **319**　　　　3.4.2 Omega-3 脂肪酸 / **320**
3.4.3 益生菌 / **322**　　　　　3.4.4 膳食纖維 / **324**
3.4.5 膠原蛋白 / **326**
3.4.6 非變性第二型膠原蛋白（UC-II） / **328**
3.4.7 硫酸軟骨素 / **329**　　　3.4.8 白胺酸 / **330**
3.4.9 菊糖 / **332**　　　　　　3.4.10 果寡糖 / **334**
3.4.11 β 羥基-β- 丁酸丁酯（HMB） / **336**
3.4.12 紅麴 / **337**　　　　　　3.4.13 苦瓜苷 / **338**
3.4.14 γ- 胺基丁酸（GABA） / **340**　3.4.15 精胺酸 / **342**
3.4.16 麩醯胺酸 / **343**　　　　3.4.17 色胺酸 / **345**
3.4.18 南瓜籽油 / **347**　　　　3.4.19 咪唑胜肽 / **349**

# 第四章
# 地中海飲食實踐指南 / **351**

## 4.1 將地中海飲食精神落實到每日的餐盤中 / **352**

## 4.2 地中海餐盤示範食譜 / **365**

西式地中海餐盤示範食譜 / **370**　中式地中海餐盤示範食譜 / **382**
日式地中海餐盤示範食譜 / **394**　韓式地中海餐盤示範食譜 / **406**
素食地中海餐盤示範食譜 / **418**　超商地中海餐盤示範食譜 / **430**

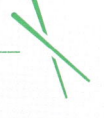

# 推薦序

一翻開吳映蓉董事、翁德志教授與李芷薇講師三位中生代營養人合著的《吃出青春抗老力,健康儲值從餐桌開始!》,我立刻感到驚艷,真是一本讓人眼睛一亮的好書!原本艱澀難懂的營養學知識,在他們的筆下變得如此平易近人又引人入勝,令人忍不住一頁接一頁地讀下去。

本書內容豐富且深入,涵蓋了24種現代人常見的健康議題,幾乎觸及我們日常生活中可能面對的大多數健康困擾。不論是已有病痛,或是想要從預防的角度切入,都能找到自己關心的主題,了解相關的食物與營養成分。

此外,書中也深入解析了50種常見的營養素與健康相關成分。在保健食品琳瑯滿目的時代,這樣的分析幫助讀者釐清每種成分的功能、使用限制及合適劑量,避免盲目補充。更難得的是,書中還以平實易懂的方式介紹如何實踐地中海飲食,並附上美味又實用的食譜,讓讀者能在日常生活中真正落實健康飲食。

我認為這本書不僅具備閱讀的趣味性,更是一本值得時常翻閱、反覆參考的實用寶典。推薦給每一位關心自己與家人健康的朋友!

潘文涵

台北醫學大學公共衛生學院講座教授

國民營養健康調查計畫主持人

美國心臟學會國際會士

國際營養科學聯盟院士

亞太臨床營養學會終生成就獎

行政院傑出科技貢獻獎

## |自序一／吳映蓉|
## 歲月如鐘擺，飲食是掌控青春的節奏

　　寫書這件事，已經伴隨我近 30 年。年輕時，我總能獨自一人挑燈夜戰，從查文獻、整理資料、消化內容，再一字一句敲下稿件。我曾被出版社編輯讚譽為「唯一不用催稿的作者」，但這句讚美背後，是無數個熬夜的夜晚，是手指因密集打字而痠痛無力的時刻，更是無數頓因忙碌而錯過的飯菜。而當終於能短暫休息時，我又選擇以暴食來舒壓。年輕時，我對自己極度嚴苛，寫著關於營養的書，卻用最不健康的方式對待自己，因為那時的我，覺得本錢還多，可以肆意燃燒青春。

　　但時光荏苒，當我發現白髮不再緩慢增長，細紋開始刻下歲月的痕跡，膠原蛋白逐漸流失，我才驚覺，時間的鐘擺似乎擺動得更快了。而外表的變化，僅僅是冰山一角──視力模糊成為日常困擾，乾眼症、青光眼的眼藥成為每日陪伴的夥伴；關節偶爾發出抗議，我開始補充小分子膠原三胜肽；當蔬果攝取不足導致抵抗力下降時，我選擇用蔬果精華補足植化素；自從知道腸道菌關係著全身健康後，我每天一定補充益生菌。即便長年努力以飲食控制遺傳性的高膽固醇，進入更年期後，我終究還是不得不接受藥物的協助。如今，我不僅要幫父母分藥盒，還要提醒自己記得吃藥、補充保健食品。我自己在衰退，而父母的健康更是急速下滑，「老老照護」成為我不得不面對的現實。在這段照顧父母的過程中，我曾抗拒、曾抱怨，抗拒自己最依靠的雙親如大樹倒下，抱怨為何要獨自承擔照顧的責任。但歲月是最好的導師，讓我學會臣服命運，也學會內觀自己，不再糾結於不可改變的事，而是選擇用溫柔去擁抱當下。

如果說歲月如時鐘，那麼飲食便是鐘擺，掌控它的節奏，才能讓青春停留得久一點。我深信飲食的力量無比強大，無論在哪個年齡層，「吃得對」都能影響身心健康。我母親曾因心臟衰竭導致肺積水住院，情況危急，讓我深感自責，幸好老天爺讓我還有機會照顧她。我發揮自己的營養專業，精算她的三大營養素比例、鹽分攝取，詳細記錄她的體重、每日熱量與水分攝取，確保她的身體負擔降到最低。原本像凋零花朵的母親，如今重新綻放，每天看見她的笑容、聽到她的歌聲，甚至偶爾罵人的活力都讓我覺得無比珍貴。這讓我更加堅信，雖然我們無法對抗歲月，但我們可以透過正確的飲食與營養，讓時光的鐘擺擺動得慢一些。

再過幾年即將邁向 60 歲的我，仍然熱愛生活，仍然能和年輕人追動漫、聽演唱會、四處旅行、享受美食，我希望自己能停留在這種狀態更久一點。因此，這本《吃出青春抗老力，健康儲值從餐桌開始！》誕生了。其實這本書並非只為年長者而寫，也適合每位為前途努力、與命運拔河，卻忽略了健康的朋友。我想與大家分享的是，如何透過飲食留住青春，讓歲月成為我們的盟友，而非敵人。現在的我，比過去更懂得珍惜，也更愛現在的自己。我不再執著於體重計上的數字，而是專注於每一餐的營養。我學會了聰明補充保健食品，在工作與運動之間取得平衡，學會感恩而不糾結。世界的節奏或許依然快速，但我選擇讓自己的時光旅程緩步前行，優雅而從容地擁抱每一天。

一本書的誕生真的不容易，我要特別感謝最可愛、最專業的兩位夥伴——德志和芷薇。他們在前線努力爬梳最新文獻，將資訊整理成一篇篇清晰完整的文章，而我只是負責最後的批改。現在的我，已無法像從前那樣單槍匹馬完成一本書，幸好有他們的陪伴，讓寫作的過程不再孤單。我們不只是師生，更是分享生活的好夥伴，在歲月的旅程中，能夠與兩位並肩前行，是一件無比幸運的事。

我要感謝臉譜的至平，陪伴我一路走來，已經共同出版了四本書。他從一位年輕的編輯，成長為副總，但始終親力親為，細心幫我盯著出版的大小事。我最喜歡他溫暖的招牌笑容，只要一笑，彷彿就提醒我們：「記得寫稿喔！」這一次，我們終於在無為而治的狀況下，又完成了一本書。還有臉譜的彩玉，一路陪伴我處理書籍行銷與通告的瑣事，總是細心整理、貼心提醒，讓這本書得以順利推廣到更多讀者面前。當然，我最感謝的，還是親愛的讀者，沒有您們的支持，我無法有動力一本一本地寫下去。

最後，我要感謝我珍愛的家人。感謝我的父母，讓我從小在充滿愛與關懷的環境中成長，並賦予我無限的勇氣去面對人生的挑戰，如今我更加珍惜能夠照顧他們的每一天，願父母平安健康，這就是我最大的幸福。感謝我的先生，總是在我忙碌時默默支持，成為我最堅強的後盾；有一句歌詞：「我能想到最浪漫的事，就是和你一起慢慢變老」，對我而言，能夠與我的先生「健康、快樂」地慢慢變老、相互扶持，便是最浪漫的事。感謝我的女兒和兒子，他們的孝順與貼心，讓我從不用操心與擔憂。他們能夠好好照顧自己的健康與未來，就是我最安慰的事。是家人的愛與陪伴，讓我在歲月的旅程中依然充滿力量，也讓我願意用更多的愛與知識，去幫助更多人活得健康，享受生活的美好。

| 自序二／翁德志 |

## 從餐桌累積健康資本,讓 40⁺的人生在困惑中持續前行,開啟更耀眼的人生篇章

　　三年前,當我們開始規畫這本書時,原本只想專注於探討如何延緩各個器官的老化。但真正驅動我要完成這本書的動力,是當自己發現到翁爸、翁媽與記憶中的樣貌漸行漸遠,內心湧現出無盡的擔憂與歉疚。長期在台北忙碌工作的我,未能時時陪伴在側,近幾年他們的健康陸續亮起紅燈,每當站在醫院病房或診間時,我總得故作堅強地扮演著醫學知識的轉譯者,但內心深處卻被無力感和焦慮緊緊纏繞。因此,我期盼透過這本書,讓自己的父母甚至更多家庭,即使沒有營養專家的陪伴,也能從餐桌開始儲備健康資本,從容地與歲月共處,與我攜手一同慢慢變老。

　　人生的每個階段,都有不同的期盼與追求:小時候渴望長大,成年後拚命追逐事業與更好的生活,邁入 40＋後,盼望自己所愛的人能夠好好照顧自己,讓自己可以更無後顧之憂地繼續為人生奮鬥。然而,在每一個階段的轉折點,難免伴隨著惶恐與不安,而 40＋的不惑,其實蘊藏著更多對生活工作、家庭甚至伴侶關係的困惑與掙扎,但卻也逐漸學會以更沉穩與更成熟的態度,尋找之間的平衡與內心安穩。所謂「吃出青春抗老力」,並不是要告訴你如何與時光逆行,而是以科學為根基、器官為導向,系統性剖析老化本質,並教大家透過有意識、有選擇的飲食與生活態度,建立一份面對老化的勇氣,並舒心邁向生命的下一個階段。

　　撰寫這本書的過程中,我時常想起 2017 年在恩師吳映蓉老師演講上,那個主動

舉手的自己,若非當年的自告奮勇,便不會有如今第三本書的誕生。感謝老師亦師亦友的陪伴與提醒:「作為健康傳播者,專業與良知至關重要,影響力愈大,表述內容愈須謹慎。」這句話始終提醒著我,以最嚴謹的態度完成每一個字句。當然,也必須要感謝當時被我拉下水的芷薇,再次與我共同完成了這項艱鉅卻充滿意義的任務。這三年來,我們經歷了許多變與不變,不變的是共同堅持的初衷,以及透過「秒懂營養學」的精神,傳遞正確觀念的使命感;而改變的是,我們的人生都朝著更好的方向前進,我由衷地為現在幸福的你感到開心。誠摯地向這本書幕後每一位無名英雄致謝,尤其總是以溫暖笑容面對我們的至平副總,讓我們能在時間急迫但不給壓力的狀態下完成這本書;也感謝為這本書編排校閱與設計宣傳等辛勤付出的夥伴們。還有,我最摯愛的家人,儘管你們總是問「是有這麼忙嗎?」,但正因有你們的包容,我才能在教學研究、服務輔導(現在還有招生)的教職工作中,找到事業與生活間的平衡點。最後,感謝總是包容我無理取鬧的你,謝謝你總是給我最好的人生風景,謹以此書獻給你們。

衷心期盼這本書能陪伴正在閱讀的你,從今天開始,為健康儲值。即便生活與工作壓力如洪流般推著我們必須前行,但仍能從容自在地展現屬於自己的青春活力,為生命的後半段,創造出更精采耀眼的美麗風景。

| 自序三／李芷薇 |

# 30⁺的初老體悟：
# 好好吃飯，穩定身心、優雅抗老

踏入30歲，身體出現「彈性疲乏」徵狀，熬夜後黑眼圈難消，肌膚在秋冬易乾癢、敏感，初老感悄然而至。再加上在寫這本書的過程中，我的人生經歷了許多變化，有的人下了車，卻也有了很多人（還有貓）上了車，讓我深刻體悟：「我們無法掌控他人的選擇，人生也不會總是按計畫前進。」面對各種挑戰，我們不可能永遠都充分地做好準備。但是，我知道「好好吃飯」就是一種「魔法」，讓身體平衡、情緒穩定，才能更從容應對人生挑戰。無論年紀大小，都應該「好好吃飯」，這也是我推廣健康促進的重要理念。

坦白說，30出頭根本不算老。真正讓我動念寫一本「抗老」的書，是看到爸媽的老化警訊——向來很少感冒的爸爸開始咳嗽，媽媽則在自己不舒服時悄悄去看醫生，這讓我感到害怕。因為我在外忙碌奔波，無法時刻照顧他們的三餐，所以萌生了這個想法：準備一本「魔法書」（笑），希望即使我再忙，爸媽也能透過這本書持續吸收健康飲食的力量，輕鬆抗老，為健康儲值。

在寫這本「魔法書」的過程中，感謝許多人的陪伴與支持。謝謝映蓉老師在專業與人生路上給予我鼓勵與溫暖，讓我更有力量前進。感謝德志學長一直以來的照顧與支持，沒有你的鼓勵，這本書可能還要難產更久（笑）。謝謝出版社夥伴們的耐心陪伴，讓這本書順利誕生。還要感謝L、M、U及屁醬喵，為我的生活增添精采，讓我更有動力完成這本書！最重要的，謝謝爸爸媽媽，雖然不一定完全理解我在做什麼,卻總是為我的精采喝采,在我不小心受傷時給予最溫暖的擁抱。希望你們乖乖照著這本「魔法書」,好好「服用」魔法食譜,成為自己的健康魔法師!

最後,這本書獻給正在閱讀的你,時間無法停下,但透過適合的飲食,我們仍能掌握自己的青春與活力,讓時間不在身體刻畫痕跡。

| 前言 |
# 解鎖青春「食」刻表：逆齡從飲食開始

### 獻給你的《吃出青春抗老力，健康儲值從餐桌開始！》

　　每個人都渴望擁有充滿活力的身體、敏銳靈活的思維，以及青春永駐的光彩。然而，隨著年齡增長，身體的狀態可能在無聲無息地變化中。你是否察覺到體力不如從前、記憶力變差，健康狀況逐漸亮起紅燈，甚至對新事物提不起興趣，難以維持過往的生活步調？

　　根據聯合國統計，2019年全球80歲以上人口已達1.43億，預計到2050年將增至4.26億。在台灣，人口結構也正劇烈變動中，國發會預測，2026年台灣每五人中就有一位年滿65歲，而到了2070年，滿65歲者將增至43.6%，接近總人口的一半。更值得關注的是，85歲以上的超高齡人口占比，將從2022年的10.4%大幅攀升至2070年的31.3%，顯示高齡化速度正加劇，並將深刻影響社會結構、醫療資源與家庭照護模式。換言之，未來我們的社會都將與健康長壽的議題共存，以後「老老照顧」更會是一個普遍的現象，無論是「照顧者」主動管理自身健康，或是「被照顧者」不要成為家人的負擔，我們都無法忽視透過正確的生活方式與飲食選擇，讓自己與全家人維持最佳狀態的重要性。

　　這些數據與現象或許令人擔憂，但我們希望傳遞一個重要的觀念：若歲月是時鐘，身體的變化只是生命自然的時間刻度，而「飲食」則是掌控著鐘擺節奏的關鍵。如何讓這鐘擺走得慢一點，讓我們停留在青春歲月的時間久一點？我們應該要知道如何用智慧選擇健康的飲食，為自己和家人打造青春與健康的生活型態，並讓未來擁有更好的生活品質。《吃出青春抗老力，健康儲值從餐桌開始！》本書正是為此而生，我們希望這本書能夠成為你與家人維持健康與活力的指引。我們以簡單易懂的語言解釋複雜的醫學知識，結合最新的抗老研究與實際可行的健康建議，幫助你實踐專屬的青春延續計畫，讓健康狀態更穩定一些、體能表現更充沛一些，在人生的每一個階段，更加優雅且自信地迎接每一天！

## 如何善用本書四大單元重點

我們將以深入淺出的方式，引導讀者啟動一系列「延續青春、逆齡抗老」的慢老計畫。每一個單元都像是一塊拼圖，都有其獨特的議題主軸可獨立閱讀，但合在一起又能完整構築出專屬你的逆齡抗老知識圖譜：從檢測自己的「逆齡抗老」能力、解析老化疾病提早找上門的成因、盤點加速老化的危險因子，再到國際研究認證的地中海飲食介紹與實用食譜分享，為你和全家人打造一份「青春延續」的全方位藍圖。翻開本書，你可以這樣閱讀：

### ● 步驟一：檢視自己「逆齡抗老」能力

翻閱第一章〈啟動「青春延續」計畫：做自己的「逆齡」檢測員〉

雖然他人可從外表推測你的年齡，但你的身體狀態真的與實際年齡相符合嗎？藉由本章的 15 個小問題，你將可以更快速評估出自己的「逆齡抗老」指數，找出可能忽視的生活壞習慣，並在閱讀後續章節時，更聚焦於自身最迫切的健康需求。此外，這項指數也可作為追蹤自身變化與進步幅度的參考，幫助你在抗老之路上持續校準目標，優化行動策略，同時帶領大家進一步分析是什麼樣的不良生活作息及飲食習慣，讓你不小心埋下了火種而「燒掉了青春」，並告訴大家，為何地中海飲食能夠「滅火」，並成為延緩衰老的健康飲食典範。

## ● 步驟二：抗老不能單打獨鬥

翻閱第二章〈器官導向 ✕ 系統拆解：用飲食駕馭歲月、留住青春，開啟全家人的逆齡生活〉

身體機能的整體運作環環相扣，從心血管、肌肉骨骼、神經、免疫系統，甚至情緒與睡眠品質，彼此相互影響，決定著我們的健康狀態與活力表現。在這個章節，我們將從人體各個「器官與系統」切入，深入探究 24 種常見的健康議題，幫助你理解自己身體變化的成因與提供解決方案。你可以依據感興趣的議題，或是自己、家人想解決的特殊困擾選讀對應的章節。本章內容以實證醫學與營養保健為基礎，幫助你快速掌握如何科學抗老，為延續青春、健康老化做好充分準備！

愈來愈多的研究證據顯示，飲食、發炎與疾病的發生與治療之間，存在著密不可分的關係與連結。無論是心血管健康、肺部功能、口腔護理、腸胃與免疫調節、大腦與自律神經、睡眠與情緒管理、更年期議題、皮膚肌肉與骨骼關節保養、三高管理、腎臟健康以及視聽力維持等，從生命各階段的關鍵健康議題到日常保健策略，皆與飲食與生活型態息息相關。這一章節的內容不僅值得深入探究，更是構築科學抗老策略的核心關鍵。讀完之後，你將對「老化」與「逆齡」機制有更系統性與科學化的理解，也能更精準地為自己或家人，選擇最有實證依據的抗老保健方式。此外，每篇內容均附有「進階常識」，爬梳並彙整與老化及抗老相關的學術研究成果，適合對專業知識有興趣的讀者深入研讀，亦為醫學營養專業人士提供實證支持，幫助掌握全球抗老科學的最新趨勢。

我們期望透過這些「研」之有物的科學佐證，將學術理論與日常生活進行有效的串聯與共融，為大家打造「食養得宜，逆齡有（學）理」的抗老新思維，讓延續青春、健康老化不再只是少數人的專利，或停留在口耳相傳的都市傳說，而是每個人可落地實踐的生活日常。

● **步驟三：拒絕盲目抗老**

翻閱第三章〈50大逆齡營養元素的科學解析與提醒〉

　　現代營養學發現，許多關鍵成分能夠藉由對抗氧化壓力、抑制發炎、促進細胞修復等多種途徑延緩老化。本書將針對各器官抗老保養最具代表性的15種植化素、9種維生素、7種礦物質及19種市售保健食品成分，共計50大「逆齡元素」進行詳盡介紹。我們以科學為依據，不僅說明其主要的抗老功能，還提供最理想的日常攝取建議或提醒，幫助你選擇日常生活最適合自己的營養補充策略，避免盲目跟風，更全面與安全地掌握與「逆齡」相關的保健營養！

● **步驟四：美味與健康並存**

翻閱第四章〈地中海飲食實踐指南〉

　　當你讀完前幾章，相信已掌握哪些食物或生活型態可能引發慢性發炎而加速老化，甚至影響各器官的健康，同時也對地中海飲食的核心原則有了初步理解。或許此刻，你已迫不及待地想要為自己或家人的餐桌，打造一份兼具美味與健康的逆齡抗老全餐。在第四章中，我們精心設計六大類型的地中海飲食餐盤示範，包括西式、中式、日式、韓式、素食及超商輕食，每套餐盤均符合第二、三章提及的器官保養重點與營養原則，而以餐盤的呈現方式，是為了讓大家更清楚，如何讓每餐更均衡、更健康。希望你與家人吃進去的每一口食物，不僅滿足味蕾，還能邁向「實踐逆齡，為自己健康儲值」的不老目標。

## 現在，就是改變的開始！

　　本書沒有神奇的魔法，也沒有速效的奇蹟，但書中每一行知識、每一項建議都經得起科學驗證，為你的健康提供堅實的依據。這本書不僅有豐富的專業知識，更是一本融合生活應用的工具書。當你翻開這本書並開始閱讀時，你將擁有三位專業營養專家與你並肩同行，每翻過一頁，都可能讓你察覺過去忽略的健康警訊；每一次微小的改變，都可能是實現「青春延續、逆齡抗老」目標的關鍵一步。

然而，往目標前進的旅程需要時間與耐心，在改變的過程中難免會遇到瓶頸，甚至想要放棄。當你感到懷疑時，請回頭翻閱書中的科學實證內容，讓它成為你的知識基石；當你感到遲疑時，請選擇一項可實踐的逆齡元素或飲食範例，親身感受身體的變化；當你渴望更深入探索時，也可研讀各章節的「進階常識」，讓你的逆齡知識更加縝密，抗老行動更加堅定。

現在，就讓我們攜手開啟這趟與時光逆行的旅程，掌握歲月的鐘擺，延長我們青春的長度！這不僅是一本書，更是一份充滿智慧與傳承的科學抗老指引，願每位讀者都能從中受益，為自己與家人實踐「養生有方，歲月不傷」的健康人生！

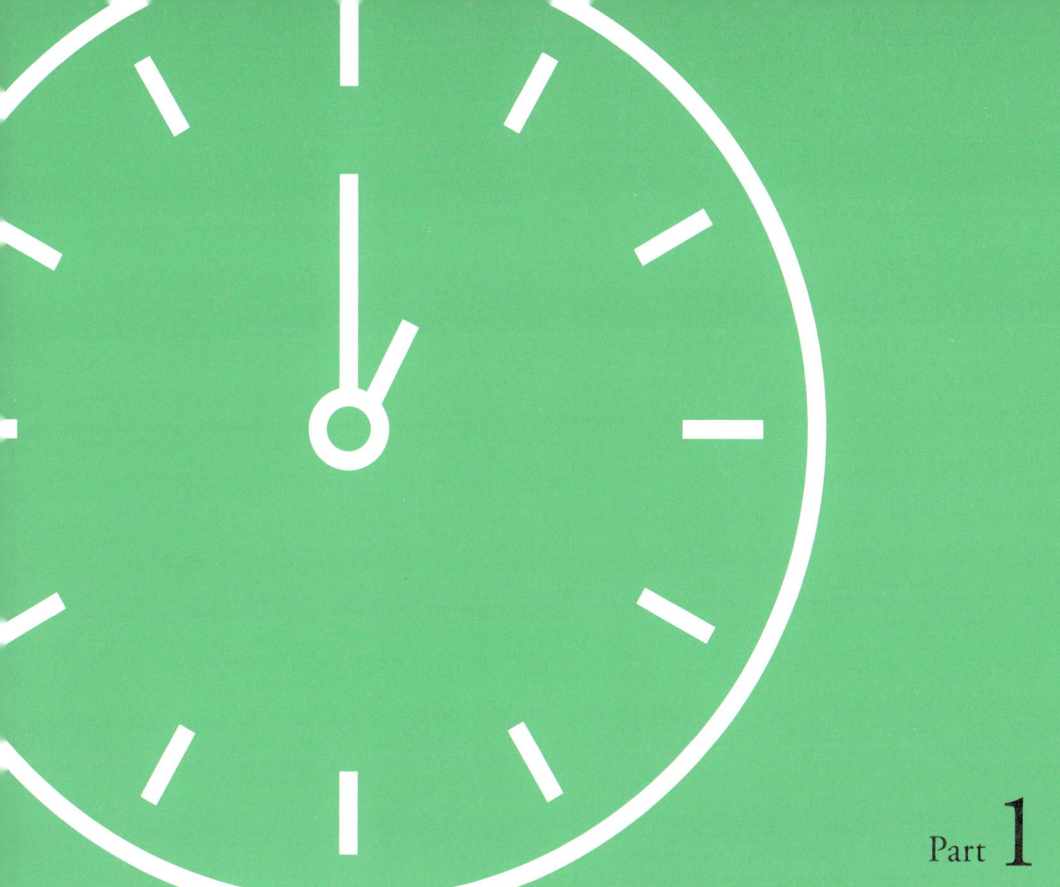

Part 1

啓動「青春延續」計畫：
做自己的「逆齡」檢測員

## | 1.1 |
## 想要知道自己「逆齡抗老」的能力？
## 你的分數夠漂亮嗎？

雖然隨著年齡增長，我們無法阻止身體變老，但是，就算人會變老，也要老得優雅，老得健康。想想看，當我們去開同學會時，如果能夠看起來比同年齡的同學年輕，動起來也比較有活力，要比體檢報告也不會輸人，這就是我們實現**「青春延續、逆齡抗老」**的真諦！透過調整生活型態，擁有健康的飲食、充足的睡眠、正向的心情、適當的運動習慣等，我們就能依舊保持健康有活力的狀態，且不受老化疾病困擾。

相反地，若生活中的小習慣沒注意，往往會悄悄影響你的老化速度。像是體重管理不佳、飲食選擇失控、慢性病控制不當、久坐懶惰不運動、體內維生素 D 不夠、壓力不懂得舒緩，再加上睡眠不足、空氣污染防護沒注意，這些生活細節統統都超重要！

因此，請從今天開始調整生活習慣，然而改變是要刻意練習的，或許剛開始會覺得痛苦，但是為了未來的健康以及比其他人逆齡的外表，這絕對值得！無論你現在幾歲，培養自己「逆齡抗老」的能力絕對是人生最佳的投資。讓我們一起在人生每個階段都能活得精采有活力！

### 讓我們一起測測自己的「逆齡抗老」能力目前是幾分？

這份問卷將幫助我們檢視自己的生活方式，了解有哪些地方需要改進，進而朝向「逆齡抗老」的目標邁進。現在就來評估一下，為自己的健康儲值，打造更活力健康、優雅美麗、英俊瀟灑的基礎吧！

| | |
|---|---|
| （一）<br>我的體重<br>狀況如何？ | 1 我目前有肥胖問題，身體質量指數（body mass index, BMI）已達 27 以上，明顯超過健康範圍（BMI 18.5〜24）。<br>2 我目前 BMI 在 24〜26.9 間，屬於過重的範圍。<br>3 我的 BMI 在健康範圍內，但偶爾會有體重波動。<br>4 我的 BMI 處於健康範圍內，並且穩定。<br><br>＊營養小教室：BMI $= \dfrac{體重（公斤）}{身高（公尺）\times 身高（公尺）}$ |
| （二）<br>我的健康<br>狀況如何？ | 1 我有三高（高血糖、高血壓、高血脂）、呼吸中止症、肌少症或代謝症候群等慢性病，但目前尚未積極處理。<br>2 我已有一些健康警訊出現，有定期進行回診，但並沒有完全依照醫師指示服藥或改變生活型態。<br>3 我雖然有一些慢性病的問題，但是有積極調整生活型態，狀況還算穩定。<br>4 我健康狀況良好，無慢性病或代謝相關問題。 |
| （三）<br>我是否有<br>運動習慣？ | 1 我不運動、幾乎每天久坐，能坐就不站，能躺就不坐。<br>2 偶爾會散步或稍微動一下，但不規律。<br>3 每週至少運動 1〜2 次，每次約 30 分鐘，且運動時會流汗。<br>4 我每週規律運動至少 3 次，每次超過 30 分鐘，且運動時會喘且流汗。 |
| （四）<br>我的維生素 D<br>足夠嗎？ | 1 我幾乎不曬太陽，也很少吃含維生素 D 的食物（如：強化乳製品、蛋黃、日曬過的菇類），也未使用維生素 D 補充品。<br>2 我偶爾曬太陽，但時間不多，維生素 D 的食物或補充品攝取也不規律。<br>3 我每天曬太陽 10〜20 分鐘，但飲食中不一定有足夠的維生素 D 來源。<br>4 我每天曬太陽 10〜20 分鐘，且常吃富含維生素 D 的食物；或是雖然很少曬太陽，但有規律使用足量的維生素 D 補充品。 |
| （五）<br>我的壓力<br>情況如何？ | 1 我長期處於緊張、焦慮的狀態，無法放鬆自己。<br>2 我時常感覺壓力大，但偶爾能找到放鬆的時間。<br>3 我多數時間能適當進行壓力管理，且能定期放鬆心情。<br>4 我壓力管理得當，能輕鬆面對生活中的挑戰。 |

| | | |
|---|---|---|
| （六）<br>我的睡眠<br>情況如何？ | 1 | 我每天睡眠不足5小時，或作息極不規律，經常失眠。 |
| | 2 | 我的睡眠時間不穩定，有時不足6小時。 |
| | 3 | 我通常睡6～8小時，但偶爾會有失眠或作息不規律的情況。 |
| | 4 | 我每天睡6～8小時，作息穩定且有良好睡眠品質。 |
| （七）<br>我有注意<br>空氣污染的<br>問題嗎？ | 1 | 我完全不關心空氣污染指標，即使空氣品質差時，我還是照常外出，也不會使用空氣清淨機。 |
| | 2 | 我有時會查看空氣污染指標，但如果空污嚴重，我可能還是會外出，不常使用空氣清淨機。 |
| | 3 | 我會定期查看空氣污染指標，並避免在空污嚴重時外出，也會使用空氣清淨機改善室內空氣品質。 |
| | 4 | 我會每天查看空氣污染指標，並會避開空污嚴重時段外出，若真的需要外出我會配戴口罩，同時家裡也會開啟空氣清淨機來保護家人健康。 |
| （八）<br>我是<br>「螞蟻人」嗎？ | 1 | 無甜不歡是我的生活原則，我每天吃甜食或喝含糖飲料，無法控制不吃。 |
| | 2 | 我每週會有1～2次主動購買甜食或含糖飲料，特別是週末或特殊場合。 |
| | 3 | 我幾乎不會主動買甜食或含糖飲料，但是朋友請客或是特殊場合，我不會拒絕這些甜食或含糖飲料。 |
| | 4 | 我抱持著「用看的就好」的心態，甜食飲料以欣賞為主，但幾乎不吃甜食或含糖飲料。 |
| （九）<br>我的口味<br>偏重鹹嗎？ | 1 | 我常吃麻辣鍋、泡麵或拉麵等重鹹的食物，而且一定會大口喝湯，且每餐都加醬料或吃高鹽的加工食品（如：香腸、火腿、肉鬆）。 |
| | 2 | 我偶爾吃重鹹的食物，不過我平時吃東西還是習慣要額外再沾醬。 |
| | 3 | 我有控制自己吃重鹹食物的頻率，盡量少吃，且吃東西時我不會再額外沾醬。 |
| | 4 | 我不太喝重口味的湯，比較喜歡吃食物的原味，所以不會額外沾醬或吃高鹽的加工食品。 |

| | |
|---|---|
| （十）<br>我有吃到<br>omega-3<br>脂肪酸嗎？ | 1 我幾乎不吃魚類、海鮮或其他富含omega-3脂肪酸的食物（如：核桃、奇亞籽），也不補充相關產品。<br>2 我偶爾吃魚類、海鮮或富含omega-3脂肪酸的食物，但尚未養成規律吃這些食物的習慣。<br>3 我每週會吃1～2次魚類、海鮮或富含omega-3脂肪酸的食物。<br>4 我幾乎每天都會吃魚類、海鮮或其他富含omega-3脂肪酸的食物。 |
| （十一）<br>我算是<br>「肉食動物」嗎？ | 1 我每天都吃紅肉（牛肉、豬肉、羊肉）或其加工製品（如：香腸、火腿或培根），這些食材幾乎餐餐都會出現在我的餐盤中。<br>2 我偶爾吃紅肉或其加工製品，但會控制每次攝取量。<br>3 我飲食中多以白肉（如：魚類、海鮮或雞肉等）作為蛋白質的主要來源，比較少吃紅肉及其加工製品。<br>4 我飲食中不僅會以白肉取代紅肉及其加工製品，我還會將黃豆、黑豆或毛豆及其製品作為我的蛋白質來源。 |
| （十二）<br>酒精對我來說<br>很重要嗎？ | 1 我每天喝酒，且不喝不過癮。<br>2 我偶爾喝酒，通常是在聚餐或特殊場合。<br>3 我很少喝酒，僅在特殊場合偶爾淺酌。<br>4 我滴酒不沾，生活中完全不喝酒。 |
| （十三）<br>蔬果常出現在<br>我的餐盤中嗎？ | 1 我平時的餐食中幾乎沒有蔬菜和水果。<br>2 我偶爾會吃蔬菜和水果，但攝取量不足，平均每天不到1～2份。<br>3 我每天會吃蔬菜和水果，但不一定能達到最基本的5份建議量（3份蔬菜、2份水果）。<br>4 我的飲食中每天、甚至每餐都有足夠的蔬菜和水果，且達到建議的攝取量。 |
| （十四）<br>我有吃到<br>足夠的益生菌嗎？ | 1 我幾乎不吃任何含有益生菌的食物（如：優格、優酪乳、泡菜等），也不補充益生菌產品。<br>2 我偶爾會吃含有益生菌的食物，但不太規律，也沒有補充益生菌產品的習慣。<br>3 我經常吃含有益生菌的食物，偶爾也會補充益生菌產品。<br>4 我每天都有攝取益生菌，包含食物來源及規律補充益生菌產品。 |

| （十五）<br>我平常用餐習慣如何？ | 1 我經常一個人吃飯，且幾乎每次吃飯時都會滑手機或看影片。<br>2 我有時一個人吃飯，也常在用餐時分心做其他事情（如滑手機或工作）。<br>3 我大部分時間與家人或朋友一起用餐，但偶爾會邊吃飯邊看手機。<br>4 我幾乎每次吃飯都與家人或朋友一起，並專注在用餐，不會分心做其他事。 |
| --- | --- |

完成問卷後，根據我們的總得分，看看自己的生活習慣是否足以實現青春延續計畫，達到「逆齡抗老」的目標：

### 15～30 分：需要再加油！

目前你的生活習慣可能對健康老化造成了很大的挑戰。但不用氣餒，這正是你需要改善健康的起點！試著從最容易改變的小習慣開始，一步步為自己打造更健康的生活基礎。

### 31～45 分：還有進步空間！

你已經具備了一些良好的生活習慣，但仍有需要再改進的地方。現在是最佳時機，挑選幾個影響最大的習慣進行優化，向健康老化更近一步！

### 46～60 分：表現相當不錯！

你的生活型態已經為健康老化打下了良好的基礎，但還有機會讓健康更上一層樓。試著將現有的好習慣維持下去，並進一步提升，讓未來的自己感謝今天的努力！

無論我們現在幾分，當閱讀到這本書時，我們已經開始跟歲月無情的腳步往反方向走了。讓我們繼續往下閱讀，一起「延續青春、逆齡抗老」！

## 1.2
## 年齡密碼破解：
## 為什麼老化疾病會提早找上門？

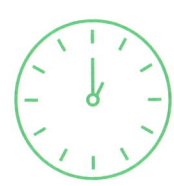

誰不想青春永駐呢？不過，歲月這個「破壞者」總是讓我們無所遁形。體力變差、視力不清、關節痠痛，甚至老化疾病就像不請自來的鄰居，敲門說：「嗨，我來了！」但你知道嗎？這些老化現象的幕後黑手，很多時候就是──發炎！

當我們聽到「發炎」這個詞，第一時間可能會聯想到皮膚紅腫或喉嚨痛等急性症狀。然而，身體裡的發炎反應不僅僅是生病時的短期警報，它還可能在我們沒有察覺的情況下，長期存在於體內，悄悄影響健康。尤其是隨著年齡增長，慢性發炎的風險會逐漸提高，成為加速老化和疾病的隱形推手。

如果想遠離老化威脅，我們就需要深入了解發炎的本質，搞清楚發炎、老化與疾病之間的緊密關係。只有做到「知己知彼，百戰百勝」，才能找到對抗衰老和遠離疾病的生活方式，主動掌握健康未來！

● **慢性發炎是什麼？為什麼慢性發炎會使我們生病？**

什麼是發炎？我們先由漢字來解析「炎」這個字，它是由兩個「火」字組成，正好具象地表達了體內的「火焰」。一般來說，發炎其實是身體對抗病菌或修復受損組織的一種正常反應，而且通常會很快平息下來。然而，當我們長期面對壓力、不良生活習慣、環境污染、飲食不均衡或罹患慢性疾病時，體內的發炎反應可能無法關閉，最終演變為對健康有害的「慢性發炎」[1]。

慢性發炎，就是一種體內「火焰」過盛的狀態。這種內在的火焰並非一瞬間爆發，而是像燒炭般緩慢持續，逐漸破壞身體的平衡。想像一下，一座森林中有一處小火苗，看似無害，但若不及時處理，終將演變成熊熊烈火。同樣地，慢性發炎就是這樣一種潛在的威脅，引發體內的「小火焰」。這些小火焰積累起來，慢慢損傷組織和器官，導致各種健康問題，最終，小火慢燒也會加速身體的老化。

而在中醫的理論中，這種現象被形容為「火氣大」，就如同身體內部有一把小火在慢慢燃燒，逐漸侵蝕我們的健康。在中醫的觀點中，火氣大的症狀很多樣，例如口乾舌燥、口腔潰瘍、皮膚長痘、眼睛紅腫等，都是火氣大的外表癥狀。此外，情緒易怒、失眠多夢也是內火擾心的徵兆。這些症狀看似無關緊要，但長期忽視可能導致更嚴重的內在健康問題。

● **為什麼年齡漸增，體內的發炎問題會持續加劇？**

前面我們了解到「發炎是所有疾病的根源」，不過究竟為什麼在老化的過程中，我們的身體會不斷發炎呢？為了更了解老化、發炎與疾病的關係，科學家投入許多心力希望能破解其中的奧祕。學者們發現：原來，隨著年齡增長，體內細胞會進入一種稱為「細胞老化」（cellular senescence）的狀態，這些老化細胞會釋放出一些被稱為「老化相關分泌表現型」（senescence-associated secretory phenotype, SASP）的物質，這些物質會引發慢性發炎。而且，這些發炎因子還會進一步誘發正常細胞進入老化狀態，形成惡性循環。更令人頭痛的是，這些老化細胞所引起的慢性發炎不僅加速了免疫細胞的老化，還削弱了免疫系統的功能，使其難以清除老化細胞和發炎因子[2]。這樣一來，身體的「滅火」能力變差，就會導致發炎和老化相互加劇。

簡單來說，隨著年齡增長，在細胞老化的過程中，我們同時面對兩大挑戰：「老化導致發炎的火更容易燒起來」且「老化造成體內的滅火能力下降」，最終隨著慢性發炎加劇，細胞與器官功能逐漸衰退，身體再也不能像年輕時一樣順暢地運作，疾病也因此更容易發生。

雖然我們無法阻止年齡的增長，但幸運的是，我們可以透過良好的生活習慣和抗發炎的飲食方式，幫助身體降溫滅火「抗發炎」以延緩老化。如果你已經迫不及待想採取行動，不妨參考本書第二章，了解如何有效保護各器官，遠離老化威脅的實用方法！

在此之前，讓我們來看一下「慢性發炎」可怕的影響，這種隱形的敵人可能對全身各個器官與系統造成傷害，甚至引發加速老化的惡性循環。目前已經有太多國際文獻證明，慢性發炎可能會加速老化，甚至引起各器官的相關疾病，以下只是舉出眾多文獻中的一篇佐證，有興趣的朋友可以參考，若不想看文獻的朋友就記住：「若能降低體內的慢性發炎反應，就可以預防許多慢性病的發生及減輕慢性病的程度，甚至延緩老化。」然而，延緩老化並非年長者才要注意的事，我們應該響應於「全齡抗發炎運動」。看完以下表格，了解發炎對各器官的傷害後，下一章我們將帶大家了解，原來有些平時沒有注意的行為，已經開始燃燒我們的青春了。

| 發炎所帶來的影響 ||
|---|---|
| 血管[3] | 慢性發炎會促進血管內皮損傷，增加動脈粥狀硬化和血栓形成的風險。 |
| 心臟[4] | 持續的發炎會使心肌損傷並加速心臟衰竭。 |
| 肺部[5] | 慢性發炎會導致肺功能惡化，且罹患慢性阻塞性肺病個案之心血管風險亦會因為發炎而增加。 |
| 口腔[6] | 發炎會影響口腔健康，且慢性牙周病的發炎問題會提高全身性疾病風險，如：心血管疾病。 |

| 胃食道[7] | 慢性發炎會加劇胃食道逆流症狀，並增加食道癌風險。 |
|---|---|
| 腸道[8] | 發炎會干擾腸道菌的健康，當腸道菌群失衡會引發慢性發炎，增加心血管和自體免疫疾病的風險。 |
| 免疫[1] | 慢性發炎是自體免疫疾病，如第 1 型糖尿病、紅斑性狼瘡、類風濕性關節炎的重要驅動因素。 |
| 大腦[9] | 發炎反應加速神經退化，與阿茲海默症和帕金森氏症等大腦疾病的發展密切相關。 |
| 自律神經[10] | 發炎現象會改變自律神經對於心血管的調節作用，進而導致心血管相關疾病的風險升高。 |
| 情緒[11] | 發炎可能會干擾神經傳導物質的運作，導致大腦功能受損，進而增加憂鬱症的發生風險。 |
| 睡眠[12] | 慢性發炎不僅直接影響我們的睡眠品質，還與睡眠呼吸中止症等睡眠障礙密切相關。 |
| 更年期[13] | 研究發現，更年期女性體內的慢性發炎會加劇女性不適的症狀。 |
| 攝護腺[14] | 慢性發炎可能增加攝護腺疾病風險，包括攝護腺增生和癌症。 |
| 皮膚[15] | 發炎不僅威脅皮膚健康，像異位性皮膚炎這類慢性發炎性皮膚病，還會進一步增加全身性發炎的風險。 |
| 骨質[16] | 慢性發炎引發的免疫反應會加速骨質流失，導致骨質疏鬆。 |
| 關節[17] | 發炎會加劇關節損傷的問題，尤其長期處於慢性發炎狀態的類風濕性關節炎患者，其關節損傷會更加明顯。 |
| 肌肉[18] | 慢性發炎會誘導肌肉蛋白質分解，導致肌肉流失。 |
| 肥胖[19] | 慢性發炎與肥胖的發生有關，且發炎會進一步加劇肥胖者體內代謝異常，導致脂肪細胞分化不良。 |
| 血脂[20] | 慢性發炎影響脂質代謝，增加動脈粥狀硬化風險，從而威脅心血管之健康。 |
| 血壓[21] | 慢性發炎增強血管僵硬性，導致高血壓風險上升。 |
| 血糖[22] | 發炎反應會增加胰島素阻抗，是糖尿病的核心病理機制之一，尤其肥胖所引起的發炎問題更是導致高血糖的關鍵因子。 |

| | |
|---|---|
| 腎臟[23] | 慢性發炎會加速腎功能的流失，是引起慢性腎臟疾病的關鍵因子之一。 |
| 眼睛[24] | 慢性發炎會導致視網膜細胞退化，使視網膜組織損傷，最終增加老年性黃斑部病變的風險。 |
| 耳朵[25] | 慢性發炎會產生大量的自由基和發炎物質，持續的發炎可能導致聽覺神經纖維退化，降低聽力敏銳度。 |

**參考資料**

1. Duan, Lihua, Xiaoquan Rao, and Keshav Raj Sigdel. "Regulation of inflammation in autoimmune disease." Journal of Immunology Research 2019 (2019).
2. Li, Xia, et al. "Inflammation and aging: signaling pathways and intervention therapies." Signal Transduction and Targeted Therapy 8.1 (2023): 239.
3. Willerson, James T., and Paul M. Ridker. "Inflammation as a cardiovascular risk factor." Circulation 109.21_suppl_1 (2004): II-2.
4. Manabe, Ichiro. "Chronic inflammation links cardiovascular, metabolic and renal diseases." Circulation Journal 75.12 (2011): 2739-2748.
5. Gan, W. Qi, et al. "Association between chronic obstructive pulmonary disease and systemic inflammation: a systematic review and a meta-analysis." Thorax 59.7 (2004): 574-580.
6. Bäck, Magnus, et al. "The oral cavity and age: a site of chronic inflammation?." PloS one 2.12 (2007): e1351.
7. Kandulski, Arne, and Peter Malfertheiner. "Gastroesophageal reflux disease—from reflux episodes to mucosal inflammation." Nature reviews Gastroenterology & hepatology 9.1 (2012): 15-22.
8. Kasselman, Lora J., et al. "The gut microbiome and elevated cardiovascular risk in obesity and autoimmunity." Atherosclerosis 271 (2018): 203-213.
9. Furman, David, et al. "Chronic inflammation in the etiology of disease across the life span." Nature Medicine 25.12 (2019): 1822-1832.
10. Lim, Youn-Hee, et al. "Influence of vitamin B deficiency on PM2. 5-induced cardiac autonomic dysfunction." European Journal of Preventive Cardiology 27.19 (2020): 2296-2298.
11. Lee, Chieh-Hsin, and Fabrizio Giuliani. "The role of inflammation in depression and fatigue." Frontiers in Immunology 10 (2019): 1696.
12. Zhao L, Gao Y, Xu W, Li K, Liu L, Fan L. Factors influencing new-onset hypertension in elderly patients with obstructive sleep apnea: A multicenter cohort study. Clin Transl Sci. 2023 Dec;16(12):2507-2518.
13. Azarmanesh, Deniz, et al. "Association of the dietary inflammatory index with depressive symptoms among pre-and post-menopausal women: findings from the National Health and Nutrition Examination Survey (NHANES) 2005–2010." Nutrients 14.9 (2022): 1980.

14. Chughtai, Bilal, et al. "Benign prostatic hyperplasia." Nature Reviews Disease Primers 2.1 (2016): 1-15.
15. Darlenski, Razvigor, et al. "Atopic dermatitis as a systemic disease." Clinics in dermatology 32.3 (2014): 409-413.
16. Mundy, Gregory R. "Osteoporosis and inflammation." Nutrition Reviews 65.suppl_3 (2007): S147-S151.
17. Greene, M A, and R F Loeser. "Aging-related inflammation in osteoarthritis." Osteoarthritis and Cartilage vol. 23,11 (2015): 1966-71
18. Schoufour, Josje D., et al. "The relevance of diet, physical activity, exercise, and persuasive technology in the prevention and treatment of sarcopenic obesity in older adults." Frontiers in Nutrition 8 (2021): 661449.
19. Saltiel, Alan R., and Jerrold M. Olefsky. "Inflammatory mechanisms linking obesity and metabolic disease." The Journal of clinical investigation 127.1 (2017): 1-4.
20. Wu, James T., and Lily L. Wu. "Chronic systemic inflammation leading eventually to myocardial infarction, stroke, COPD, renal failure and cancer is induced by multiple risk factors." J Biomed Lab Sci19.1 (2007): 1.
21. Zhang, Zenglei, et al. "Role of inflammation, immunity, and oxidative stress in hypertension: New insights and potential therapeutic targets." Frontiers in Immunology13 (2023): 1098725.
22. De Luca, Carl, and Jerrold M. Olefsky. "Inflammation and insulin resistance." FEBS letters 582.1 (2008): 97-105.
23. Rapa, Shara Francesca, et al. "Inflammation and oxidative stress in chronic kidney disease—potential therapeutic role of minerals, vitamins and plant-derived metabolites." International Journal of Molecular Sciences21.1 (2019): 263.
24. Chiu, Chung-Jung, et al. "The relationship of major American dietary patterns to age-related macular degeneration." American Journal of Ophthalmology 158.1 (2014): 118-127.
25. Kociszewska, Dagmara, and Srdjan Vlajkovic. "Age-related hearing loss: the link between inflammaging, immunosenescence, and gut dysbiosis." International Journal of Molecular Sciences 23.13 (2022): 7348.

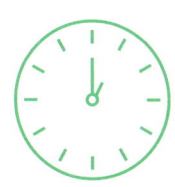

## 1.3 燒光青春健康的縱火犯！盤點那些加速老化的危險因子

前一節我們提到，「發炎」是加速老化的重要原因之一。為了避免身體陷入這種「小火慢燒」的狀態，我們需要了解生活中有哪些不良習慣、健康問題、環境或是飲食因子，是大家經常忽略的而容易「引火上身」，在無意間為身體埋下「小火苗」，引發「慢性發炎反應」，從而引起老化的主要原因。

所以，不要以為自己還年輕，「老化」二字不會找上門，以下我們就為大家整理了幾個會加速身體老化的關鍵因子，檢視一下哪幾項是目前你有的：

### 一、慢性病偷偷推動老化進程

慢性病的出現，就像身體裡的警報器響個不停，但我們卻視而不見，或選擇故意忽略而不去處理。因為慢性病常伴隨著營養失衡、代謝失調及器官「罷工」的情況，不僅讓我們的身體失去原本能滅火的抗發炎能力，還會讓體內的小火苗愈燒愈旺，演變成持續發炎的大問題，進一步推動老化進程。

所以想要延緩老化，一定要積極面對並改善慢性病。不管是肥胖、三高（高血糖、高血壓、高血脂）、呼吸中止症、肌少症，還是代謝症候群，這些問題可都會給心臟、血管、攝護腺、血糖、眼睛、腎臟、大腦、肌肉、關節及代謝系統帶來沉重壓力，讓身體老得更快。換句話說，預防慢性病，就是在為青春保值！

### 二、久坐、不運動也是偷走青春的隱形小偷

久坐不動，其實是個偷偷摸摸的「青春小偷」！看似不起眼，但卻在你刷手機、追劇或敲鍵盤的時候，悄悄削弱你的健康力。而且，久坐不運動往往很容易讓你曬太陽的時間變少，體內的維生素 D 也跟著告急，結果元氣不足，還可能陷入失眠或肌肉流失的困境。再加上電子產品的藍光一直在旁「放冷箭」，老化速度簡直快速升級到下一個等級。好消息是，適度運動可是抗老的祕密武器，不僅能打擊發炎，還能讓身體充滿活力。所以，別再當沙發馬鈴薯了，起身動一動，才能保持青春活力！

### 三、不懂得放鬆舒壓，老化提前找上門

在現代社會中，工作、家庭與生活壓力讓許多人長期處於緊張狀態。然而，不懂得適當舒緩壓力，可能會對身體產生負面影響，當我們的身體長期處於壓力下，壓力荷爾蒙（如正腎上腺素和皮質醇）濃度會不斷增高，這些荷爾蒙最初是為了幫助我們應對短期壓力或危險情況的，但如果持續高漲，便會導致低度慢性發炎[1]，導致身心陷入憂鬱、緊繃、疲憊的惡性循環，甚至引發荷爾蒙失衡、高血壓、自律神經失衡、失眠及免疫力下降。可見，心理壓力就像一個看不見的老化加速器，因此，學會適時放鬆並建立有效的舒壓方式非常重要。你可以考慮運動、冥想，甚至是簡單的深呼吸，這些方式能夠幫助降低壓力荷爾蒙的濃度，並促進身體恢復平衡。所以，記得給自己一點時間，放鬆一下，心情愉悅，才是對健康最好的投資喔！

### 四、睡不好，老得快！別讓熬夜變成青春終結者

現代人是不是都有這樣的劇本：追劇到半夜、滑手機到天亮，或者加班加到忘了時間，睡眠就這樣悄悄地被犧牲掉了！但是，長期睡不夠可不只是讓你白天沒精神這麼簡單哦！研究指出，睡眠不足或不規律的作息不僅會讓人白天精神不濟，還會引發慢

性發炎反應，對整體健康造成不利影響[2]。學者發現，當我們的睡眠時間不足時，體內的發炎指標如C-反應蛋白（C-reactive protein, CRP）和介白素-6（interleukin-6, IL-6）會顯著上升。它們持續處於偏高狀態，可能導致慢性發炎，進而增加患上心血管疾病、糖尿病等慢性病的風險，導致我們的健康亮起紅燈[3]。

而且，那些「睡不著就滑手機」的習慣更會加重問題，因為電子產品的藍光還會偷偷加速皮膚老化！所以，雖然追劇或滑手機很有趣，熬夜加班似乎也在所難免，但長期下來可能會對健康構成不小的威脅。因此，別再讓熬夜成為生活的主旋律啦！盡量維持生活作息的規律，維持足夠且高品質的睡眠，給身體一個完全放鬆與自我修復的機會，更能有效抗老化。

## 五、失去雌激素的保護，女性的老化問題一一浮現

女性的健康就像一場充滿挑戰的旅程，而雌激素則是一路同行的「最佳守護者」。它不僅幫助調節身體的生育、免疫及代謝系統，還能減少體內的發炎現象，默默守護著大腦、心血管、骨骼和眼睛等全身器官的運作。然而，隨著更年期到來，這把保護傘逐漸收起，讓「發炎」這個不速之客有了趁虛而入的機會。這時候，女性更需要積極關注自身健康，透過健康的生活習慣和營養選擇，主動對抗老化。記住，照顧好自己，就是在提升妳的女力，展現出每個階段都獨特而迷人的光彩！

## 六、甜蜜的「不」完美：糖分過多，歲月催熟

糖不只是讓你發胖的「罪魁禍首」，還是加速老化的「隱形殺手」！高糖飲食除了帶來一堆熱量，還會透過各種機制讓體內的慢性發炎狀況雪上加霜。研究發現，高糖飲食不但容易引發肥胖，肥胖又會進一步推升發炎風險，讓身體狀況進入惡性循環。更糟的是，糖還會偷偷搞亂你的腸道，讓壞菌乘虛而入，產生毒素，點

燃慢性發炎的「小火苗」。

所以，想保持青春和健康，看到蛋糕、餅乾、甜點或手搖飲時，不妨練習「多看不吃」，像是供品一樣，收到祝福即可！如果真的忍不住，試試低糖或無糖的選擇，也可以考慮使用果寡糖或異麥芽寡糖代替。它們不僅提供甜味，還能像膳食纖維一樣幫助腸道好菌茁壯，甜得健康，快樂無負擔！

## 七、「鹽」多必失：高鹽飲食導致我們失去年輕活力

高鹽飲食就像老化的「催化劑」，會在不知不覺中加快身體的衰老進程。高鈉的食物確實很誘人，但吃多了真的會給健康「挖坑」。隨著年紀增長，味蕾對鹹味的敏感度會下降，讓我們不自覺地加更多鹽巴、醬油或番茄醬等高鈉調味料，才能覺得食物夠味。可是，偏偏這時身體對鈉的耐受度也在降低，導致我們比起年輕時，更容易因為高鹽飲食而丟失健康。尤其，高鹽飲食也是點起小火苗的元凶

之一。研究顯示，鹽分攝取量較高的人，體內的發炎指標「C-反應蛋白」濃度會比較高[4]；此外，吃太多鹽還可能破壞腸道微生物的平衡，誘發腸道局部和全身性發炎反應[5]。這不僅會加速老化，還會大大增加健康風險，例如高血壓、腎臟病、心血管疾病，甚至骨質流失。換句話說，過量的鹽分就像為我們的身體引燃了一場「發炎大火」，燒壞了我們的青春活力。因此，想要抗老化的人，絕對不能讓「吃過的鹽比吃過的米還多」成真！少吃醃漬食品、加工肉類、泡麵和麻辣鍋等高鈉食物，對健康大有幫助。日常做菜不妨用低鈉鹽，或者靠天然辛香料如大蒜、薑、迷迭香、咖哩粉來提味，不僅健康又美味，還能挖掘食材的真實魅力。少鈉生活，抗老效果加倍，健康和好滋味都不會缺席！

## 八、油來攪局：高飽和脂肪酸、高脂飲食或吃的油不對，會攪亂健康的齒輪

高飽和脂肪酸和高油飲食就像一

顆卡住齒輪的石頭，讓健康的運作亂了節奏，加速了老化的進程。這些習慣不僅熱量爆表，還會把發炎的問題推向新高，簡直是在給身體「火上澆油」。因此，想要延緩老化，就得減少飽和脂肪酸和高油食物的攝取！試試少油的烹調方式，例如：蒸、煮、烤或微波，選用飽和脂肪酸較少的植物油代替動物油，還有少碰動物皮、肥肉、奶油和油炸食品，不僅能讓飲食更輕盈，還能讓衰老的步伐慢下來。少一點油與飽和脂肪酸，健康多一分，活力滿滿才是王道！

除了要注意飽和脂肪酸與油脂的總攝取量之外，還要注意你攝取的是哪一種不飽和脂肪酸。也許你家裡用的油選得不對，或是常常外食，根本不知道外面餐廳用的油是哪種。快來看看有哪些細節需要注意吧！

首先要說明，我們常接觸的不飽和脂肪酸大概可以分成三大類，分別是omega-3、omega-6或omega-9，我們來分析一下這三種不飽和脂肪酸的正確攝取方式，依此選擇適合的油並正確使用，就能在日常飲食中保持脂肪酸的健康平衡，有助於減少慢性發炎風險，保持身體健康。

## ● 認識 omega-3、omega-6 與 omega-9 的關鍵角色

首先，關於omega-9脂肪酸，研究發現其具有顯著的抗發炎效果。而omega-3和omega-6脂肪酸兩者在身體的發炎反應中扮演著相反的角色：過量omega-6會促進發炎；而omega-3則能抑制發炎、保護心血管健康，並對抗多種慢性疾病。研究顯示，理想的omega-6和omega-3 比例應在4：1或更低，以確保omega-3能發揮其抗發炎效果[6-7]。

然而，現代人的飲食中omega-6的攝取常遠高於omega-3，在西方飲食中，omega-6與omega-3的比例高達15：1甚至更高，這樣的比例會增加發炎風險，並可能導致心血管疾病、各種代謝症候群等慢性健康問題。這種現象主要來自日常飲食中大量使用omega-6豐富的植物油，如大豆油、

玉米油和葵花籽油。尤其是大部分的餐廳考量成本也會選用這類油品，導致經常外食的人通常體內 omega-6 是較高的，可能因此誘發慢性發炎，加速人體衰老[8]。所以，建議大家家中不要再採用 omega-6 脂肪酸比例高的油品，應該以 omega-3 和 omega-9 脂肪酸比例較高的油品為主，更能幫助我們抗發炎，遠離老化威脅。

● **平衡 omega-3、omega-6 和 omega-9，選對烹調用油才能遠離慢性發炎**

選擇油品對於控制體內發炎反應非常重要，大家記得要多留心自己的 omega-3 與 omega-9 脂肪酸攝取，並避免食用太多 omega-6 脂肪酸，好幫助自己免於過度發炎，維持健康。日常選購烹調用油時，可以參考下方表格建議。

## 九、美食中藏雷：紅肉、加工肉品與超加工食品在加速衰老的路上等你

你是不是也有這樣的日常？早上吃「肉鬆」三明治開啟一天，午餐來碗「培根」義大利麵，下午嘴饞就隨手買條「熱狗」，晚上再用速食店的「炸雞」和「牛肉捲」犒賞自己。聽起來超享受對吧？但這些讓味蕾跳舞的食物，其實藏著一顆顆加速老化的「隱形地雷」！為什麼這些美味小確幸會成為健康的隱患呢？以紅肉、加工肉品和超加工食品為主食材的料理，

| 烹調方式 | 建議用油 |
| --- | --- |
| 低溫烹飪 | 多用富含 omega-3 的油，如亞麻籽油和紫蘇籽油，但這些油品不耐高溫，所以適合涼拌。 |
| 中、低溫烹調 | 可以選擇初榨橄欖油，這是 omega-9 的良好來源，有助降低壞膽固醇，對心血管健康有益。 |
| 中、高溫油炸 | 建議選用油煙點高的油如芥花油、精製的橄欖油或苦茶油，這類油品 omega-9 含量較高。 |

往往鈉含量爆表，且因高溫烹調（炸或烤）產生許多對健康不友善的物質（如：糖化終產物），這些有害物質會讓身體就像踩到超級大地雷一樣，在人體內開啟一連串的發炎反應，使得發炎火苗變一發不可收拾。

想要避開這些老化陷阱其實很簡單！我們可以選擇加工較少的天然、新鮮食材，並以黃豆、雞肉或海鮮來取代紅肉（如豬、牛、羊）以及加工肉品（如香腸、火腿、培根、肉鬆），不僅能享受健康美味，還能讓身體順利的「避開地雷」從而延緩衰老。

## 十、「醉」後代價：喝酒可能讓你的青春活力搖搖欲墜

很多人喜歡享受喝酒所帶來的微醺感，但這樣的微醺卻可能導致我們的健康搖搖欲墜。原來，酒精在體內代謝時，會點燃發炎的小火苗，隨著年紀增長，酒精引起的發炎會和老化本來就有的輕微發炎問題相遇，使發炎現象變得更嚴重，讓老化過程加速。

酒精可以說是體內發炎現象的助燃劑，喝得愈多，老化的速度也就悄悄加快。所以，想要留住青春，不妨少喝一點，或選擇無酒精的替代飲品，既能維持健康，也能享受聚會的樂趣，一舉兩得！

了解什麼是燒光青春健康的「縱火犯」後，接下來要跟大家介紹一下最強的「消防隊」，隨時隨地都準備好要撲滅我們身體中的小火苗，讓我們保持青春活力，逆齡抗老。

## 參考資料

1. Gough, Margaret, and Kanya Godde. "A multifaceted analysis of social stressors and chronic inflammation." SSM-population Health 6 (2018): 136-140.

2. Irwin, Michael R., Richard Olmstead, and Judith E. Carroll. "Sleep disturbance, sleep duration, and inflammation: a systematic review and meta-analysis of cohort studies and experimental sleep deprivation." Biological Psychiatry 80.1 (2016): 40-52.

3. Simpson, Norah, and David F. Dinges. "Sleep and inflammation." Nutrition Reviews 65.suppl_3 (2007): S244-S252.

4. Li, Ke, et al. "High salt intake damages myocardial viability and induces cardiac remodeling via chronic inflammation in the elderly." Frontiers in Cardiovascular Medicine 9 (2022): 952691.

5. Ferguson, J. F., et al. "High dietary salt-induced dendritic cell activation underlies microbial dysbiosis-associated hypertension." JCI Insight. 2019; 5 (13)."

6. Simopoulos, Artemis P. "The importance of the ratio of omega-6/omega-3 essential fatty acids." Biomedicine & Pharmacotherapy 56.8 (2002): 365-379.

7. Simopoulos, Artemis P. "The importance of the omega-6/omega-3 fatty acid ratio in cardiovascular disease and other chronic diseases." Experimental Biology and Medicine 233.6 (2008): 674-688.

8. Simopoulos, Artemis P. "The omega-6/omega-3 fatty acid ratio: health implications." Oléagineux, Corps gras, Lipides 17.5 (2010): 267-275.

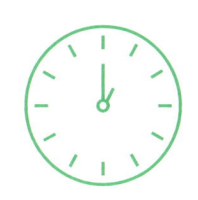

## 1.4 地中海飲食：從古老文明到現代潮流，吃出逆齡健康的飲食型態

我們已經知道，身體的許多慢性疾病和老化問題，都與「慢性發炎」息息相關。如果說慢性發炎是身體持續慢燒的小火苗，那麼我們就需要一支強大的「救火隊」，隨時準備撲滅火苗，防止熊熊烈火一發不可收拾。幸運的是，「地中海飲食」正是我們的英雄救援隊，它集結了許多超強「消防員」，每個都有出色的滅火能力，也就是「抗發炎能力」。在逐一揭曉這些守護健康的消防員之前，我們先來翻閱地中海飲食的歷史篇章，藉由時序與重要事件的爬梳，探究這種飲食型態如何在數千年的時光洪流中，兼容並蓄不同文化的精髓，最終成為今日備受推崇的健康飲食典範。

### ● 多重文化交融，孕育地中海飲食精髓 [1,2]

地中海是連結歐洲、非洲與亞洲的一片陸間海，這裡因風浪較小、海岸線曲折以及島嶼眾多，自古以來便成為眾多貿易與文化交匯的搖籃。從古希臘到羅馬帝國，再到日耳曼與伊斯蘭文化，每個歷史階段都為地中海飲食注入了獨特的養分，形塑出這片海域獨一無二的飲食樣貌。

### 1. 古典希臘與羅馬文明：麵包、橄欖油與葡萄酒為基礎

地中海飲食的雛形可追溯至古代地中海沿岸的居民，他們依靠當地自然資源與特色栽種橄欖、葡萄和小麥等作物，並飼養羊隻，逐漸構築出當時

居民賴以維生的飲食框架,即以「麵包—橄欖油—葡萄酒」為主,再搭配豆類與羊奶製品,成為希臘與羅馬文明的重要飲食基石。

### 2. 北方文化的融合：森林與畜牧的結合

與希臘羅馬文明同時期,北方的凱爾特人與日耳曼族以森林狩獵與畜牧為主要生活方式,飲食以「肉類—豬油—啤酒」為中心,展現出強調體力與生命力的特質。隨著北方與南方飲食文化的逐漸交流,使得地中海飲食不僅保留原有的「麵包—橄欖油—葡萄酒」核心,更納入狩獵肉類、淡水魚以及蔬菜,讓飲食結構更加豐富。

### 3. 阿拉伯與伊斯蘭文化的點綴：香料與碳水化合物的創新

公元9世紀,阿拉伯文化抵達地中海南部地區,不僅帶來麵食、米飯與糖,還引進了許多先前在歐洲完全陌生的蔬果,例如茄子、菠菜、洋薊、檸檬、萊姆、香蕉等,以及肉桂、丁香、肉豆蔻、薑和藏紅花等香料。這些「異國風味」的加入,讓地中海飲食在風味與營養上更增添層次與魅力,從原本相對單純的「蔬食或肉類」模式,進一步轉向為擁有多重香氣與口感的綜合飲食風格。

### 4. 新大陸食材的回響：番茄、玉米與豆類的融入

1492年哥倫布發現美洲後,將番茄、玉米、馬鈴薯、豆類等作物帶回歐洲,為傳統地中海料理注入新的生命。這些新食材迅速成為地中海飲食不可或缺的一環,尤其在西班牙與義大利等地發揮了巨大影響。想像一下,沒有番茄的義大利料理是否還能如此迷人;而豆類在西班牙的海鮮燉飯與各種湯品更是不可或缺。這些來自新大陸的食材,不僅提升了地中海飲食的多樣性,甚至還有效緩解古歐洲糧食短缺的問題。

## ● 地中海飲食何以成為健康典範 [2-6]

不過,地中海飲食之所以能在現代掀起健康熱潮,絕非僅因其悠久的歷

史，而是與20世紀的科學研究密不可分。最具代表性的研究當屬美國學者Ancel Keys於1960年代主導的「七國研究」，為地中海飲食的健康效益開啟了研究序章。

這項研究將美國、日本、芬蘭、荷蘭、前南斯拉夫、希臘和義大利中年人的飲食習慣與心血管疾病死亡率進行比較，結果發現，地中海地區的冠心病死亡率較低。後續研究推測，這可能與當地飲食中較低的飽和脂肪酸、較高的油酸，以及較多的橄欖油與堅果攝取有關。隨後，更多的臨床研究（如在西班牙進行的PREDIMED研究等）也陸續證實，如果在日常飲食中增加橄欖油、堅果、蔬菜水果、豆類和魚類的攝取，並減少紅肉與加工肉類，的確能有效降低心血管疾病風險，對心臟健康具有相當大的幫助。

當然，地中海飲食對健康的裨益與價值，絕對不僅止於心血管系統而已。在本書的第二章中，我們將為大家逐一解說，這種飲食如何改善全身各個器官、不同系統以及慢性疾病的健康狀態。不過，在此之前，讓我們先聚焦於地中海飲食的「逆齡祕密」，了解這些抗老「救火隊」成員，如何幫助我們對抗慢性發炎與遠離疾病，讓我們的人生邁向健康與活力的逆齡新境界！

## ● 抗老救火隊隆重登場

### 1. 一號消防員：膳食纖維

在地中海飲食中，膳食纖維主要來自於全穀雜糧、蔬菜、水果、豆類。

我們一般對膳食纖維的刻板印象就是預防便祕，但事實上，膳食纖維的抗發炎能力也在抗老化的歷程中扮演了重要的角色。膳食纖維能改善腸道菌群，促進短鏈脂肪酸（short-chain fatty acids, SCFAs）的生成，這些短鏈脂肪酸就像體內的「滅火器」，能有效降低慢性發炎。當我們攝取膳食纖維後，纖維會被腸道中的好菌（如乳酸菌、雙歧桿菌等）作為養分，幫助它們增殖並同時抑制有害菌的生長，提升腸道微生物的多樣性。在這個過程中，好菌使膳食纖維發酵，產生乙酸、丙酸和丁酸等短鏈脂肪酸，這些物質不僅是腸道細胞的重要能量來源，還能調節免疫系統，減少發炎反應[7]。

換句話說，我們的日常飲食應該盡量吃一些原型的全穀雜糧類、蔬菜、水果和豆類，來增加膳食纖維的攝取。所以「膳食纖維」這位消防員，不是只有通便的功能，更是減少慢性發炎、延緩老化與遠離慢性病的重要健康守護者。

## 2. 二號消防員：植化素

在地中海飲食中，植化素主要來自於全穀雜糧、蔬菜、水果、豆類及初榨橄欖油。

植化素（phytochemicals）是一類存在於植物中的天然化合物，也是賦予植物各種色彩的關鍵，例如番茄中的番茄紅素、葡萄中的花青素、莓果中的白藜蘆醇、綠茶中的兒茶素，以及薑黃中的薑黃素等，都是豐富的植化素來源。此外，初榨橄欖油中的多酚類物質，也是屬於植化素。所以，地中海飲食中含有豐富的植化素，雖然它們不是人體必需的營養素，卻對健康大有益處。只要在日常飲食中多選擇五顏六色的蔬果或植物性食材，就能攝取到多樣的植化素，為健康提供多方位的保護作用。

植化素是如何擔任「消防員」的角色來幫助我們「滅火」對抗慢性發炎呢？其實，植化素的抗發炎作用來自於它們調節體內的發炎反應。科學研究指出，植化素可以透過影響體內多種與發炎密切相關的分子訊號路徑，來降低慢性發炎的風險。另外，有些植化素還能抑制氧化壓力，減少細胞受損，讓身體維持在氧化壓力平衡的健康狀態[8]。

那麼，要如何從日常飲食中攝取到足夠的植化素呢？其實很簡單，只要讓餐盤的色彩變得更加繽紛，像是將橘色的胡蘿蔔、紅色的甜椒、紫色的葡萄和藍莓、白色的大蒜以及綠色的菠菜等搭配在一起，就可以攝取到各種不同的植化素。雖然，地中海飲食中的紅酒也含有花青素和白藜蘆醇，但由於許多台灣人無法有效清除酒精代謝後的毒性物質乙醛，因此建議大家「以茶代酒」，可飲用綠茶獲得兒茶素，不僅能降低體內氧化壓力，又可獲得健康益處。

所以，第二位「消防員」植化素不僅讓我們的餐盤絢麗多彩，更能幫助我們遠離慢性發炎，減緩老化以保持長期的健康狀態！

### 3. 三號消防員：omega-3 脂肪酸

在地中海飲食中，omega-3 脂肪酸主要的來源為魚類和堅果。

脂肪酸有許多種類，但我們現在要介紹的這位「消防員」，是具有強大抗發炎能力的 omega-3 脂肪酸。

研究顯示，omega-3 脂肪酸能顯著降低體內的發炎反應，因為它們可以減少促發炎物質如介白素-6（interleukin-6, IL-6）和C-反應蛋白的生成[9]。此外，omega-3 脂肪酸還能優化血脂，並調節腸道微生物的平衡[10]，也對於改善與慢性發炎相關的疾病（如潰瘍性結腸炎和類風濕性關節炎）具有積極作用[11]。

我們該如何從日常飲食中獲取足夠的 omega-3 脂肪酸來維持健康呢？方法其實非常簡單。多吃富含 omega-3 脂肪酸的食物即可。例如，地中海飲食常常食用的鮭魚，或是日式料理常見的鯖魚、秋刀魚等，都是非常好的 omega-3 脂肪酸來源。此外，在沙拉中加入亞麻籽油，或在早餐燕麥中搭配核桃與奇亞籽，都能輕鬆提升 omega-3 脂肪酸的攝取量。

總之，適量攝取 omega-3 脂肪酸這位優秀的「消防員」，不僅能幫助身體遠離慢性發炎的威脅，還能增進整體健康。

### 4. 四號消防員：omega-9 脂肪酸

在地中海飲食中，omega-9 脂肪酸主要來自於橄欖油和堅果。

地中海飲食的靈魂成分之一就是

橄欖油！這種健康油脂不僅為料理增添風味，還因其具備多重的健康益處而廣受推崇。不論是哪種類型的橄欖油，其主要脂肪酸均為油酸（oleic acid），這是一種omega-9單元不飽和脂肪酸，約占橄欖油總脂肪含量的70%到80%，同時也是地中海飲食中護心抗炎的核心成分。而在所有橄欖油中，初榨橄欖油更因富含「二號消防員」多酚類植化素，而對健康有更好的益處。

油酸作為「消防員」，在抑制發炎反應方面有出色表現。研究指出，油酸能減少體內促發炎物質，如tumor necrosis factor-α（TNF-α）和IL-1β的生成，同時提高抗發炎物質如IL-10的濃度，從而幫助平衡免疫系統並減輕體內發炎反應。此外，油酸還能活化過氧化體增殖活化受體γ（peroxisome proliferator-activated receptor gamma, PPARγ），這是一種參與脂質代謝和抗發炎的細胞核受體，進一步降低發炎反應的範圍和強度[12]。

日常飲食中，橄欖油是omega-9脂肪酸的首選食材。此外，酪梨油和部分堅果，如美國杏仁（almond）或榛果（hazelnut）也同樣富含油酸。我們可以使用橄欖油來涼拌沙拉、輕微烹炒，或搭配麵包作為蘸料；酪梨也可以是吐司抹醬，或拌入沙拉中；杏仁和榛果也是健康的隨手零食。透過這些美味且健康的食材，既能為餐點增添風味，也能提供omega-9脂肪酸，幫助身體輕鬆兼顧減少慢性發炎與健康維持。

Omega-9脂肪酸這位「第四號消防員」，真的是讓我們遠離發炎威脅、追求逆齡生活的好夥伴呢！

### 5.五號消防員：天然好菌

地中海飲食中，天然好菌的主要來源包括優格（如希臘優格）、優酪乳等發酵乳製品。

地中海飲食之所以受到廣泛推崇，優格絕對是其中一項不可或缺的元素。優格不僅是高品質蛋白質的絕佳來源，更富含天然好菌，能夠在腸道中繁殖，並協助消化與腸道健康。這些天然好菌的存在，不僅讓優格增添了風味，還成為支持免疫功能和減少體內慢性發炎的重要一環。

天然好菌或益生菌這位「消防員」，雖然主要「駐守」在腸道，卻相當神通廣大調控全身的「滅火系統」。研究顯示，某些益生菌在代謝膳食纖維時會產生短鏈脂肪酸，不僅有助於強化腸道屏障，還能抑制促發炎物質的釋放，進一步降低全身性發炎的狀態。此外，一項統整42篇隨機對照試驗的統合分析（meta-analysis）指出，益生菌能顯著降低一系列的促發炎物質，如C-反應蛋白、TNF-α、IL-6等，證實其在減少發炎反應中的潛在效果[13]。

日常生活中想要增加天然益生菌的攝取並不困難。除了優格外，酸菜、泡菜、味噌和納豆等發酵食品也是極佳的益生菌來源，有助於增加腸道菌群的多樣性。如果飲食中較難以穩定攝取到這些食物時，也可選擇含有經臨床證實的益生菌產品，為健康提供更明確的實證支持。

天然好菌這位「第五號消防員」，不但讓發酵食品獨具風味，還能幫助我們減少發炎反應，堪稱地中海飲食中的優秀夥伴！

## 6.六號消防員：植物性蛋白質

地中海飲食中，植物性蛋白質來自於豆類、堅果與種子類、全穀雜糧等。

地中海飲食的一大特色，就是充滿多樣化的「植物性蛋白質」來源，包括豆類、堅果、種子、全穀雜糧等，這些食材不僅提供了蛋白質，還富含抗氧化物質和膳食纖維，是對抗慢性發炎的核心要素。像是地中海飲食中常吃的鷹嘴豆、黑豆和紅扁豆等豆類，都含有豐富的植物性蛋白質；而杏仁和核桃等堅果，則提供了健康脂肪和植物性蛋白質。此外，地中海飲食鼓勵搭配橄欖油、蔬果和全穀類食物，這些富含抗發炎成分的食材，使得整體飲食結構更加美味與健康。因此，地中海飲食成為了許多醫學研究中的「抗發炎」首選。

第六號「消防員」植物性蛋白質，之所以能減輕慢性發炎，是因為這些植物性蛋白來源的食物本身也富含多酚、抗氧化劑及膳食纖維等成分。此外，也有研究顯示，植物性蛋白本身也能降低體內與老化有關的發炎與氧化壓力指標[14]。與動物性蛋白質相比，植物性蛋白質的飽和脂肪酸含量較低，同時擁有較多的膳食纖維和多元不飽和脂肪酸，這些特性都對於減少體內慢性發炎有顯著的幫助。特別是黃豆這種植物性蛋白質，因其還有異黃酮素，不僅能減少發炎反應，還具有強大的抗氧化與抗發炎作用[15]。

想要在日常飲食中輕鬆增加植物性蛋白質的攝取？以下是一些簡單又美味的做法。首先，早餐時，可將杏仁、奇亞籽或亞麻籽加入燕麥粥，不僅能提升蛋白質攝取量，還能帶來滿滿的能量和飽足感。午餐和晚餐則可加入豆類，如紅扁豆湯、鷹嘴豆沙拉或黑豆捲餅，這些食物不僅富含蛋白質，還為餐點增添多樣口感。而華人常吃的黃豆及其製品，如豆漿、豆腐和豆乾等，更是日常獲取優質植物性蛋白質的好選擇。此外，原態堅果也是絕佳的零食選擇，例如在沙拉中撒上核桃，或在點心時間享用杏仁，這些都是既方便又健康的植物性蛋白質獲得方式。

綜合來說，植物性蛋白質這位第六號消防員，不僅有助於減輕慢性發炎，還能透過多樣化的方式輕鬆融入我們的日常生活中。試著從今天起，將富含植物性蛋白質的食材加入你的餐桌吧！不僅能在享受美味的同時守護健康，還能讓抗發炎效果持續發揮助力，陪伴我們邁向熟齡的每一天。

讀到這裡，相信你已經了解地中海飲食如何為我們的健康保駕護航，並掌握了不少「吃出青春抗老力，健康儲值從餐桌開始」的核心飲食原則。接下來在第二章，讓我們深入探討當面對特定疾病或健康狀況時，該如何透過飲食調整與生活方式的改變，實現延續青春與逆齡抗老的健康長壽目標！

## 參考資料

1. Capurso, Antonio. "The Mediterranean diet: a historical perspective." Aging Clinical and Experimental Research 36.1 (2024): 78.
2. Hidalgo-Mora, Juan José, et al. "The Mediterranean diet: A historical perspective on food for health." Maturitas 132 (2020): 65-69.
3. Toshima, Hironori, et al. "The seven countries study in Japan twenty-five-year experience in cardiovascular and all-causes deaths." Japanese Heart Journal 36.2 (1995): 179-189.
4. Blackburn, Henry. "Invited commentary: 30-year perspective on the Seven Countries Study." American Journal of Epidemiology 185.11 (2017): 1143-1147.
5. Estruch, Ramón, et al. "Primary prevention of cardiovascular disease with a Mediterranean diet supplemented with extra-virgin olive oil or nuts." New England Journal of Medicine 378.25 (2018): e34.
6. Shikany, James M., et al. "Dietary patterns and Mediterranean diet score and hazard of recurrent coronary heart disease events and all cause mortality in the REGARDS study." Journal of the American Heart Association 7.14 (2018): e008078.
7. Caetano-Silva, Maria Elisa, et al. "Inhibition of inflammatory microglia by dietary fiber and short-chain fatty acids." Scientific Reports 13.1 (2023): 2819.
8. Nisar, Akib, et al. "Phytochemicals in the treatment of inflammation-associated diseases: the journey from preclinical trials to clinical practice." Frontiers in Pharmacology 14 (2023): 1177050.
9. Kavyani, Zeynab, et al. "Efficacy of the omega-3 fatty acids supplementation on inflammatory biomarkers: An umbrella meta-analysis." International Immunopharmacology 111 (2022): 109104.
10. Rousseau, Guy. "Microbiota, a new playground for the omega-3 polyunsaturated fatty acids in cardiovascular diseases." Marine Drugs 19.2 (2021): 54.
11. Zorgetto-Pinheiro, Verônica Assalin, et al. "Omega-3 fatty acids and balanced gut microbiota on chronic inflammatory diseases: A close look at ulcerative colitis and rheumatoid arthritis pathogenesis." Journal of Medicinal Food 25.4 (2022): 341-354.
12. Santa-María, Consuelo, et al. "Update on anti-inflammatory molecular mechanisms induced by oleic acid." Nutrients 15.1 (2023): 224.
13. Milajerdi, Alireza, et al. "The effect of probiotics on inflammatory biomarkers: a meta-analysis of randomized clinical trials." European Journal of Nutrition 59 (2020): 633-649.
14. Hruby, Adela, and Paul F. Jacques. "Dietary protein and changes in biomarkers of inflammation and oxidative stress in the Framingham Heart Study Offspring Cohort." Current Developments in Nutrition 3.5 (2019): nzz019.
15. Yu, Jie, et al. "Isoflavones: anti-inflammatory benefit and possible caveats." Nutrients 8.6 (2016): 361.

Part 2

器官導向 ✕ 系統拆解：
用飲食駕馭歲月、留住青春，
　開啓全家人的逆齡生活

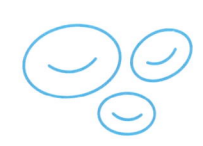

## 2.1 讓我氣血通順、呼吸順暢的逆齡飲食

### 2.1.1 阻止血管老化，血流順暢不卡卡

大家比較容易感覺到愈老筋骨愈硬，卻沒意識到，人體內看不到的血管，也會隨著年齡增長愈來愈「硬」。

我們可以把人體「心臟」和「血管」組成的「血液循環系統」，想像成「超級貨物運輸處理系統」。為何說是超級系統呢？因為，它不但會將有用的物品運送出去，還會順便把垃圾收回處理，簡直是服務到家了。這個超級系統有個厲害的「指揮中心」（心臟），負責指派貨物的運輸路徑：將有用的貨物（如營養素、氧氣）指派送貨員（紅血球）經由快速道路（動脈）發送至各用戶（全身各組織細胞），快要到達目的地時，快速道路會漸漸變成羊腸小道（微血管系統）深入社區，才可以把貨物順利地運送給用戶，離開時還會將用戶產生的垃圾（如尿素、二氧化碳等）帶走。送貨員因為攜帶垃圾而身體變髒了，必須走另一條羊腸小道出社區，接著從另一條道路（靜脈）回到指揮中心。此時，指揮中心要趕快處理垃圾，而每個用戶產生的垃圾種類並不一樣，但幾乎所有的用戶都會產生二氧化碳這種垃圾，所以運送員會同時將二氧化碳送到「排煙系統」（肺臟）排出。

像這樣，健康的血液循環系統讓我們的身體「貨暢其流」，而當血管老化，就容易造成體內的物流塞車大打結，影響貨物運輸的效率而導致供需失衡；廢物處置不當，不僅打亂體內正常機能運作，久而久之可能會造成血管硬化、血壓升高，甚至引發心血管疾病、腎臟病與大腦認知功能下降等問題[1]。

## 血管怎麼會變硬？解開血管逆齡關鍵

再舉另一個例子，大家會更容易了解。若將血管比喻為橡皮水管，血流為水流，當管徑柔軟具彈性時，水流便能順暢地流動；當水管用久了，容易硬化，若有阻塞或廢物堆積於管徑內，更會造成水流不暢。由此可知，隨著年紀增長，我們的血管管壁會逐漸變硬變厚，尤其動脈老化對人體影響極大。值得注意的是，血管老化並非老年人的專利，醫學專家發現，高血壓、糖尿病、腎臟病或身體處於慢性發炎的患者，普遍都有血管「硬叩叩」的老化症狀[1]。

## 導致血管老化的因素

### ● 高鈉飲食

早在1986年的研究就發現，飲食攝取較少食鹽者（每日約2.5克），血管硬化發生的機率較低[2]。另一項小型臨床試驗指出，年齡大於50歲的第一期高血壓患者，每日若能減少60%食鹽攝取，一週內血壓即可下降3 mmHg，頸部動脈硬化問題也能顯著改善[3]。你我都知道「鹽」多必失的健康危害與影響，不過歷年台灣營養狀況變遷調查數據卻發現，台灣人口味有愈來愈「重鹹」的趨勢，成人每日鈉的平均攝取量已大於3,000毫克（約7.5克鹽），超過現行建議的 2,300 毫克（約6克鹽）[4]。你是不是很愛重口味而不自知呢？

### ● 肥胖

肥胖為高血壓、動脈粥狀硬化等心血管健康的危險因子，研究還發現，肥胖更是加速血管老化的幫凶。科學家使用肥胖老鼠進行實驗，相較於正常老鼠，肥胖老鼠的動脈周圍有較厚的脂肪組織包覆，這些脂肪不只會壓迫血管、讓血管變窄，脂肪本身也會製造與分泌發炎物質，加劇血管發炎，使得血管逐漸缺乏彈性而硬化[5]。因此，維持健康的體重絕對是讓血管常保年輕的要素之一。

## 讓血管軟Q不卡卡的「慢老」元素

### ● 地中海飲食型態

醫學界早就將地中海飲食列為預防心血管相關疾病的絕佳飲食。一項由歐洲五個醫療中心共同執行的大型研究，研究人員隨機分派65至79歲的健康受試者，鼓勵他們食物選擇要符合地中海飲食或一般飲食概念，一年後相比，飲食貼近地中海型態者，血壓異常與動脈硬化的風險較低[6]。地中海飲食無疑是讓我們遠離血管卡卡的好夥伴。

### ● 類黃酮素

類黃酮素（flavonoids）是植物的二級代謝產物，是重要的植化素，能讓植物顯現出不同的美麗色彩，也能使植物免於昆蟲及微生物的侵害。近來科學家更發現，存在於不同植物性食材中的各種類黃酮素，像是可可中的黃烷醇（cocoa flavanols），能改善健康成年[7]、老年人[8]與第2型糖尿病停經婦女[9]血管硬化的問題；蔓越莓汁中的花青素與多酚類，有助於改善罹患冠狀動脈疾病長者的血管功能[10]。澳洲一項針對近400位無抽菸習慣的高齡者飲食調查更發現，日常攝取較多紅茶、莓果、黑巧克力、蘋果等富含類黃酮素食物者，動脈壓力與硬化問題顯著較低[11]。為了讓血管不卡卡，多吃植物性食材絕對是最佳的飲食策略。

### ● 薑黃素

薑黃素已證實是很優良的抗氧化劑，有臨床研究發現，健康停經婦女連續8週、每日服用薑黃素補充劑150毫克，頸動脈的阻力有明顯的改善，實驗期間若同時搭配有氧運動，效果更佳[12]。這是因為薑黃素能抑制發炎激素生成，運動則可減少與血管收縮有關的物質合成，進而達到舒緩血管壓力的效果。雖然該研究是以直接補充薑黃素為主，但是，若在平時烹飪時使用一些薑黃粉做西班牙燉飯、咖哩等，也可以增加薑黃素的攝取量。

## ● 其他與血管健康有關的營養因子[13]

| 營養因子 | 功效／作用 | 來源 |
|---|---|---|
| 異黃酮素 | 能抑制壞的膽固醇（低密度脂蛋白膽固醇）被氧化，防止血管的平滑肌細胞增生以避免血管變狹窄，並能抑制血小板凝集，預防血栓形成使血流更為順暢。 | 豆漿、豆腐及許多豆製品都是異黃酮素的良好來源。 |
| 橙皮素 | 有效減少氧化壓力對血管的傷害，並具調節血脂的效果，以發揮保護血管的功用。 | 橘子、柳丁、檸檬、葡萄柚等，柑橘類的果皮、果肉、果汁中都含有豐富的橙皮素。 |
| 白藜蘆醇 | 能防止壞的膽固醇於血管壁上氧化堆積，並抑制血小板凝集，避免血管粥狀化。 | 多存在於紅、紫兩色的水果中，如葡萄、桑椹、藍莓等。 |
| 葉黃素 | 能防止壞的膽固醇氧化卡於血管壁，保護血管健康。 | 主要存在於綠色蔬菜中，特別是深綠色的蔬菜，如綠色花椰菜、菠菜、蘆筍、綠色萵苣等。 |
| 前花青素 | 優異的抗氧化力，可阻止因自由基所造成的動脈粥狀問題。 | 紅色和黑色的蔬果中，如葡萄、藍莓、蘋果、蔓越莓等含量豐富。 |

最後，大家如果想要更進一步了解自身血管的健康狀態，可以到心臟血管科找醫生諮詢，並依據個人狀況，尋求專業營養師協助給予飲食建議，提早延緩血管老化的發生。

### 進階常識

● **血管老化的發生原因**

隨著年齡增加，血管的結構與功能會發生許多變化。相較於靜脈與微血管，許多與高齡有關的心血管疾病問題，大多與老化導致動脈結構與功能發生異常相關，因此許多科學家積極投入相關研究，有興趣的讀者可搜尋2018年發表在《實驗老年學》(*Experimental Gerontology*)探討血管老化可能機轉與臨床應用之回顧性文獻[14]，以下僅列舉部分較常被討論的可能途徑：

1. 過多自由基堆積造成氧化壓力：隨著年紀增長，身體清除自由基的能力下降，過多的自由基會與一氧化氮反應形成過氧亞硝酸根陰離子（ONOO⁻，peroxynitrite），此物質會與蛋白質、DNA作用產生有害的氧化產物，破壞血管正常功能；另一方面也減少一氧化氮的濃度，使血管處於「高壓」無法舒張的狀態。

2. 慢性發炎：自由基會活化nuclear factor-$\kappa$B（NF-$\kappa$B）訊號途徑，使血管內生成大量tumor necrosis factor-α（TNF-α）、interleukin-6（IL-6）等發炎激素，激發許多血管細胞黏附與趨化分子不正常表現，惡化血管發炎問題。

3. 端粒（telomere）長度縮短：端粒是染色體末端的一段DNA序列。每當細胞進行再生分裂時，端粒便會縮短。而老化過程伴隨的氧化壓力與發炎反應，都會造成血管內皮細胞內的端粒長度變短，使其遭受破壞時無法再生修復。

**參考資料**

1. Nowak, Kristen L., et al. "Strategies for achieving healthy vascular aging." Hypertension 71.3 (2018): 389-402.
2. Avolio, Alberto P., et al. "Improved arterial distensibility in normotensive subjects on a low salt diet." Arteriosclerosis: An Official Journal of the American Heart Association, Inc. 6.2 (1986): 166-169.
3. Gates, Phillip E., et al. "Dietary sodium restriction rapidly improves large elastic artery compliance in older adults with systolic hypertension." Hypertension 44.1 (2004): 35-41.
4. 衛生福利部國民健康署（2022）。國人膳食營養素參考攝取量第八版。
5. Chen, Ju-Yi, et al. "Increased aortic stiffness and attenuated lysyl oxidase activity in obesity." Arteriosclerosis, Thrombosis, and Vascular Biology 33.4 (2013): 839-846.
6. Jennings, Amy, et al. "Mediterranean-style diet improves systolic blood pressure and arterial stiffness in older adults: results of a 1-year European multi-center trial." Hypertension 73.3 (2019): 578-586.
7. Grassi, Davide, et al. "Cocoa consumption dose-dependently improves flow-mediated dilation and arterial stiffness decreasing blood pressure in healthy individuals." Journal of Hypertension 33.2 (2015): 294-303.
8. Heiss, Christian, et al. "Impact of cocoa flavanol intake on age-dependent vascular stiffness in healthy men: a randomized, controlled, double-masked trial." Age 37.3 (2015): 1-12.
9. Curtis, Peter J., et al. "Vascular function and atherosclerosis progression after 1 y of flavonoid intake in statin-treated postmenopausal women with type 2 diabetes: a double-blind randomized controlled trial." The American of Clinical Nutrition 97.5 (2013): 936-942.
10. Dohadwala, Mustali M., et al. "Effects of cranberry juice consumption on vascular function in patients with coronary artery disease." The American Journal of Clinical Nutrition 93.5 (2011): 934-940.
11. Parmenter, Benjamin H., et al. "Higher habitual dietary flavonoid intake associates with lower central blood pressure and arterial stiffness in healthy older adults." British Journal of Nutrition 128.2 (2022): 279-289.
12. Akazawa, Nobuhiko, et al. "Effects of curcumin intake and aerobic exercise training on arterial compliance in postmenopausal women." Artery Research 7.1 (2013): 67-72.
13. 吳映蓉、翁德志、李芷薇（2019）。《天然植物營養素，啟動健康正循環，打造人體最強防護力》。臉譜出版。
14. Laina, Ageliki, Konstantinos Stellos, and Kimon Stamatelopoulos. "Vascular ageing: Underlying mechanisms and clinical implications." Experimental Gerontology 109 (2018): 16-30.

## 2.1.2 養出強心臟，保持活力根源這樣做

那天晚上，我突然感到胸口一陣劇痛，呼吸困難。我試圖站起來，但雙腿發軟，整個人倒在地上。用手機撥打急救電話，卻只聽到模糊而遙遠的聲音。接著痛楚愈發強烈，意識逐漸模糊，恐懼籠罩心頭。我回想起從年輕時期就疏於運動、飲食不規律的生活方式，老化、三高與肥胖問題一直被我忽略。當救護車的警笛聲漸近，我感到一絲希望⋯⋯

突然間，所有痛苦消失了。我睜開眼，發現自己躺在床上，房間一片寧靜。我摸了摸胸口，一切如常。剛才的一切彷彿是一場惡夢。我坐起來，心情久久不能平復，鬧鐘顯示凌晨三點，窗外街燈靜靜地照亮了房間。想到最近的體檢報告上那醒目的「肥胖」、「三高」字眼和醫生的警告，我意識到年紀漸增的自己，不能再這樣忽視心臟病的風險了。這夢境或許是一個警鐘，是時候認真檢視自己的生活和飲食習慣了。從今天起，我要改變自己，不再讓健康成為可怕的夢魘。

心臟病被喻為沉默的殺手，尤其高齡者因其死亡的風險更為顯著。根據 2023 年台灣死因統計，心臟疾病是全國第二大死因。在 65 歲以上的長者中，心臟疾病同樣位居死因的第二位[1]，顯示出其對高齡者健康的重大威脅。心臟病常常來得猝不及防，許多人在發現時已經太晚，錯過了最佳的治療時機。因此，了解心臟病的危險訊號並及早預防，對於保護自身和親人的健康至關重要。

### 老年心臟病為何找上門？解開心臟逆齡關鍵

「知己知彼，百戰百勝！」要戰勝老年心臟病，我們首先需要了解它的發生過程。如果把人體當成一台跑車，那麼心臟就是跑車的引擎。首先，老化就像是你的跑車開了很多年，你可能會發現跑車的引擎開始有些沒力。我們的身體也是一

樣，隨著年齡增長，心臟細胞也會逐漸變老，心臟功能也會有所下降。

更麻煩的是，我們不僅遇上了「心臟」引擎老化問題，連供應引擎能量的汽油管線——也就是「血管」——都出現了問題！「動脈粥狀硬化」就好比是跑車的汽油管線裡開始有了沉積物。這些沉積物由脂肪、膽固醇等物質構成，不僅會阻塞血管，還會導致血管變硬變窄，影響血液流動。當體內的血流變得不再順暢，心臟無法順利獲得由血液所運送的營養與氧氣，就很容易使你的跑車引擎熄火，心臟再也無法正常運作[2]。

可見，老化、動脈粥狀硬化和心臟病就像是跑車的自然老化、汽油管線沉積和引擎故障。為了讓我們的「豪華跑車」跑得更遠、更久，多多攝取護心的食材，遠離傷「心」的危險因子，更能養出強心臟，保持活力根源！

### 導致老年心臟病的因素

#### ● 三高問題與肥胖

雖然老化本身就會造成血管漸漸失去彈性而變得僵硬，進而造成血管內部沉積各種物質成為動脈粥狀硬化，但是其實還有許多危險因子可能會加速動脈粥狀硬化，使得我們的心臟承受更多的壓力，致使心臟老化與疾病風險增加[2]。舉例來說：過重、肥胖以及三高（高血壓、高血脂與高血糖）都會加劇動脈粥狀硬化的惡化速度[3]。因此，營養師提醒大家記得要保持理想體重，並定期追蹤血壓、血脂與血糖，必要時配合醫師及營養師的指示進行飲食調整及服用藥物，更能有效護心！

#### ● 更年期

研究發現隨著雌激素的保護減少，更年期後的女性身體傾向將脂肪囤積於腹部，因此許多女性會發現自己的體重逐漸增加，身材曲線也開始變形。讓人頭痛的是，這些堆積在腹部的脂肪會導致發炎物質濃度飆升，進一步刺激體內的發炎反應，等同於再加劇女性體內「火災」狀況，使得女性健康惡化，罹患心臟疾病的風險增加。想要了解更多保護更年期女性的因子，詳見〈2.5.1 甩開更年期症狀，女力再現！〉。

● **吸菸**

　　心理壓力大？許多人習慣來根菸，讓煩惱隨煙雲散去。然而其實吸菸不僅無法解決心理壓力，還會增加我們的「心臟」壓力。已經有許多研究證實，吸菸是動脈粥狀硬化的危險因子[3]。因此，想要真正減少心理壓力的人，快戒菸吧！保持心臟健康，你將擁有更多活力去做想做的事情，無需為健康問題煩惱，自然能大幅減少心理壓力。最重要的是，戒菸永遠不嫌晚，即使在晚年戒菸，也能隨著時間降低心臟病、中風和癌症的風險[2]。可見，愈早戒菸，愈早享受健康的心臟和愉快的心情！

● **紅肉加工品**

　　為了了解紅肉加工品對長者健康的影響，學者們分析了大量科學研究結果，發現紅肉加工品與老年心臟病密切相關[4]。紅肉加工品對心臟疾病的潛在影響主要來自於加工過程中添加的大量鈉，並含有 N-亞硝基化合物（N-nitroso compound）。高鈉飲食和 N-亞硝基化合物均被學者認定為心臟的危害因子[5]。由此可知，若能減少香腸、火腿和培根等紅肉加工品的攝取頻率，便能同時遠離鈉和 N-亞硝基化合物兩大危險物質，顯著減輕心臟負擔，何樂而不為，你說是吧？

### 養出強心臟，保持活力根源的「慢老」元素

● **地中海飲食**

　　為了證明地中海飲食可以保護我們的心臟，科學家找了 7,000 多位 55 歲以上的民眾，他們都沒有心血管疾病，但是有容易罹患心血管疾病的危險因子（如：吸菸、肥胖或有家族史），他們分別被教導如何進行地中海飲食，或是低脂飲食原

則。持續追蹤約 3〜6 年後發現，比起單純減少脂肪攝取的群體，遵循地中海飲食的參與者，其心血管問題（包括心臟病發作和中風）的風險降低了約 30%[6]。令人驚豔的是，另外有學者發現採取地中海飲食有助提升腸道菌相的多樣性，且會改變腸道中特定細菌的數量，從而促進腸道系統穩定，並降低病原菌感染的風險。因此，透過這些腸道菌相的改變使地中海飲食具有降低心血管疾病風險的效果，這是地中海飲食可以保護心臟的原因之一[7]。地中海飲食既能護心，還能護腸，這樣多重功效的飲食原則，怎麼可以輕易錯過呢？趕緊再多複習幾次我們在第一章整理的「地中海飲食原則」，擁有一副好「心腸」吧。

● 鉀

老化讓我們更容易被鈉所操控！研究顯示隨著年齡增長，身體對飲食中的鈉會愈來愈敏感[2]，使我們比起年輕人更容易出現高血壓。因此，營養師建議減少高鈉食物的攝取量與頻率，如醃漬食品、紅肉加工品、泡麵和麻辣鍋等。

但僅僅避開鈉並不足以保護心臟，我們還需要礦物質鉀的「趨吉」協助。學者們綜合分析了許多研究，發現增加鉀的攝取確實有助於降低長者發生高血壓和心血管疾病（特別是中風）的風險[8]。這是因為鉀可以調節鈉的代謝，減少鈉所帶來的負面影響，幫助維持健康的血壓穩定。可見，鉀就像是守門員一樣，可以阻擋鈉對於心臟的攻擊。大家不妨多多接觸新鮮蔬菜、水果、堅果種子或未精製的全穀雜糧類（如：糙米、地瓜或燕麥）等食材，以獲得護心的礦物質鉀！但在此提醒部分慢性疾病（如慢性腎臟病）的患者，可能需要依照疾病狀況限制鉀的攝取量，因此必須密切諮詢營養師，學習如何在限鉀的狀況下保護心臟。

● 維生素 B1

想要護心，一定要強化攝取維生素 B1！研究顯示，維生素 B1 與中老年人（年齡 ≥50 歲）心臟疾病的關聯性特別顯著，因此保持足夠的維生素 B1 攝取對於保護心臟尤為重要[9]。偏偏隨著年齡增長，很容易出現維生素 B1 缺乏的問題，這常是因為長者胃口變差，導致飲食中維生素 B1 攝取量減少，加上年齡增長導致維生素 B1 吸收減少，以及慢性疾病或部分藥物增加了維生素 B1 的消耗[10]。此外，喜歡喝酒的人更要注意，酒精不僅會使體內發炎加劇而增加罹患心臟疾病的風險[11]，還會加速體內的維生素 B1 消耗，更加不利心臟健康[9]。想要獲得護心維生素 B1 的人，可以多攝取未精製全穀雜糧、肉類和魚類等食材唷[9]！

● **輔酶 Q10（coenzyme Q10, CoQ10）**

研究發現，發炎問題是加速動脈粥狀硬化的危險因子[3]。發炎就像失火一樣，會對我們的心臟造成損害，因此有效地「抗發炎」是非常重要的護心原則。對心臟來說，最重要的「滅火器」就是輔酶 Q10。輔酶 Q10 具有抗發炎、抗氧化、保護 DNA 和維持能量代謝的功能；然而研究發現，老化過程中，我們心臟的輔酶 Q10 濃度會逐漸減少，使心肌變得虛弱或受損，而受損的心肌會進一步降低輔酶 Q10 濃度，導致濃度不足[12]。換句話說，若能延緩體內輔酶 Q10 流失，可能有助於我們遠離老化問題。學者發現，我們可以透過增加飲食中輔酶 Q10 的攝取量來補充體內的輔酶 Q10 濃度，從而預防一些與年齡相關的疾病，包括心臟疾病[12]。想獲得輔酶 Q10，可以從牛肉、豬肉、雞肉、魚、堅果、大豆油或橄欖油等食物中獲取[13]。需要留心的是，由於輔酶 Q10 補充劑可能與某些藥物發生交互作用，因此建議在使用補充品前諮詢醫師或營養師。

● **碘**

改善健康缺「碘」困擾，更能照顧心臟！偏偏，2017～2020 年台灣的營養調查資料指出，7 歲以上的台灣人存在有缺碘的風險，且隨著年齡增長，碘缺乏的情況愈來愈普遍，尤其是 45 歲以上的男女，約有一半以上的人有缺「碘」問題，這可不能小看！研究顯示，中高齡族群的碘缺乏與心臟疾病息息相關。碘能調節甲狀腺功能，而碘不足會導致甲狀腺功能減退，進而引發高血脂症和冠狀動脈疾病，使心臟病風險增加[14]。值得慶幸的是，對於因碘缺乏引起甲狀腺功能減退的患者，適當補充碘能有效降低血液中的脂肪濃度，維持心臟健康運作[14]。因此，營養師建議大家多接觸海鮮、海帶或加碘鹽，可以有效改善缺「碘」問題。提醒大家，由於天然的海鹽中只含有極微量的碘，不足以供應人體所需，因此選購食鹽時，可以閱讀食品標示的成分欄，若有標示「碘酸鉀」或「碘化鉀」，即為能穩定提供碘營養的加碘鹽唷！

● **避免飲酒**

根據台灣酒精不耐症衛教協會的資料，台灣人中約有45%存在ALDH2基因異常[15]。研究顯示，ALDH2基因異常可能造成ALDH2酵素活性不足，使得酒精無法順利代謝、產生有害物質「乙醛」，而增加心血管疾病的風險[16]。值得一提的是，許多人會誤以為「喝酒就臉紅表示代謝好」，但是這其實是錯誤的觀念！ALDH2基因異常引起的乙醛堆積，會刺激末稍微血管，使血管擴張，產生酒後臉潮紅，甚至全身紅的現象[15]。此外，酒精還會引起體內的發炎反應[11]，且會加速體內的維生素B1消耗，更加不利心臟健康[9]。根據「2022年台灣高血壓治療指引」，有ALDH2基因功能異常的男性每週酒精的攝取量應限制在64公克以下，女性則應限制在28公克以下，以降低高血壓及相關疾病的死亡風險。根據衛生福利部的建議，以下的酒類分量所含之酒精約為10公克，大家不妨在飲酒前計算一下酒精之攝取量，避免超標：酒精濃度5%啤酒250毫升；或酒精濃度12%葡萄酒100毫升；或酒精濃度40%蒸餾酒30毫升。若能遵守上方的飲酒建議，更能照顧我們的心臟健康。

## ● 其他與心臟健康有關的營養因子

| 營養因子 | 功效／作用 | 來源 |
|---|---|---|
| 鎂 | 鎂參與心臟的神經系統調控，能影響心肌收縮，且還能保護血管的健康。因此，鎂對心血管疾病的預防具有重大影響[17]。然而，2017～2020 年營養調查顯示，13～64 歲和 75 歲以上的台灣人普遍存在鎂攝取不足的問題，需特別注意日常飲食中的鎂攝取量，以維持心臟健康。 | 鎂主要存在於富含葉綠素的蔬菜中，如菠菜、莧菜和甘藍菜。此外，胚芽、全穀類的麩皮、堅果類、種子類和香蕉也是鎂豐富的飲食來源[18]。 |
| 益生菌[19] | 雖然目前尚未有大型的臨床研究證實益生菌對於預防或治療心血管疾病的實際效果；然而，研究發現腸道壞菌可能會透過其所製造的代謝產物而影響心血管疾病的風險。故，學者認為適當補充益生菌能夠穩定腸道菌群的功能和組成，從而促進人體的免疫系統運作正常，抑制體內病原菌生長與發炎現象，而具有降低心血管疾病風險的潛力。 | 可攝取優酪乳、優格或市售的益生菌、韓式泡菜、納豆等提升腸道的好菌數量，養出好「心腸」。 |
| 大豆異黃酮素[20] | 大豆異黃酮素能抑制壞的膽固醇被氧化，還能抑制血小板的凝集，預防血栓形成。 | 可以從黃豆、毛豆、納豆、味噌及豆腐等食材獲得。 |
| 橙皮素[21] | 具有抗發炎的功效，且具有穩定血糖及血脂的效果，從而維持心臟健康。 | 橘子、柳丁、檸檬、葡萄柚等柑橘類的果皮、果肉、果汁中都含有豐富的橙皮素。 |
| 番茄紅素[22] | 透過抗氧化、促進一氧化氮生成，而有助於心臟健康。 | 番茄、胡蘿蔔、紅葡萄與西瓜等紅色蔬果中皆含有番茄紅素。 |

| | | |
|---|---|---|
| 白藜蘆醇[23] | 透過抗氧化與抗發炎，而有助於心臟健康。 | 多存在於紅、紫兩色的水果中，如葡萄、桑椹、藍莓。此外花生也是白藜蘆醇的良好來源。 |
| 葉黃素[24] | 研究發現飲食中葉黃素攝取量較高者，以及血液中葉黃素濃度較高的人通常有比較好的心臟健康。 | 綠色花椰菜、菠菜、蘆筍、綠色萵苣等蔬菜，都含有豐富的葉黃素，此外蛋黃也是不錯的葉黃素提供者。 |

最後，大家如果想要更進一步了解心臟的健康狀態，可以前往諮詢心臟科醫師，並依據個人狀況，尋求專業營養師給予飲食建議，減少老化對心臟健康的威脅。

### 進階常識

● **地中海飲食的護心元素**[25]

為了更了解地中海飲食保護心臟的機制，學者分析了眾多地中海飲食的飲食因子，發現地中海飲食乃透過多種食物與營養素的協同作用，能有效地保護心臟健康，減少老化對心臟的損害。可見，採取地中海飲食，能獲得多種營養素，有助於預防心血管疾病並延緩心臟老化。

| 地中海飲食的護心因子 | 護心的相關機轉 |
|---|---|
| 含有 omega-3 脂肪酸的魚類 | 抗發炎、抗氧化、避免血液異常凝集、降低血脂與血壓、改善血管功能，預防心律不整。 |
| 含有不飽和脂肪酸的橄欖油 | 抗發炎、維持血管內皮細胞的功能。 |

| | |
|---|---|
| 足量的蔬菜與適量的水果 | 能降低整體的熱量攝取量、提供多種營養素，包含具有抗氧化作用的類黃酮素，且增加蔬果攝取量可以穩定體內一氧化氮濃度，有助於調節血壓、改善血液循環，對於維持心血管健康有重要的影響。 |
| 富含膳食纖維的全穀雜糧類 | 減少精緻糖及油脂的吸收、抗發炎、抗氧化、改善血壓、改善葡萄糖代謝、控制體重。 |
| 堅果類 | 改善血脂與血壓、減少氧化壓力、維持血管內皮細胞的功能。 |

● **輔酶 Q10 補充品對於已有心臟疾病的個案之效果**

　研究顯示，輔酶 Q10 能減少心血管疾病的風險因素，如：血脂濃度、脂蛋白濃度、血壓或內皮細胞功能，故輔酶 Q10 補充品能夠在預防心血管疾病方面發揮作用，進而改善患者的健康和生活品質[26]。此外，Cochrane 系統性文獻回顧中評估了輔酶 Q10 在心衰竭治療中的有效性，結果顯示輔酶 Q10 能改善心臟功能，減少心衰竭患者的症狀和住院率[27]。這表明輔酶 Q10 在保護已有心臟疾病之個案的心臟健康亦具有潛力。

Part 2　器官導向 × 系統拆解：用飲食駕馭歲月、留住青春，開啟全家人的逆齡生活

**參考資料**

1. 112年國人死因統計結果。https://www.mohw.gov.tw/cp-16-79055-1.html
2. National Institutes of Health, Heart Health and Aging. https://www.nia.nih.gov/health/heart-health/heart-health-and-aging#changes
3. Fruchart, Jean-Charles, et al. "New risk factors for atherosclerosis and patient risk assessment." Circulation 109.23_suppl_1 (2004): III-15.
4. Kouvari, Matina, Stefanos Tyrovolas, and Demosthenes B. Panagiotakos. "Red meat consumption and healthy ageing: A review." Maturitas 84 (2016): 17-24.
5. Cui, Kun, et al. "Association between intake of red and processed meat and the risk of heart failure: a meta-analysis." BMC Public Health 19 (2019): 1-8.
6. Estruch, Ramón, et al. "Primary prevention of cardiovascular disease with a Mediterranean diet." New England journal of medicine 368.14 (2013): 1279-1290.
7. Merra, Giuseppe, et al. "Influence of mediterranean diet on human gut microbiota." Nutrients 13.1 (2020): 7.
8. Goncalves, Carla, and Sandra Abreu. "Sodium and potassium intake and cardiovascular disease in older people: a systematic review." Nutrients 12.11 (2020): 3447.
9. National Institutes of Health, Thiamin. https://ods.od.nih.gov/factsheets/Thiamin-HealthProfessional/#en24
10. Wen, He, et al. "Association of vitamin B1 with cardiovascular diseases, all-cause and cardiovascular mortality in US adults." Frontiers in Nutrition 10 (2023): 1175961.
11. Rehm, Jürgen, et al. "The relationship between different dimensions of alcohol use and the burden of disease—an update." Addiction 112.6 (2017): 968-1001.
12. Díaz-Casado, M. Elena, et al. "The paradox of coenzyme Q10 in aging." Nutrients 11.9 (2019): 2221.
13. Pravst, Igor, Katja Žmitek, and Janko Žmitek. "Coenzyme Q10 contents in foods and fortification strategies." Critical Reviews in Food Science and Nutrition 50.4 (2010): 269-280.
14. Tran, Hoang V., et al. "Is low iodine a risk factor for cardiovascular disease in Americans without thyroid dysfunction? Findings from NHANES." Nutrition, Metabolism and Cardiovascular Diseases 27.7 (2017): 651-656.
15. 酒精不耐症衛教協會，酒精不耐症簡介。http://www.taies.org/ALDH2/
16. Sung, Yueh-Feng, et al. "Homozygous ALDH2* 2 is an independent risk factor for ischemic stroke in Taiwanese men." Stroke 47.9 (2016): 2174-2179.
17. Tangvoraphonkchai, Kamonwan, and Andrew Davenport. "Magnesium and cardiovascular disease." Advances in Chronic Kidney Disease 25.3 (2018): 251-260.
18. 衛生福利部國民健康署（2022）。國人膳食營養素參考攝取量第八版。https://www.hpa.gov.tw/Pages/Detail.aspx?nodeid=4248&pid=12285
19. 吳映蓉、翁德志、李芷薇（2022）。〈拒絕無聲殺手！從飲食打造好心腸，遠離心血管疾病〉。《腸道菌對了身心就健康！營養學專家的護腸飲食全指南》。臉譜出版。
20. Naghshi, Sina et al. "Soy isoflavone intake and risk of cardiovascular disease in adults: A systematic review and dose-

response meta-analysis of prospective cohort studies." Critical Reviews in Food Science and Nutrition vol. 64,18 (2024): 6087-6101.

21. Mas-Capdevila, Anna, et al. "Effect of hesperidin on cardiovascular disease risk factors: the role of intestinal microbiota on hesperidin bioavailability." Nutrients 12.5 (2020): 1488.
22. Przybylska, Sylwia, and Grzegorz Tokarczyk. "Lycopene in the prevention of cardiovascular diseases." International Journal of Molecular Sciences 23.4 (2022): 1957.
23. Gal, Roland, et al. "The effect of resveratrol on the cardiovascular system from molecular mechanisms to clinical results." International Journal of Molecular Sciences 22.18 (2021): 10152.
24. Leermakers, Elisabeth Tm et al. "The effects of lutein on cardiometabolic health across the life course: a systematic review and meta-analysis." The American Journal of Clinical Nutrition vol.103,2 (2016): 481-94.
25. Widmer, R. Jay, et al. "The Mediterranean diet, its components, and cardiovascular disease." The American Journal of Medicine 128.3 (2015): 229-238.
26. Gutierrez-Mariscal, Francisco M., et al. "Coenzyme Q10 and cardiovascular diseases." Antioxidants 10.6 (2021): 906.
27. Al Saadi, Tareq, et al. "Coenzyme Q10 for heart failure." Cochrane Database of Systematic Reviews 2 (2021).

## 2.1.3 重拾肺活量，中氣十足沒問題！

呼吸，是維持我們生命的重要機制。請大家閉上眼睛，深深地吸一口氣後，再緩緩地吐氣。你知道嗎，每一次看似理所當然且有節律的吸吐動作，都牽動著呼吸系統中不同構造的協同運作：我們以咽喉作為分隔線，將呼吸道分為上呼吸道和下呼吸道——吸入的空氣會在鼻腔內受到溫度與濕度的調節，接著纖毛與黏膜會有效地阻攔空氣中有害的髒污，被濾淨過的氣體才會通過咽喉，傳遞至下呼吸道的氣管、支氣管和肺臟。肺臟位於胸腔內，呈成對的圓錐狀，外有胸膜包覆保護，是人體表面積最大的氣體交換器官，能將空氣中的氧氣透過肺泡帶入體內，同時將身體產生的二氧化碳排出體外，完成每一次的呼吸過程，維持生命的運轉。

### 「肺」點心，解開肺臟逆齡關鍵

一般的情況下，人類肺臟的成熟與功能的巔峰時間出現在18至25歲之間，肺功能在這個年齡階段可說是最佳狀態，有些人即使長時間運動，也不太容易感到疲憊。事實上，多數人在35歲之前其肺功能可以持續維持穩定的狀態，並無明顯的變化。然而，隨著年齡增長，即使沒有特殊疾病，肺部的正常生理功能也會開始逐漸走下坡。因此，有些人開始發現，爬樓梯比以前更容易喘，運動時的呼吸也沒有過往那麼順暢。

科學研究認為，有些呼吸急促或呼吸困難感的現象與肺臟老化相關。在老化過程中，呼吸系統中特定細胞的數量或功能有了改變，這些變化包括呼吸道與肺泡的上皮細胞數量減少及功能下降、呼吸道清除黏液的能力降低、肺部前驅幹細胞（一種只能分化成特定細胞的幹細胞）數量減少，以及免疫細胞數量改變。此外，肺部的間質組織老化，導致原本細緻柔軟且充滿彈性的組織轉變成硬邦邦的纖維化結構，這些肺部組織減少了再生與修復能力，就會對呼吸系統的正常運作產生重大的影響，包括干擾正常的氣體交換，進而可能造成身體含氧量下降或滯留在體內的二氧化碳濃度增加；也會影響粒線體無法有足夠的氧氣來產生ATP，導致身體總是累累的；以及改變細胞的氧化還原反應平衡，進而引發氧化壓力傷害與發炎問題，甚至可能導致肺部免疫功能衰退，而降低對外來物質的清除與防禦能力，增加感染風險。總之，肺部功能老化造成的負面影響超乎想像。

雖然，肺部老化是一個不可避免的過程，但你我日常若能「肺」心採取一些有效的自我保健與緩解措施，享受自在呼吸的慢老生活，必然可期。

## 導致肺臟老化的因素

### ● 抽菸[2]

菸害是導致肺部老化及阻塞最主要的危險因子，不論是吸菸者還是生活中常見的二手菸或三手菸（即菸熄滅後仍殘留在環境的有害物質），絕對是造成肺部老化的凶手。肺阻塞的正式名稱為「慢性阻塞性肺病」（chronic obstructive pulmonary disease, COPD），是一種呼吸道長期發炎導致呼吸道阻塞，使得氣體無法順利進出呼吸道的問題。肺阻塞的典型症狀包括「咳、痰、喘」，也就是長時間的咳嗽、有痰和呼吸困難導致呼吸急促，這些症狀與「感冒」相似，因此許多人常誤以為是年紀大而氣管功能不佳，或是感染新冠肺炎後的後遺症，而輕忽或延誤了治療。根據衛生福利部統計處111年國人死因統計，台灣每年有超過5,000人因肺阻塞而死亡，其中更有將近36%肺阻塞的患者可能引發高血壓或心血管疾病等其他疾病，對健康造成嚴重影響。因此營養師在此呼籲大家，若持續出現「咳、痰、喘」的症狀，或是有吸菸史、長期處於二手菸環境等危險因素，建議應儘早安排肺功能檢查。當然，「戒菸」絕對是避免肺阻塞找上門及避免肺部提早老化的最佳方式。

### ● 酒精

相信許多人都知道酒精對肝臟與大腦的危害,不過,營養師要跟大家提出另一個關於飲酒的警示:「肺肝相照」,也就是喝酒不僅傷肝,肺臟也特別容易受到酒精的有害影響。在眾多研究中可發現,酒精不僅會破壞影響肺泡上皮和內皮細胞屏障結構的完整性,還會降低緩解肺部氧化傷害的抗氧化物質濃度,進而影響維護肺部免疫功能的細胞功用。這些現象會增加我們受到細菌或肺結核感染的機會而造成肺炎,甚至是急性呼吸窘迫症候群(一種嚴重且可能引發敗血症的急性肺傷害)等嚴重的健康威脅[3]。

不過,常言道「喝酒傷身,不喝傷心」,在聚餐和慶祝活動難免會有酒精飲料的出現,但控制飲酒量絕對是保護健康的重要措施!根據台灣衛生福利部的建議,成人的酒精飲用建議應控制在女性每日最多1份酒精、男性每日最多2份酒精。每份酒精為10公克,相當於酒精濃度5%的啤酒250毫升;或酒精濃度12%的葡萄酒100毫升;或酒精濃度40%的蒸餾酒30毫升。除了遵循上述建議外,大家不應該每天喝酒,更應該為自己設定器官休息日,減少飲酒天數,讓肝臟有機會喘口氣,同時也能保護肺臟不被酒精傷得「撕肝裂肺」。

## 讓你神采「肺」揚的「慢老」元素

### ● 地中海飲食

一項2023年的觀察性研究[4],探討地中海飲食對吸菸者肺功能的影響。該研究納入了403名西班牙有吸菸習慣但無肺部疾病的受試者,使用肺量計測量受檢者吸飽氣後,肺部呼出的氣體體積和速度,作為肺功能檢測的指標。研究結果顯示,受試者的地中海飲食遵循程度與肺功能的維持呈正相關,也就是說,飲食遵循地中海飲食程度愈高的吸菸者,其肺功能的下降速率較為減緩。此外,此研究亦排除可能干擾研究結果的一些因素,如受試者的社經地位、疾病史、運動量以及體位,經校正後仍然發現,「高」度遵循地中海飲食比「低」度遵循地中海飲食的吸菸者,有顯著降低44.8%肺功能缺失發生的比率。另一項於墨西哥兒童醫院進行的研究[5],招募了158名氣喘兒童,並在22週後進行追蹤,結果發現飲食型態愈接近地中海飲食的氣喘兒童,有較好的肺功能表現。這些研究結果可能暗示具有抗氧化與抗發炎特性的地中海飲食,有助於保護吸菸者與氣喘兒童的肺部健康。所以,地中海飲食絕對是讓肺部慢老的最佳飲食。

## ● Omega-3 脂肪酸

大家都知道omega-3脂肪酸有助於促進大腦的健康並減緩大腦老化,是非常重要的大腦營養素,但鮮為人知的是,omega-3脂肪酸對於維持肺部健康也逐漸受到關注。一項發表於《美國呼吸與重症加護醫學期刊》(*American Journal of Respiratory and Critical Care Medicine*)的研究,說明了omega-3脂肪酸與肺功能之間的關聯[6]。這項研究分為兩部分,首先,研究人員長期追蹤和分析15,063名美國人的血液樣本資料,這些人普遍健康,沒有慢性肺部疾病。在長達7年的追蹤時間發現,血液中有較高omega-3脂肪酸濃度(尤其是二十二碳六烯酸,也就是DHA)的受試者,肺功能的下降速度較緩慢。此外,研究團隊額外分析了英國生物資料庫近50多萬位歐洲人的基因資料,使用血液中特定的基因標記作為omega-3脂肪酸濃度的間接指標,發現這些指標與肺部健康之間存在正相關。也就是說,omega-3脂肪酸濃度愈高時,對肺部健康的保護作用愈明顯。這項研究強調了具有抗發炎特性的omega-3脂肪酸,對於維持肺部健康的重要性。因此,大家飲食中從鮭魚、鯖魚或秋刀魚獲得足夠的omega-3脂肪酸是非常重要的。

## ● 其他與肺部健康有關的營養因子[7]

| 營養因子 | 功效／作用 | 來源 |
| --- | --- | --- |
| 維生素 A | ● 有助於維護肺部上皮與黏膜細胞的完整性，抵禦致病菌入侵機會。<br>● 調節免疫平衡、降低發炎反應。 | 動物性來源的豬肝、魚肝油或是植物性來源，如紅蘿蔔、南瓜、菠菜等，都是不錯的食材選擇。 |
| 維生素 D | ● 具免疫調節作用，能減緩發炎反應。<br>● 可能有助於減緩肺部受到病毒感染後的不良影響。 | 規律日曬是獲得維生素 D 的最佳方式。或是可選擇鮭魚、秋刀魚等油脂豐富的魚類，以及曬過太陽的菇類等含維生素 D 之食材。必要時，可詢問醫事人員適量使用維生素 D 補充劑。 |
| 維生素 C | 具有抗氧化作用，同時也能調節免疫系統，協助抵禦致病菌感染。 | 普遍存在於蔬菜與水果等植物性食材，紅椒、青椒、花椰菜，或是芭樂、奇異果、柳丁、橘子。 |
| 硒 | ● 為人體重要抗氧化酵素的組成元素，保護細胞不受自由基的傷害。<br>● 可與其他抗氧化物質（如維生素 E）協同作用，減緩氧化壓力。 | 海鮮、內臟與肉類、穀類、蔬菜與水果等食材都富含硒。 |
| 鋅 | ● 可協助免疫細胞的分化，維持免疫反應的正常運作。<br>● 可保護宿主，降低病毒感染的風險。 | 肉類、海鮮、小麥胚芽或南瓜籽為不錯的攝取來源。 |

最後，如果有慢性咳嗽、胸悶及呼吸困難等症狀者，建議可至胸腔內科安排肺功能檢測，若有急性呼吸道感染、肺炎、氣喘、慢性阻塞性肺病、肺癌、肺結核等與肺部疾病相關問題，胸腔內科也能提供相應的諮詢檢查。同時，我們也可以依據個人狀況，尋求營養師的「顧肺」飲食協助，透過適當的飲食方式，延緩肺部功能衰退，實踐肺部的慢老保健。

> **進階常識**

● **後疫情時代的養肺新知：腸－肺軸**

自新冠疫情爆發以來，大家對自身肺部健康的關注程度逐步提升，特別是慢性阻塞性肺病、氣喘、肺纖維化或肺部感染等呼吸系統疾病風險較高的年長者。儘管這些疾病與老化的過程有關，但愈來愈多的研究指出，腸道菌叢的失衡可能與上述肺部疾病的病因與發病進展有關[8]。

以胚胎發育的觀點來看，我們的消化系統與呼吸系統源自相同的胚層。這也說明了為何腸道與肺部兩者看似無關聯，卻擁有相似的屏障結構，築起縝密的防護網，有效防止壞菌或病毒侵入。此外，腸道與肺部也是許多微生物菌落的棲息處，透過微妙的動態平衡，使腸道與肺部維持正常的功能運作[9]。早在1976年的研究就發現，病人若有發炎性腸道疾病，即使沒有吸菸史，在診斷疾病後3～13年內，常會發生慢性支氣管炎或肺阻塞等嚴重併發症[10]。科學家在高齡者或老年動物實驗中也發現，老化的過程會增加肺部與腸道組織的通透性，產生防護漏洞，降低我們對於外來病原體的防禦能力。這也是為什麼許多高齡者常會有較高的感染風險，與較嚴重的發炎問題[8]。此外，腸道的微生物也能調節免疫細胞在腸道和肺部之間的分布與數量，進而影響免疫系統的平衡，增強呼吸道抵禦病原體的能力。科學家以抗生素清除實驗小鼠腸道微生物後，再使其接受呼吸道病毒感染，結果發現這些小鼠體內的巨噬細胞清除病毒能力較差，相關抵抗病毒感染的成分表現也明顯減少[11]。另外，科學家還發現，某些腸道菌種甚至能夠刺激腸道淋巴細胞數目，保護實驗動物免於被具抗藥性的金黃色葡萄球菌感染引發肺炎，同時增強腸道黏膜的免疫作用，確保免疫系統正常運作[12]。這些研究與發現或許說明了腸道與肺部之間存在「腸－肺軸」的溝通橋梁，兩者相互作用，共同聯手建立細菌、病毒等致病菌感染的免疫防禦。也就是說，擁有健康的腸道和腸道菌叢的平衡，或許是未來預防肺部感染，甚至是肺部疾病的潛在治療介入策略。

## 參考資料

1. Schneider, Jaime L., et al. "The aging lung: Physiology, disease, and immunity." Cell 184.8 (2021): 1990-2019.
2. 國民健康署（2023）。2023世界慢性阻塞性肺病日、倡導ESG宣言、擴大綠色醫療、保護國人肺健康。取自 https://www.mohw.gov.tw/fp-16-76573-1.html。
3. Mehta, Ashish J., and David M. Guidot. "Alcohol and the lung." Alcohol research: current reviews 38.2 (2017): 243.
4. Catalin, Roxana-Elena, et al. "Mediterranean Diet and Lung Function in Adults Current Smokers: A Cross-Sectional Analysis in the MEDISTAR Project." Nutrients 15.5 (2023): 1272.
5. Romieu, Isabelle, et al. "Dietary intake, lung function and airway inflammation in Mexico City school children exposed to air pollutants." Respiratory Research 10 (2009): 1-12.
6. Patchen, Bonnie K., et al. "Investigating associations of omega-3 fatty acids, lung function decline, and airway obstruction." American Journal of Respiratory and Critical Care Medicine 208.8 (2023): 846-857.
7. Gozzi-Silva, Sarah Cristina, et al. "Immunomodulatory role of nutrients: how can pulmonary dysfunctions improve?" Frontiers in Nutrition 8 (2021): 674258.
8. Saint-Criq, Vinciane, Geanncarlo Lugo-Villarino, and Muriel Thomas. "Dysbiosis, malnutrition and enhanced gut-lung axis contribute to age-related respiratory diseases." Ageing Research Reviews 66 (2021): 101235.
9. Zhou, Dan, Qiu Wang, and Hanmin Liu. "Coronavirus disease 2019 and the gut–lung axis." International Journal of Infectious Diseases 113 (2021): 300-307.
10. Kraft, Sumner C., et al. "Unexplained bronchopulmonary disease with inflammatory bowel disease." Archives of Internal Medicine 136.4 (1976): 454-459.
11. Abt, Michael C., et al. "Commensal bacteria calibrate the activation threshold of innate antiviral immunity." Immunity 37.1 (2012): 158-170.
12. Gauguet, Stefanie, et al. "Intestinal microbiota of mice influences resistance to Staphylococcus aureus pneumonia." Infection and Immunity 83.10 (2015): 4003-4014.

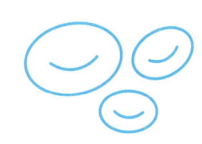

## 2.2 讓我消化順暢，吃出好體質、好免疫的逆齡飲食

## 2.2.1 牙口健康，享受美味不掉牙！

随著年齡增長，我漸漸感受到牙口不再如從前那般牢固了。某天刷牙時，我發現牙齦開始腫脹、出血，這讓我開始感到不安。起初，我以為這只是「火氣大」引起的，但隨著時間推移，問題變得愈來愈嚴重，每次咀嚼食物時，都會感到一陣疼痛，甚至吃稍微硬一點的食物，牙齒就會有些鬆動，這讓我不得不去看牙醫。經過詳細檢查，牙醫告知我患上了牙周病，也發現我有幾顆蛀牙，建議我立即開始治療，並更加注重口腔衛生。然而，我覺得定期去看醫生、配合治療，就足夠維持口腔健康了，因此並沒有好好遵照醫師建議認真刷牙及使用牙線，結果，我的蛀牙變得更嚴重，甚至有幾顆牙齒因為牙周病而脫落。失去牙齒後，吃東西變得困難起來。以前喜愛的花生、牛軋糖和牛肉乾，如今都成了我難以咀嚼的挑戰。而且，疼痛常讓我食不下嚥。這樣的日子久了，我的體重開始明顯下降，體力也逐漸衰退。我不得不承認，牙口健康對於整體健康和生活品質的影響比我想像中還要大得多。蛀牙與牙周病的同時襲擊，更讓我深刻體會到維護口腔衛生的重要性。

牙齒雖小，卻承載著我們的健康和幸福，只有好好保護牙齒，才能享受更好的生活品質。不過根據報告[1]，台灣人隨著年齡增長，蛀牙問題急劇增加，牙周病的比例也在攀升。這可不是危言聳聽，牙周病和蛀牙可是老年人口腔健康的兩大殺手！如果不即時治療，牙齒就有可能面臨被拔除的命運[1]。想像一下，少了幾顆牙齒，吃飯也不那麼美味了，長此以往，營養不良的問題就會接踵而來，甚至可能引發全身性的健康問題。所以，世界衛生組織與台灣衛生福利部皆提倡「8020」[2]——希望80歲長輩仍能保有20顆自然牙，擁有足夠的自然牙，才能有好的咀嚼力、持續享受美味，並獲得更多的營養。

### 老年牙口問題為何找上門？解開牙口逆齡關鍵

要擁有一口好牙，除了保持良好的口腔衛生習慣外，還需要對抗發炎！你可能會好奇，牙齒那麼硬，怎麼會怕像小火苗一樣的「發炎問題」？當然會！因為一旦發炎的火苗燒起來，牙周組織就會受到影響，導致牙周病的發生。牙周一發炎，支撐牙齒的牙齦和骨骼就會被破壞，牙齒也會變得搖搖欲墜[3]。

麻煩的是，隨著年齡增長，我們口腔內的「發炎」問題會愈來愈嚴重。研究顯示，即使是健康的人，隨著年齡的增加，口腔中的發炎物質濃度也會上升，使口腔疾病的風險不斷增加[4]。尤其，有糖尿病[5]、吸菸習慣[6]及嚼檳榔習慣[7]的人更要注意，因為這些都是加劇口腔發炎的危險因子。

值得注意的是，老年人常見的蛀牙也是引起口腔發炎的危險因子之一。造成蛀牙的口腔菌不僅會侵蝕牙齒表面，還可能導致牙齒內部的牙髓發生慢性發炎[8]。牙髓位於牙齒中心，內含血管、神經和結締組織，負責為牙齒提供營養和感覺，這就是蛀牙會引起疼痛的原因。此外，有研究指出，口腔中的細菌還能通過食道進入腸道，改變腸道的微生態平衡，影響消化系統的正常運作。而且，口腔菌所產生的毒素可能會進入血液，使人體處於低度發炎狀態，進而引發全身性的各種慢性疾病，包括肥胖、糖尿病、癌症和失智症等[9]。換句話說，「病從口入」是真的！

這些事實都強調了減緩老化及保持口腔健康的重要性。我們應積極預防發炎、牙周病和蛀牙，從而維持口腔健康，不僅讓我們能享受美食，還能保護全身健康，進而顯著提升生活品質。接下來，我們將探討哪些因素會增加牙周病和蛀牙的風險，並找出維護口腔健康的方法！

### 導致老年人牙周病或蛀牙的常見因素

#### ● 酒精與牙周病有關

大家都喜歡在聚會時舉杯同慶，生活中的小確幸不過如此。然而，你知道嗎？這些令人陶醉的酒精飲品所帶來的發炎狀況，對你的牙口並不是那麼友好。特別是對於年長者來說，研究顯示相較於不喝酒的人，酒精攝取量大的長輩，牙周組織流失問題較為明顯，特別是每日酒精攝取量超過20公克的女性或40公克的男性[10]。該飲酒量已超過台灣衛生福利部對於成年人的酒精飲用建議量，男性每日最多兩份酒精，女性每日最多一份酒精。而每份酒精為10公克，相當於酒精濃度5%的啤酒250毫升；或酒精濃度12%的葡萄酒100毫升；或酒精濃度40%的蒸餾酒30毫升。

學者指出大量飲酒與牙周病及其進展的風險有關，可能是因為酒精會影響牙周附近的細菌和發炎物質，這些都會讓你的牙周健康亮紅燈[10]，牙周不穩定，牙齒失去了立足的根基，就可能造成牙齒脫落。所以，下次舉杯前，不妨想一想你的牙周。如果不想讓乾杯變成牙齒的災難，記得適量飲酒，讓你的牙口保持健康，才能繼續享受各種美食！

#### ● 飽和脂肪酸與牙周病有關

雖然「飽和脂肪酸會傷害身體」已是老掉牙的健康知識，不過為了保護你免於「掉牙」風險，營養師要跟你分享另一個留心飽和脂肪酸的理由：科學家研究飽和脂肪酸與老人牙口健康的關係時發現，飽和脂肪酸的大量攝取，會使老年人出現牙周病的機率顯著增加[11]。學者指出，飽和脂肪酸會引起發炎反應，而過度的發炎反應被認為是引發牙周病的主因之一[11]。可見，飽和脂肪酸所引起的發炎問題，是可能「燒壞」牙周的！因此，為了我們的牙口健康，我們應該要考慮減少動物皮、肥肉、動物油、奶油或油炸品等富含飽和脂肪酸的食材之攝取頻率與攝取量，雙管齊下，才能擁有一口好牙！

● **蔗糖與蛀牙有關**

眾所周知，「吃太甜會蛀牙，所以要少吃糖！」然而，對於長輩來說，減少糖的攝取可能特別困難。隨著年齡增長，長輩的味覺會退化，使他們需要更多的糖，才能感受到甜度[12]。例如：許多長輩喜歡在咖啡或茶中加主要成分為蔗糖的砂糖，能為飲品提供甜味，更為長輩的生活帶來甜蜜的感受。然而，一項針對75歲長者的研究發現，長者蛀牙的問題與咖啡或茶中所添加的蔗糖量有關，習慣添加比較多糖的長者，其蛀牙問題更為明顯[13]。糖之所以會傷害牙齒健康，是因為牙齒上的牙菌斑會利用食品中的糖類進行發酵，而產生酸性物質，這些酸性物質會侵蝕牙齒硬組織、使其受損，最終造成蛀牙[12]。令人頭痛的是，除了蔗糖之外，飲品或點心餅乾中的蜂蜜、黑糖或果糖等糖類也都有可能導致蛀牙。因此，美國牙科學會建議大家吃完這些含糖的食物或點心後，應格外注意牙齒清潔與保健[14]。

● **不適合的時間吃水果與蛀牙有關**

如果糖類會傷害牙齒，那含糖的水果我們能繼續吃嗎？關於這個問題，我們必須先了解，水果確實含有糖分，但它同時也提供許多對人體有益的營養素，如維生素、礦物質和膳食纖維；尤其，水果中的維生素C是保護牙齦健康的重要元素，能降低牙周病的風險[15]。因此，適量食用水果對健康來說仍是相當重要。

若想吃水果又想避免水果中的糖分對牙齒造成傷害，可以遵循以下兩個原則：首先，吃完水果後記得喝水或漱口，以減少糖分和酸性物質在口腔中的殘留時間。其次，食用水果的時間要適當。一項小型研究顯示，在正餐與正餐之間吃水果（如：將水果作為點心單獨食用）可能會增加牙齒受侵蝕的風險；相反地，在正餐時吃水果則比較不會對牙齒造成傷害[16]。雖然該研究的對象是成年人而非特別針對長者，但學者仍建議長者在正餐時食用水果，而非在其他時段單獨食用[12]，不僅能享受到水果對健康的益處，也能保護牙齒免受侵蝕的影響。

### 遠離牙周病或蛀牙的「慢老」元素

● **地中海飲食**

地中海飲食含有多種抗發炎與抗氧化營養素，且研究發現植物性食材為基底的飲食型態能穩定口腔細菌的平衡，而有助於預防牙口相關健康問題[17]。趕緊去複習我們在第一章整理的「地中海飲食原則」吧！

● **蔬菜與水果能減少牙周病風險**

蔬菜和水果不僅能提供我們基本的營養支持，還能保護長者的牙口，這可是有科學根據的哦！研究指出吃愈多蔬菜的長者，其發生牙周病的機會愈低[18]。再者，學者發現攝取水果，也可以有效減少長者的牙周病發生與嚴重度，進而保護長者的牙口健康[3]。為什麼蔬菜與水果能有效保護牙口呢？這要歸功於水果和蔬菜中的維生素 C、維生素 E 和類胡蘿蔔素這些小幫手們。它們能減少牙齦發炎，促進牙周組織的修復與再生，讓牙齒更堅固[3]。所以，多留意蔬菜與水果的攝取頻率吧，不僅營養豐富，還能讓你的牙口健康、笑容更燦爛！

● **維生素 C、維生素 E、β- 胡蘿蔔素等抗氧化物質減少牙周病風險**

隨著年齡增長，老化帶來的氧化壓力也在逐漸加劇[19]，這無疑給我們的口腔健康帶來了不少挑戰。那麼，我們是否有辦法靠飲食來對抗這些不速之客呢？答案是有的，學者們發現「抗氧化營養素」可以消除氧化壓力，進而保護我們的牙口。一項針對日本老年人的研究發現，攝取較高量的抗氧化營養素，如：維生素 C、維生素 E 和 β- 胡蘿蔔素的人，較少出現因為牙周病導致的掉牙問題[3]。這說明我們藉由日常飲食來增加這些抗氧化營養素的攝取量，就能有效保護我們的牙周健康，使牙齒繼續保有穩固的根基。

|  | 食物來源 | 注意事項 |
| --- | --- | --- |
| 維生素 C | 可由蔬菜、水果等食材獲得。 | • 維生素C是水溶性維生素，在烹調過程中會隨著加熱時間延長而逐漸流失。以國人常見的烹調方式來看，「涼拌」或「微波」可保留最多的維生素C含量，而「大火快炒」比「小火慢炒」更能減少維生素C的流失[20]。<br>• 水果切開後記得趕快吃完，以防維生素C流失。如果偶爾想喝市售的包裝果汁，可以考慮選購以冷高壓滅菌加工法（High-Pressure Processing, HPP）製作的果汁，因為比起一般傳統熱加工的果汁，HPP加工法可以保留果汁中更多的維生素C，讓你喝得更健康[21]！<br>• 提到維生素C可以保護牙口健康，可能有人會問：「我可以直接吃維生素C咀嚼錠嗎？」營養師可能會建議你先緩緩，因為有研究發現，維生素C咀嚼錠會增加牙齒侵蝕的風險。這可能是因為維生素C本身是酸性物質，在咀嚼的過程中可能會增加牙齒暴露於酸的機會[22]。 |
| 維生素 E | 可由葵花子、芝麻、杏仁、鯖魚、鮭魚、小麥胚芽、綠色葉菜類等食材獲得。 | 建議大家優先從天然食物中獲取維生素E或 β-胡蘿蔔素，這樣不僅能獲得豐富的這兩種營養素，同時還能攝取其他對健康有益的成分。 |
| β- 胡蘿蔔素 | 可由動物肝臟、鮭魚、胡蘿蔔與深綠色葉菜類等食材獲得。 |  |

## 2.2.1 牙口健康，享受美味不掉牙！

● **Omega-3 脂肪酸減少牙周病風險**

　　你吃的脂肪酸種類也是影響牙口健康的關鍵！在討論對牙口的影響之前，首先，我們要先幫大家建立一個重要概念：攝取太多 omega-6 脂肪酸或者攝取太少 omega-3 脂肪酸都有可能加劇體內的發炎現象，不利於我們的健康。尤其，一項針對日本長者的研究發現，omega-6 脂肪酸和 omega-3 脂肪酸比例失衡（即高 omega-6 脂肪酸與低 omega-3 脂肪酸）顯著增加了牙周病的發生機率[23]。這些發現表明，飲食中 omega-6 脂肪酸和 omega-3 脂肪酸的比例會直接影響我們的牙口健康。然而，現代人的飲食中，omega-6 脂肪酸的攝取量常常過度高於 omega-3 脂肪酸[23]。因此，學者大力強調，我們應提升飲食中 omega-3 脂肪酸的攝取量，以維持最佳的 omega-6 脂肪酸和 omega-3 脂肪酸比例，從而減少發炎對口腔健康的負面影響[23]。想要獲得 omega-3 脂肪酸的人，可以考慮多吃鮭魚、秋刀魚、鯖魚、核桃、亞麻籽或奇亞籽等食材。

● **奶類及其製品減少牙周病及蛀牙風險**

　　每天喝奶類或吃奶製品不僅對骨骼有好處，還能讓你的牙口健康加倍！根據一項針對長者的研究發現，每天食用奶類或其製品的長者，比起不常吃的人更不容易發生蛀牙問題。而且，這些有食用奶類或其製品習慣的長者通常擁有更多的自然牙[18]。由此可知，奶類可以減少長輩因為牙口問題而導致蛀牙、掉牙或需要拔除牙齒的狀況。更值得注意的是，奶類與其製品不僅能維持牙齒健康，還能有效預防牙周病。研究表明，奶類及其製品的攝取量愈高的長者，愈不容易受牙周病困擾[24]，這可真是一舉兩得的好事！學者指出，奶類之所以能同時保護牙齒與牙周，主要是因為它們含有蛋白質、鈣、磷和多種維生素，這些營養成分都對牙口健康大有幫助[18,24]。

　　根據台灣衛生福利部的建議，每天應該攝取 1～2 杯 240 毫升的乳品。當然，我們也可以以「1 杯乳品替換為 2 片 45 公克的起司或 210 公克的優格」為原則進行食物的代換，以增加食物選擇的多樣性。

## ● 其他與牙口健康有關的營養因子

| 營養因子 | 功效 / 作用 | 來源 |
| --- | --- | --- |
| 綠茶 | 綠茶所含的兒茶素可以抑制口腔中壞菌的生長，是我們養出一口好菌的重要幫手！從一項小型的人體研究發現，綠茶調節口腔菌表現的同時，還可以降低香菸中致癌物對口腔的危害作用[25]。 | 營養師建議大家平常可以選擇無糖綠茶來取代其他含糖飲品，讓綠茶幫助我們維持口腔健康。 |
| 多酚類 | 許多研究已證實多酚類可以抑制口腔內致病菌的生長，同時還可以舒緩口腔發炎，可謂是對抗口腔致病菌的天然絕佳候選者[26]！ | 多酚類廣泛存在於植物性食材中，因此我們可以多攝取蔬果、全穀類、豆類與堅果種子等食材，以獲得多酚類。 |
| 氟 | 氟為人體必需營養素，氟可以增加牙齒表面抗酸蝕能力，且能夠抑制牙菌斑形成，進而保護牙齒健康[27]。 | 可以由市售的含氟鹽、含氟水獲得。 |

最後，大家如果想要更進一步了解口腔的健康狀態，可以找牙醫諮詢，安排時間定期洗牙檢查，並依據個人狀況，尋求專業營養師給予飲食建議，減少老化對牙口健康的威脅。

### 進階常識

● **奶類保護牙齒與牙周的機轉**

目前,學者發現奶類可能透過以下幾種途徑而能保護牙口健康:

1. 奶類中酪蛋白磷酸肽(casein phosphopeptide, CPP)能促進鈣與磷結合在牙齒上,減輕牙齒的去鈣化作用(demineralization),使牙齒有機會保留更多的鈣質,從而發揮預防蛀牙的作用[18]。

2. 奶類中的鈣和磷酸鹽能協助調節牙齒周圍的pH值,減少牙齒周圍環境的酸度,從而保護牙齒免於酸的侵蝕[18]。

3. 研究發現奶類中的鈣質可以改善牙周病,雖然我們可能還需要更多的實驗以確認詳細的機轉,但有學者推測,骨質疏鬆與牙周病有關,而鈣可以維持骨骼健康,從而更夠積極保護牙周健康[28]。

● **牙周病、氧化壓力與抗氧化營養素之關係**[3]

牙周病是一種牙周組織發炎的疾病,通常伴隨牙齦腫脹、牙周囊袋(periodontal pocketing)形成,並可能導致支持牙齒的連接組織和骨質損壞。這種疾病的主要特徵是過度的發炎反應,且患者的免疫細胞會釋放大量的活性氧物質(reactive oxygen species, ROS)。這些活性氧物質的增加會引起氧化壓力,進而損害細胞中的DNA和蛋白質,同時會使細胞內的酵素運作失衡,這些變化會刺激促發炎物質的產生,又進一步加劇發炎問題。

已有研究證實抗氧化營養素可以改善發炎現象與氧化壓力,從而對抗由氧化壓力或發炎引起的組織損傷,對牙周病的治療與防治具有潛在的好處。因此,攝取足夠的抗氧化營養素可以作為支持牙周健康的有效策略。

## 參考資料

1. 110-112年度我國成年及老年人口腔健康調查計畫成果報告 https://dep.mohw.gov.tw/DOOH/cp-6553-77820-124.html
2. 衛生福利部。當心！老掉牙是病！牙齒長照才能「養『牙』防老，健康呷百二」！https://www.mohw.gov.tw/cp-2627-19128-1.html
3. Iwasaki, Masanori, et al. "Dietary antioxidants and periodontal disease in community-based older Japanese: a 2-year follow-up study." Public Health Nutrition 16.2 (2013): 330-338.
4. Bäck, Magnus, et al. "The oral cavity and age: a site of chronic inflammation?." PloS one 2.12 (2007): e1351.
5. Iacopino, Anthony M. "Periodontitis and diabetes interrelationships: role of inflammation." Annals of Periodontology 6.1 (2001): 125-137.
6. Lee, J., V. Taneja, and Robert Vassallo. "Cigarette smoking and inflammation: cellular and molecular mechanisms." Journal of Dental Research 91.2 (2012): 142-149.
7. Li, Yi-Chen, et al. "Multifaceted mechanisms of areca nuts in oral carcinogenesis: the molecular pathology from precancerous condition to malignant transformation." Journal of Cancer 10.17 (2019): 4054.
8. Farges, Jean-Christophe, et al. "Dental pulp defence and repair mechanisms in dental caries." Mediators of Inflammation 2015.1 (2015): 230251.
9. 吳映蓉、翁德志、李芷薇（2022）。〈不只蛀牙！口腔壞菌還會攻擊你的全身健康！〉。《腸道菌對了身心就健康！營養學專家的護腸飲食全指南》。臉譜出版。
10. Suwama, Kana, et al. "Relationship between alcohol consumption and periodontal tissue condition in community-dwelling elderly Japanese." Gerodontology 35.3 (2018): 170-176.
11. Iwasaki, M., et al. "Relationship between saturated fatty acids and periodontal disease." Journal of Dental Research 90.7 (2011): 861-867.
12. Chan, Alice Kit Ying, et al. "Diet, Nutrition, and oral health in older adults: a review of the literature." Dentistry Journal 11.9 (2023): 222.
13. Yoshihara, Akihiro, et al. "Diet and root surface caries in a cohort of older Japanese." Community Dentistry and Oral Epidemiology 49.3 (2021): 301-308.
14. https://www.mouthhealthy.org/en/nutrition/good-foods-slideshow
15. Nishida, Mieko, et al. "Dietary vitamin C and the risk for periodontal disease." Journal of Periodontology 71.8 (2000): 1215-1223.
16. O'Toole, Saoirse, et al. "Timing of dietary acid intake and erosive tooth wear: A case-control study." Journal of Dentistry 56 (2017): 99-104.
17. Augimeri, Giuseppina, et al. "Mediterranean diet: a potential player in the link between oral microbiome and oral diseases." Journal of Oral Microbiology 16.1 (2024): 2329474.
18. Yoshihara, Akihiro, et al. "A longitudinal study of the relationship between diet intake and dental caries and periodontal disease in elderly Japanese subjects." Gerodontology 26.2 (2009): 130-136.

19. Celecová, Viera et al. "Salivary markers of oxidative stress are related to age and oral health in adult non-smokers." Journal of oral pathology & medicine : official publication of the International Association of Oral Pathologists and the American Academy of Oral Pathology vol. 42,3 (2013): 263-6.
20. 國民健康署。維生素C受熱就會破壞殆盡？吃蔬菜不就無法吃到維生素C？https://www.hpa.gov.tw/Pages/Detail.aspx?nodeid=1425&pid=15182
21. https://www.台灣營養師.com/2021/01/hpp.html
22. Li, Haifeng, Yan Zou, and Gangqiang Ding. "Dietary factors associated with dental erosion: a meta-analysis." (2012): e42626.
23. Iwasaki, Masanori, et al. "Dietary ratio of n-6 to n-3 polyunsaturated fatty acids and periodontal disease in community-based older Japanese: a 3-year follow-up study." Prostaglandins, Leukotrienes and Essential Fatty Acids 85.2 (2011): 107-112.
24. Adegboye, Amanda RA, et al. "Intake of dairy products in relation to periodontitis in older Danish adults." Nutrients 4.9 (2012): 1219-1229.
25. Adami, Guy R., et al. "Effects of green tea on miRNA and microbiome of oral epithelium." Scientific Reports 8.1 (2018): 5873.
26. Lu, Maoyang, Songyu Xuan, and Zhao Wang. "Oral microbiota: A new view of body health." Food Science and Human Wellness 8.1 (2019): 8-15.
27. 衛生福利部。氟化物防齲資料。https://dep.mohw.gov.tw/DOOH/cp-6545-71575-124.html
28. Nishida, Mieko, et al. "Calcium and the risk for periodontal disease." Journal of Periodontology 71.7 (2000): 1057-1066.

## 2.2.2 好的食物「胃」健康加分

現代人生活步調快，長時間飲食失衡與工作壓力，腸胃問題自然接踵而至。國內一份調查發現[1]，多數國人為「腹愁者聯盟」成員：20世代的年輕人，功能性消化不良問題最為明顯；30世代的肝苦上班族容易便祕；事業有成的40世代容易胃潰瘍；50歲以上的熟齡世代，大腸瘜肉等問題最為常見。由此可見，無論社會新鮮人、職場上班族還是熟齡、銀髮族，都應該對腸胃道的健康保健有更多的了解與認識。

當我們享受美食的時候，口中的食物便將開啟一趟曲折且費時的消化及吸收之旅。這整趟旅程可大致分成「上消化道」與「下消化道」兩部分：上消化道由口腔、食道、胃所組成，而小腸、大腸與肛門則組成下消化道。在前面的章節，我們已經了解口腔問題對健康的影響，接下來我們將繼續往下探索，了解與上消化道有關的健康問題有哪些[2]：

● **吞嚥困難**

你是否曾經有喝水發生嗆咳的經驗？或是覺得「食不下嚥」，美味的食物總是卡在喉嚨吞不下去？如果你有上述症狀，可能是吞嚥發生問題的警訊。吞嚥是一種複雜的反射動作，因此，只要食物由口到胃的任何一個過程環節出現問題或障礙，即可視為吞嚥困難的高危險群。正常的吞嚥功能除了會隨著年齡增加導致吞嚥肌群質量減少與功能逐漸退化外，中風、帕金森氏症、失智症、多發性硬化症患者，或是腫瘤、反覆發炎感染導致食道狹窄或阻塞時，都有可能會出現吞嚥困難的臨床症狀。

● **萎縮性胃炎**

當胃部長時間處於發炎狀態時，胃的黏膜細胞會受損與萎縮，造成胃酸的分泌量減少或是停止分泌。目前普遍認為，胃幽門螺旋桿菌感染是胃部發炎的主要原因之一。胃幽門螺旋桿菌是少數能在胃部強酸環境下存活的細菌,目前感染的原因尚不明確,推論與環境衛生條件與個人衛生習慣不佳有關。

● **胃潰瘍**

胃潰瘍是一種消化性潰瘍疾病,由消化道黏膜的防禦與修復機制受到破壞所引起。一般來說,患者通常會在飯後感到明顯的腹部疼痛。而平日常感到壓力大、過度使用止痛藥,甚至感染胃幽門螺旋桿菌,都有可能會造成胃潰瘍。

● **胃食道逆流**

當你喝咖啡、吃甜食時,胸口是否常感受到一陣溫熱?要當心,這不是感動的溫度,而可能是胃食道逆流的症狀。我們的食道和胃中間,有一個稱為「賁門」的控制閥門,正常情況下能夠嚴格把關,不讓胃內的食物與胃酸逆流至食道。但當閥門老舊退化,或是過甜、過油與過度刺激的飲食習慣誘發閥門失靈時,胃中酸性的混合物就會逆流而上,引發灼熱、疼痛等不適感,嚴重時還會導致食道發炎、潰瘍或組織變異等問題。

### 啟動健康保「胃」戰,解開食道與胃的逆齡關鍵

不當的飲食會引發體內的發炎反應。發炎就像燜燒鍋,使身體不自覺地加熱燜燒,當發炎反應累積愈來愈多時,小火苗就可能會演變成燎原大火,造成組織器官嚴重受損與變異。像是上文提及的胃食道逆流,就是因為不正確的飲食習慣,讓胃與食道長期處於慢性發炎,進而提升上消化道的健康負擔。不過,大家是否好奇,胃液這麼酸,為什麼不會對胃造成傷害呢?原來,我們的胃壁黏膜細胞由黏液與鹼性重碳酸鹽覆蓋保護著,這些物質能有效阻隔或中和胃部組織接觸到的強酸環境。除此之外,胃部的細胞也會不斷地自我更新,快速取代受損的細胞,保持胃部組織的完整性。不過,由於食道並沒有像胃一樣的防禦堡壘與快速再生能力,當胃中的酸性物質逆流而上,出現在不該出現的食道時,就會造成食道與

賁門逐漸失去功能。換句話說,我們從年輕開始養好胃、預防胃部老化,就能保護食道健康,讓上消化道系統維持正常的運作。

## 導致胃部老化的因素

### ● 促發炎的飲食組成

為了有效評估飲食對發炎反應的影響,科學家整理了許多研究文獻,總結出一套能反映整體飲食對身體發炎影響的評分指標。這個指標分數愈高,表示所攝取的飲食(如油炸物、甜點、精製與過度加工品等)愈容易引起發炎反應,反之,則表示有抗發炎的效果。在這些相關研究中,其中一項在韓國進行的大型調查發現[3],胃部疾病(例如發炎和潰瘍)似乎與飲食發炎指標較高有關。如果想幫身體「滅火」保護胃部健康,研究者提出以下建議:盡量多食用各種不同的食物,尤其是植物性食材如蔬菜、水果與堅果;此外,以紅茶、綠茶取代含糖飲品,這樣的飲食組合可以降低胃部疾病找上門。

### ● 非類固醇類消炎止痛藥

現代人工作、生活兩頭燒,常因頭痛或肌肉痠痛自行購買止痛藥服用,尤其是高齡者,更常使用消炎止痛藥來舒緩身體不適。然而,常見的非類固醇類消炎止痛藥(如阿斯匹靈),容易對胃部黏膜造成傷害,進而引發腸胃不適或潰瘍出血等問題。因此,要特別提醒大家,在購買止痛藥前務必詢問醫師或藥師的意見,不要自行用藥。若身體經常出現疼痛與不適感,更應及早尋求適當的醫療協助。

## 捍「胃」健康的「慢老」元素

### ● 地中海飲食型態

地中海飲食深受各界專家推崇,現在又多了一項健康益處,那就是可以減少胃食道逆流的發生。一項2016年於東南歐國家阿爾巴尼亞進行的調查研究發現,遵循食用大量植物性食材、新鮮蔬果、橄欖油、魚類等地中海傳統飲食習慣的人，比常吃紅肉、油炸食品、甜點與速食者，胃食道逆流的發生率較低[4]。研究者推論，這可能是因為地中海飲食中不同成分之間產生協同保護作用，或是橄欖油富含大量的抗氧化物質，有助於減輕胃食道逆流不適的症狀。

● **前花青素**

前花青素（proanthocyanidins）存在於許多植物中，本身是一種無色的物質，但是經過特定的溫度及酵素的作用，可以轉成紅藍色，也就是大家熟悉的花青素（anthocyanin）。前花青素多存在紅色和黑色的蔬果中，如葡萄、藍莓、蘋果、蔓越莓等，有實驗發現，前花青素能阻止胃幽門螺旋桿菌附著於胃中，具有預防胃潰瘍的功能[5]。

● **蘿蔔硫素**

蘿蔔硫素（sulforaphane）是由含硫配醣體（glucosinolate）裂解出來的物質，我們常吃的綠色花椰菜、孢子甘藍、芥藍、芥菜、高麗菜、大白菜、小白菜、白色花椰菜等蔬菜，都有蘿蔔硫素。科學家發現，蘿蔔硫素能夠有效驅趕胃幽門螺旋桿菌，可用來預防或治療消化性潰瘍[5]。

● **薑黃素**

薑黃素（curcumin）存在古代常用的薑黃（turmeric）這種植物中，是印度、南亞、中東等國家常用的調味料，它具有特殊的香味與顏色，也是咖哩的主要成分。許多研究發現[6]，薑黃素能改善消化不良、腹瀉，有效降低胃食道逆流的發生、保護胃部黏膜組織，並有效預防胃幽門螺旋桿菌感染與潰瘍，對胃部健康有許多好處。

## ● 其他與胃部健康有關的營養因子

| 營養因子 | 功效／作用 | 來源 |
| --- | --- | --- |
| 麩醯胺酸[7] | ● 為腸道黏膜上皮細胞的重要能量來源，有助於維持腸道組織的完整性。<br>● 能影響多種發炎訊號傳導途徑，發揮抗發炎的效果。 | 魚類、蛋類、肉類等富含蛋白質的食物；植物性食材則以黃豆以及堅果和種子類為主。 |
| 益生菌[8] | ● 具有免疫調節功用，達到抑制胃幽門螺旋桿菌的生長。<br>● 能降低胃部的發炎反應。 | 無加糖優格、無加糖優酪乳、泡菜、納豆等發酵食物。 |

最後，如果你想更深入了解與上消化道有關的健康問題，建議可尋求腸胃科醫生的諮詢。此外，你也可以請教專業營養師，依據個人狀況獲得量身訂製的「養胃」建議。

> 進階常識

## ● 薑黃素對上消化道的可能保護機轉[6]

1. 減輕胃酸對食道的發炎傷害：科學家從動物實驗觀察到，薑黃素能夠減少胃酸逆流對實驗動物食道的發炎與損傷。透過細胞實驗，推論薑黃素可能藉由阻斷許多發炎細胞激素生成路徑，從而降低發炎對食道上皮細胞的影響。此外，薑黃素也能提高食道上皮細胞中抗氧化酵素「錳超氧化物歧化酶」(manganese superoxide dismutase, MnSOD)的活性與表現，提供細胞抵抗胃酸的保護能力。

2. 降低非類固醇類消炎止痛藥對胃部黏膜組織的傷害：阿斯匹靈等非類固醇類消炎止痛藥會導致粒線體功能受損，使體內產生大量的自由基，引起一連串的氧化反應，對胃部黏膜組織造成傷害。這也是為什麼許多廣告常會強調「不含阿斯匹靈、不傷胃」。研究發現，薑黃素擁有優異捕捉自由基的能力，因此可讓體內抗氧化酵素發揮正常作用，協同保護胃部黏膜組織抵抗氧化傷害。

3. 減少胃幽門螺旋桿菌附著於胃部：胃幽門螺旋桿菌感染為引起腸胃道潰瘍的主要成因之一。研究發現，薑黃素具有強大的抗菌活性，能有效抑制胃幽門螺旋桿菌的生長，降低胃幽門螺旋桿菌對胃部組織造成的傷害，輔助與提高傳統胃幽門螺旋桿菌的治療成效。

**參考資料**

1. 台灣乳酸菌協會（2017）。國人腸胃驚世代：20至50歲世代腸胃健康調查。
2. Dumic, Igor, et al. "Gastrointestinal tract disorders in older age." Canadian Journal of Gastroenterology and Hepatology 2019 (2019).
3. Sreeja, Sundara Raj, et al. "Association between the Dietary Inflammatory Index and Gastric Disease Risk: Findings from a Korean Population-Based Cohort Study." Nutrients 14.13 (2022): 2662.
4. Mone, I., et al. "Adherence to a predominantly Mediterranean diet decreases the risk of gastroesophageal reflux disease: a cross-sectional study in a South Eastern European population." Diseases of the Esophagus 29.7 (2016): 794-800.
5. 吳映蓉、翁德志、李芷薇（2019）。《天然植物營養素，啟動健康正循環，打造人體最強防護力》。臉譜出版。
6. Kwiecien, Slawomir, et al. "Curcumin: a potent protectant against esophageal and gastric disorders." International Journal of Molecular Sciences 20.6 (2019): 1477.
7. Kim, Min-Hyun, and Hyeyoung Kim. "The roles of glutamine in the intestine and its implication in intestinal diseases." International Journal of Molecular Sciences 18.5 (2017): 1051.
8. 陳威穎、傅綉媚、許博翔（2014）。〈益生菌對幽門桿菌除菌效益之應用〉。《台灣醫學》，18(4)，423-428。

## 2.2.3 腸若好，人不老

讀了前面的章節，相信大家已經了解每一口食物進入體內後的命運，而這趟漫長的消化系統旅程，也將從口腔、上消化道，抵達至下消化道，也就是小腸、大腸與肛門。下消化道的健康問題，如便祕、腹瀉或痔瘡等，對許多人來說是個「尷尬」話題，然而，對高齡族而言，這些問題可能會更加明顯且難以啟齒，不僅讓當事人相當困擾，也為照顧者帶來極大的壓力。隨著社會高齡化的趨勢，我們需要更多的知識才能「腸」保安康，擺脫腸胃道問題帶來的困擾。現在就跟著營養師繼續探索這趟消化旅程的最後篇章，認識下消化道的常見問題吧[1]：

- **十二指腸潰瘍**

為一種發生在小腸的消化性潰瘍疾病，與腸道黏膜的防禦與修復機制受到破壞有關。患者常在飢餓空腹時感受到明顯疼痛。當感染胃幽門螺旋桿菌，或是使用阿斯匹靈等消炎止痛藥物時，都會傷害腸壁組織，引發潰瘍。

- **小腸細菌過度增生**

這與胃酸分泌減少、藥物影響腸道正常蠕動速度有關。常伴隨腹部脹痛的感覺，甚至可能出現腹瀉或營養吸收異常等現象。

- **便祕**

缺乏膳食纖維的飲食型態、水分攝取不足、靜態生活習慣、常常忽視便意、濫用瀉劑等，都是便祕問題發生的重要原因。值得注意的是，當高齡者出現認知功能障礙，同時合併多重慢性疾病、長期服用特定藥物時（如止痛藥），都有可能出現「嗯」不出來的便祕問題。

- **腸躁症**

全名為「大腸激躁症候群」（irritable bowel syndrome），是一種各年齡層都有可能發生的功能性腸胃障礙。患者會經歷腹痛、腸胃蠕動異常（如腹瀉、便祕或兩者同時出現）等症狀，但檢查時卻找不到消化器官有實質病變。飲食習慣與生活壓力可能是導致腸躁症的原因之一，最近的研究還發現，腸道神經過度敏感、腸內菌相生態失衡、腸胃蠕動功能異常等問題，都是造成腸道「急躁、鬧脾氣」的可能原因。

● **大腸憩室疾病**

當飲食缺乏膳食纖維時，會造成大腸內容物減少，因此腸道蠕動的壓力會將腸壁黏膜擠壓到腸壁肌肉層外，形成凸起的囊袋空間，稱為「憩室」（diverticula）。多數情況下，憩室不太會引起有感症狀，但若發生感染發炎時，就可能引起憩室炎，引發左下腹部（西方人較常見）或右下腹部（亞洲人較常見）疼痛，嚴重時還會導致出血、憩室穿孔、腹膜炎等併發症。

● **痔瘡**

為肛門周圍出現不正常的血管擴張，導致肛門組織變薄，甚至出現血管破裂和疼痛等症狀。痔瘡不只是老年人的專利，長時間久坐、缺乏膳食纖維與水分攝取、排便狀況不佳等不良生活習慣，都可能是少年得「痔」的主要原因。

### 讓你腸好人不老，解開腸道逆齡關鍵

醫學之父希波克拉底曾說「所有疾病都始於腸道」，清楚說明了腸道健康對人體的影響。我們的腸道是身體免疫大軍的主要紮營區，約有70%的免疫細胞聚集在此，再加上腸道黏膜上的淋巴組織，可為人體拉起健康的防護網，有效防止壞菌或病毒侵入腸道；而某些腸道微生物還可產生抑菌和／或殺菌物質，以阻斷壞菌附著於腸壁上，或是形成較不利壞菌生存的偏酸環境[2]。因此，當腸道菌群組成失去平衡，勢必會對健康產生諸多負面影響，對於腸道本身的衝擊就更不用說，腸道發炎、潰瘍、瘜肉與腫瘤生成等，都與腸道生態平衡密切相關[3]。原來，電視上「腸若好，人不老」這句話是真的。要預防腸道功能退化，營養師建議大家從年輕

起就該留意日常飲食與生活習慣。

## 導致腸道老化的因素

### ● 酒精[4]

喝酒傷肝是大家熟悉的概念，但愈來愈多研究發現，酒精也會干擾人體腸道菌群的組成與功能，使得酒精濫用者與健康者的腸道菌相有所不同，而腸道菌相失衡又會加劇體內的發炎現象，對腸道、肝臟與全身健康造成「肝腸寸斷」的傷害。

### ● 醃漬蔬菜

「老ㄟ啊，明仔載愛呷菜喔～」，這句經典又熟悉的廣告台詞，深植許多消費者心中。不論是燉湯、清粥小菜，或是市售便當中的醬菜、醬瓜，還是泡菜或醃蘿蔔等醃漬蔬菜，是許多人（特別是上了年紀者）餐桌上的生活日常。不過營養師要提醒大家，醃漬蔬菜含鈉量通常非常高，不僅容易增加身體負擔，過量攝取還可能會加劇大腸癌的罹患風險。近期一項中國的橫斷性研究[5]，將受試者的醃漬蔬菜攝取量從高到低分成四組，發現攝取最多醃漬蔬菜的族群，相較於吃最少者，大腸瘜肉的發生風險高出18%，當把醃漬蔬菜換成新鮮蔬菜時，相對風險顯著降低了20～37%，顯示過多的醃漬蔬菜攝取不利腸道健康。

## 讓你「腸」命百歲的「慢老」元素

### ● 地中海飲食型態

一項針對英國、法國、荷蘭、義大利和波蘭五個國家的跨國臨床試驗[6]，科學家在實驗開始時與一年後，收集了612位年齡介於65～79歲之間的高齡者糞便檢體發現，相較於一般飲食者，遵循新鮮蔬果、全穀雜糧、健康油脂與適量蛋白質的地中海飲食型態的受試者，腸道菌相的組成更多樣且豐富，從而降低了發炎反應與衰弱老化的發生風險。因此推論地中海飲食能夠維持高齡者的腸道健康，並且有效減少慢性發炎與衰老現象。

● **益生菌**

益生菌為促成腸道生態健康的主要因素之一。2021年一份探討益生菌補充與高齡族群健康關係的系統性文獻回顧（systemic review）研究，統整了17篇隨機對照臨床試驗的結果，發現益生菌確實可改善高齡者的腸道健康，改善老化導致的免疫功能衰退，直接與間接影響全身健康[7]。營養師建議大家，平時不妨從無加糖優酪乳、優格、泡菜、納豆等食物或市售補充品來獲得益生菌，讓腸道住滿好菌，為健康撐起免疫保衛防護傘。

● **其他與腸道健康有關的營養因子**

| 營養因子 | 功效／作用 | 來源 |
| --- | --- | --- |
| 麩醯胺酸[8] | ● 為腸道黏膜上皮細胞的重要能量來源，有助於維持腸道組織的完整性。<br>● 能影響多種發炎訊號傳導途徑，發揮抗發炎的效果。 | 魚類、蛋類、肉類等富含蛋白質的食物；植物性食材則以黃豆以及堅果和種子類為主。 |
| 木酚素[9] | ● 具有抗氧化和抗發炎特性，而對抗癌（包括結腸與直腸癌）具有潛在效果。<br>● 能誘發癌細胞凋亡，並阻斷結腸與直腸癌的轉移。 | 廣泛地存在於綠、黃、白、紅、黑色的蔬菜、水果、豆類、穀類中。 |
| Gamma-aminobutyric acid (GABA)[10] | 研究發現，GABA 具有調節實驗動物腸道免疫系統以及增強腸道完整性的作用。 | 糙米、大豆、栗子和蘑菇、茶、番茄、發芽米和一些發酵食品中都含有 GABA。 |

| 菊糖與果寡糖[11] | 促進腸道好菌生長，維持腸道健康。 | 洋蔥、蘆筍、小麥、番茄等蔬菜與穀類食物中富含果寡糖；而菊糖則存在蘆筍、香蕉、大蒜、小麥、燕麥與黃豆等食材中。 |
|---|---|---|
| 前花青素[12] | 優異的抗氧化力，可阻止因自由基傷害所造成的腸道腫瘤問題。 | 多存在紅色和黑色的蔬果中，如葡萄、藍莓、蘋果、蔓越莓等。 |

在過去，腸道主要被視為消化與吸收食物養分的器官，不過愈來愈多實證研究告訴我們，做好腸道健康管理，與維護人體身心健康息息相關。然而，腸胃出狀況的原因非常多元且複雜，找專業營養師進行飲食調整或許可改善部分狀況，但仍建議大家應與專科醫師一起找出問題，才能對症下藥、避免延誤治療。

## 進階常識

### ● 益生菌與高齡者健康維護

2019年發表在學術期刊《Microorganisms》的回顧性文獻，統整多篇臨床隨機對照試驗研究，提出補充益生菌對高齡者健康的影響[7]：

1. 改善腸道菌相，調節免疫平衡：隨著年齡的增長，身體容易出現慢性發炎的問題，學界認為，這種現象可能與腸道菌群失衡有關。多項研究發現，補充益生菌可增加高齡者腸道中有益菌群，尤其是雙歧桿菌屬（*Bifidobacterium*），或是增加能夠合成對腸道健康有益物質（如短鏈脂肪酸中的丁酸）的腸道菌數，並可以調節免疫細胞釋放各種細胞激素，以改善發炎反應對健康造成的負面影響。

2. 維持消化道機能運作：不少研究發現，益生菌有助於改善高齡者的消化問題，像是減少腹部不適、改善排便與促進腸胃道蠕動等。不過要注意的是，現階段的研究證據，仍不足以支持將益生菌補充作為治療或改善高齡者消化系統問題的策略。

3. 整體健康狀態與認知功能：部分學者提出補充益生菌可以改善高齡族群整體健康狀況、減輕憂鬱症狀與增進認知功能。然而，許多因素都會影響身心健康，科學家也很難在研究設計階段逐一排除這些「干擾」因素，因此要提醒大家，對於這些研究成果的解讀和應用，必須特別謹慎。

4. 改善血脂狀態：多項臨床研究證據顯示，益生菌補充或許可以降低心血管疾病風險[13]。近期一項高品質的臨床研究發現[14]，給予高膽固醇血症的老年病患三週的益生菌補充後，總膽固醇及低密度脂蛋白膽固醇皆有顯著的下降，然而目前仍需要更多研究來探討其中的機轉。

5. 骨質健康：提到與骨骼健康有關的飲食型態，大家馬上會想到鈣質與乳製品，不過益生菌也可能是關鍵！有研究提出，高齡者每日飲用200毫升的乳酸菌發酵飲品，四週即能明顯提升血液中的鈣濃度[15]。因此，想要同時強韌骨骼與維持腸道健康，別忘了每日早晚來一杯含有益生菌的無加糖優格或優酪乳！

## 參考資料

1. Dumic, Igor, et al. "Gastrointestinal tract disorders in older age." Canadian Journal of Gastroenterology and Hepatology 2019 (2019).
2. Nagao-Kitamoto, Hiroko, et al. "Pathogenic role of the gut microbiota in gastrointestinal diseases." Intestinal Research 14.2 (2016): 127-138.
3. Ortigão, Raquel, et al. "Gastrointestinal Microbiome–What We Need to Know in Clinical Practice." GE-Portuguese Journal of Gastroenterology 27.5 (2020): 336-351.
4. Bajaj, Jasmohan S. "Alcohol, liver disease and the gut microbiota." Nature Reviews Gastroenterology & Hepatology 16.4 (2019): 235-246.
5. Wu, Fei, et al. "Association of preserved vegetable consumption and prevalence of colorectal polyps: results from the Lanxi pre-colorectal cancer Cohort (LP3C)." European Journal of Nutrition 61.3 (2022): 1273-1284.
6. Ghosh, Tarini Shankar, et al. "Mediterranean diet intervention alters the gut microbiome in older people reducing

frailty and improving health status: the NU-AGE 1-year dietary intervention across five European countries." Gut 69.7 (2020): 1218-1228.

7. Hutchinson, Ashley N., et al. "The effect of probiotics on health outcomes in the elderly: a systematic review of randomized, placebo-controlled studies." Microorganisms 9.6 (2021): 1344.

8. Kim, Min-Hyun, and Hyeyoung Kim. "The roles of glutamine in the intestine and its implication in intestinal diseases." International Journal of Molecular Sciences 18.5 (2017): 1051.

9. Jang, Won Young, Mi-Yeon Kim, and Jae Youl Cho. "Antioxidant, anti-inflammatory, anti-menopausal, and anti-cancer effects of lignans and their metabolites." International Journal of Molecular Sciences 23.24 (2022): 15482.

10. Conn, Kathryn A., Emily M. Borsom, and Emily K. Cope. "Implications of microbe-derived -aminobutyric acid (GABA) in gut and brain barrier integrity and GABAergic signaling in Alzheimer's disease." Gut Microbes 16.1 (2024): 2371950.

11. 吳映蓉、翁德志、李芷薇（2022）。《腸道菌對了身心就健康！營養學專家的護腸飲食全指南》。臉譜出版。

12. 吳映蓉、翁德志、李芷薇（2019）。《天然植物營養素，啟動健康正循環，打造人體最強防護力》。臉譜出版。

13. Shimizu, Mikiko, et al. "Meta-analysis: effects of probiotic supplementation on lipid profiles in normal to mildly hypercholesterolemic individuals." PLoS One 10.10 (2015): e0139795.

14. Costabile, Adele, et al. "Effects of soluble corn fiber alone or in synbiotic combination with Lactobacillus rhamnosus GG and the pilus-deficient derivative GG-PB12 on fecal microbiota, metabolism, and markers of immune function: a randomized, double-blind, placebo-controlled, crossover study in healthy elderly (Saimes study)." Frontiers in Immunology 8 (2017): 1443.

15. Gohel, Manisha Kalpesh, et al. "Effect of probiotic dietary intervention on calcium and haematological parameters in geriatrics." Journal of Clinical and Diagnostic Research: JCDR 10.4 (2016): LC05.

## 2.2.4 讓免疫系統防禦力滿分的逆齡飲食與祕訣

我們的身體就像一支默契十足的球隊，每位成員之間高度依賴彼此協同默契，才能在面對敵方各種攻守時保持最佳狀態，贏得精采賽局。而教練是整個球隊的靈魂人物，如果教練失誤或指導不當，整場比賽就可能因此失分。同樣地，各個器官系統必須協同合作，才能保持最佳的運作狀態，其中，免疫防禦系統對整體健康影響尤其深遠，這是因為免疫系統就如同球隊的教練一樣，總是站在第一線協調各器官，同時負責抵禦有害物質的入侵，是人體重要的防護系統。然而隨著時間的推移，就像球隊的教練會變老，判斷力可能會失準，我們的免疫防護系統也會逐漸變弱，導致「免疫力衰退」（immunosenescence）的現象發生[1]。

為了能夠讓大家更好理解免疫力衰退這個概念，我們先來認識身體的兩大免疫系統：「先天免疫」與「後天免疫」[2]。

- **先天免疫**：這個系統是我們天生具備的防護守門員，協助身體抵擋細菌、病毒或微生物等各式各樣的病原體入侵。這個堅實的守門員團隊包含生理屏障（皮膚與黏膜組織）和一些特定的免疫細胞，像是巨噬細胞、嗜中性白血球、樹突細胞和自然殺手細胞等，當外來威脅出現時，這些免疫細胞能夠在最前線與第一時間出擊、攔截與清除。
- **後天免疫**：前線有了守門員還不夠，面對複雜的環境，我們需要具有學習能力的後援部隊。後天免疫系統包含特定的淋巴細胞，像是 B 細胞和不同類型的 T 細胞，彼此合作協調，能夠辨識並牢記特定的病原體，當同樣的外敵再次現身時，就能以更快、更有效的方式回應，啟動一連串的防禦反應。

科學家發現，免疫力衰退會深深影響我們的「先天免疫」守門員與「後天免疫」

後援部隊，造成各種免疫細胞的類型、數量與功能發生巨大轉變[1]，這種免疫系統的不平衡可能使身體處於慢性發炎的狀態，也與老化相關的多種疾病有關，像是神經退化性疾病、癌症、心血管疾病、自體免疫疾病等，甚至也會提高新冠病毒的感染風險，使年紀漸長的組織器官衰退與死亡[2]。

## 防禦再升級，解開免疫系統逆齡關鍵

隨著年齡漸增，體內的促發炎物質也會逐漸增多，這類物質就像一群「麻煩製造者」，擾亂身體各個系統和諧運作，包含免疫防禦系統與腸道微生物生態，也會妨礙老舊細胞的汰換更新，以及限制細胞能量生成，進而阻礙身體各個系統「除舊布新」的正常運作[3]。不過，研究百歲長壽人瑞的專家發現，除了先天「基因」之外，長壽者的免疫系統具有一些特點。首先，他們體內擁有較多的抗發炎物質，能夠有效減少老化引起的「麻煩製造者」，平衡身體的發炎狀態。其次，他們的自然殺手細胞（防護守門員）數目與活性較高[4]，有助於提高免疫的防禦能力。我們若想和長壽者一樣擁有這些免疫系統優勢，可以透過生活型態與飲食調整，消除「麻煩製造者」從而減少體內的發炎程度，同時增加可清除外來病菌的免疫細胞數量與功能，就能減緩免疫力衰退的速度，減少其對身體的不良影響。

## 導致免疫力衰退的因素

### ● 超加工食品

喜歡含糖飲料、玉米脆片、薯條以及包裝零食等「超加工食品」（ultra-processed food）嗎？已有許多研究顯示，長期食用這類超市裡隨處可見且方便可口的食品，不僅會增加肥胖和糖尿病等健康風險，還可能對免疫系統平衡造成損害[5]。超加工食品通常經過高度的加工，成分中幾乎已不包含天然的食材或營養素；為了延長保存期限或增加適口性，通常也會添加保色劑、穩定劑、甜味劑、色素等添加物，或是含有大量的油、鹽和糖。研究發現，這類食物缺乏足夠的膳食纖維，可能會破壞腸道菌相平衡，增加發炎與氧化壓力，從而影響免疫細胞的組成，干擾免疫系統的平衡[5]。從營養學的角度來看，營養師通常不建議大家長期食用這類型的食品，然而，在我們的日常生活中，幾乎不太可能完全避免加工食品，偶爾吃一些，其實並不會對健康造成太大的問題，但關鍵在於掌握均衡飲食的原則，例如試著每天增加一些新鮮食材，減少或取代超加工食品的比例，漸進性地提升整體的飲食品質。

● **靜態的生活習慣**

疫情嚴峻時，你我都遵守防疫規定，減少外出以降低染疫風險，這也導致運動頻率的下降。但隨著疫情逐漸趨緩，你是否重拾運動習慣了呢？活動量減少，不僅增加罹患慢性疾病的危險性，許多研究更認為，也可能對我們的先天免疫與後天免疫系統產生不良影響，導致免疫力提前衰退[6]。早期一項臨床研究資料指出[7]，生活方式較靜態、每週運動未滿三次且每次不足20分鐘的年長婦女，相較於每天至少進行一小時有氧運動長達五年者，自然殺手細胞的活性顯著較低，淋巴球增生情形也較少。此外，一項來自英國的研究，分析了125名年齡介於55至79歲的業餘自行車手（男性需在6.5小時內騎車100公里，女性需在5.5小時內騎車60公里，並在實驗前三週至少完成兩次騎行），他們的血液與20至36歲的成年人相比，擁有相似的免疫T細胞數量，且身體處於較低的發炎狀態，表示免疫力衰退的跡象相對不明顯[8]。換句話說，想要免疫力好，就要動一動。根據我國飲食指標的建議，成年人每週應至少要有150分鐘會流汗、感到稍微喘不過氣，但仍然能夠談話（唱歌可能就有點吃力）的中等強度身體活動量。營養師建議，可將這些身體活動平均分配在一週中，每天累積至少持續10分鐘以上。而高齡者更應該依照自己的身體狀況，增加活動量，以達到這個目標。

## 吃出免疫活力的「慢老」元素

### ● 地中海飲食

　　研究發現，居住在地中海沿岸國家的民眾，擁有較健康的身體與較長的壽命，這種現象可能與這些地區居民遵循地中海飲食有關。科學家認為，這種以豐富的蔬果、全穀類、豆類與橄欖油為主，減少紅肉或加工肉品等動物性蛋白質的飲食型態，有助於維持免疫系統的功能健全[9,10]。英國一項名為NU-AGE的隨機對照研究指出，相較於年輕人，65至79歲之間的年長者骨髓幹細胞的樹突細胞數量確實顯著較少，這種細胞與免疫T細胞的數目增殖與功能有關。該研究團隊讓這些年長者進行一年的地中海飲食，發現他們的血液中樹突細胞數量並未隨著受試者年齡增長而減少，顯示地中海飲食可能有助於維持免疫細胞的數量，以利免疫反應的正常運作[11]。地中海飲食以大量植物性食物為選食特色，富含抗氧化成分，或許有助於降低體內的發炎反應、氧化壓力與DNA損傷，也能透過影響腸道菌群的組成與數量，對於免疫系統的平衡帶來正向的健康效果[10,12]。

### ● 鋅

　　鋅是人體必需的微量元素，具有促進生長、維持正常的嗅覺與味覺、調節內分泌等功能，而對於免疫系統的正常運作與維持，也扮演著至關重要的角色。科學家發現，鋅缺乏會導致我們胸骨下方的免疫器官「胸腺」無法產生活化T細胞分化成熟時所需的物質，影響後續免疫細胞的功能與免疫系統的活化[9]。早在1998年一項隨機對照的臨床研究就發現，給予高齡者每天25毫克的鋅補充劑三個月，可以顯著增加調節免疫反應與清除外來物質的T細胞數量[13]。不過營養師在這邊要提醒大家當「鋅」，請務必在與醫師或營養師的指導下進行鋅補充劑的使用，以避免鋅過量所引發的健康危害；而從食物攝取鋅，通常無需擔心攝取過量的問題。一般來說，肝臟、魚肉和瘦肉等動物性食材都是高鋅食物，而且人體也有較高的吸收率和利用率。

● **其他與免疫系統正常運作有關的營養因子**[10]

| 營養因子 | 功效／作用 | 來源 |
|---|---|---|
| 維生素 D | ● 維持黏膜屏障完整性，增強先天性免疫屏障防禦。<br>● 調節腸道菌群。<br>● 增加單核球細胞成熟分化成巨噬細胞。 | ● 建議於陽光充足但不是最強烈的時段曬太陽（大約在每天上午 10 點以前或下午 2 點以後），不要擦防曬乳，每次約 10～20 分鐘。<br>● 魚類、雞蛋與菇類食材，都是富含維生素 D 的食物來源。<br>● 必要時可諮詢營養師或在醫師處方指導下，補充維生素 D 營養補充品。 |
| 維生素 E | ● 保護細胞膜不受自由基攻擊，維持黏膜屏障完整性。<br>● 維持與增強自然殺手細胞活性。 | 大多存在於油脂與堅果種子類食物，以及深綠色蔬菜中。 |
| 維生素 B6 | ● 參與淋巴球增生、分化、成熟過程。<br>● 維持與增強自然殺手細胞活性。 | 廣泛存在於動、植物食物中，又以肉類含量最為豐富。 |
| 葉酸 | 維持與增強自然殺手細胞活性。 | 深綠色蔬菜、穀物、動物內臟、蛋黃等食材。 |

最後，如果想要了解自我的免疫系統防禦能力與功能狀態，可前往醫院進行血液檢查。而平常可以依據個人狀況，尋求專業營養師進行個人化飲食諮詢，透過飲食調理減輕免疫力衰退對健康的潛在影響。

> **進階常識**

- **免疫力衰退對兩大免疫系統組成之影響**
  - 先天免疫：(1)骨髓中造血幹細胞數目減少且增殖能力下降。(2)巨噬細胞與嗜中性白血球釋放活性氧物質的能力減弱，進而降低對外來病源體之清除能力。(3) 表面蛋白為 CD56 dim 的自然殺手細胞數目增加，而表面為 CD56 bright 的自然殺手細胞數目減少[14]。一般來說，CD56 dim 自然殺手具有較強的細胞毒殺能力，通常會聚集在急性發炎處，而 CD56 bright 自然殺手細胞則會釋出如干擾素（interferon-γ）或腫瘤壞死因子（tumor necrosis factor-α）等大量細胞激素，影響後天免疫啟動過程。在正常情況下，這兩種不同類型的自然殺手細胞會保持恆定的動態平衡。不過科學家發現，當免疫力衰退造成 CD56 bright 自然殺手細胞數目減少時，可能無法有效啟動 T 細胞和 B 細胞的反應，造成身體無法迅速應對外來病原體，而 CD56 dim 自然殺手細胞的數量增加，雖然表示移除外來物質的能力增加，但過度的表現也可能擾亂整體免疫調節的動態平衡，影響免疫系統的正常運作[15,16]。
  - 後天免疫：(1)胸腺萎縮，形成 T 細胞的胸腺前驅細胞數量減少。(2) 未成熟的初始 T 細胞數量減少，同時 T 細胞的增殖能力與多樣性也下降。(3)骨髓中產生 B 淋巴球的前驅細胞數量減少、整體 B 細胞數目降低，並影響與 B 細胞相關的調理作用（即抗體、補體與抗原結合形成複合物的過程）[14]。

- **Omega-3 脂肪酸與免疫調節的關係**

提到omega-3脂肪酸，多數人都會想到對心血管健康與腦部發育的益處，以及抑制發炎反應的特性。不過對於免疫系統的影響，科學家發現，無論是動物性omega-3脂肪酸，如二十碳五烯酸（eicosapentaenoic acid, EPA）或二十二碳六烯酸（docosahexaenoic acid, DHA），還是來自亞麻仁油、芥花油等植物油的次亞麻油酸,對於先天免疫和後天免疫系統之免疫細胞活化,都具有抑制的作用[17]。有趣的是,儘管免疫細胞活性受到抑制,但omega-3脂肪酸仍能夠促進某些特定免疫細胞的功能,例如增強巨噬細胞和嗜中性白血球的吞噬作用,或者調節型T細胞的分化,這都顯示omega-3脂肪酸在免疫系統中扮演多面向的調節角色。對於此議題感興趣的讀者,可以參考2019年的一篇回顧性文章,可進一步了解omega-3脂肪酸對各種免疫細胞的影響,以及可能的分子機制[17]。不過,該篇作者特別提醒,目前的研究仍無法確定omega-3脂肪酸對免疫細胞的調節效果,這主要是因為不同研究間存在多種的潛在變數,例如研究設計的差異(包括細胞實驗、動物實驗或臨床研究)、omega-3脂肪酸的濃度、劑量或給予時間,以及不同實驗動物模式之間脂肪酸的代謝差異。因此,在評估omega-3脂肪酸對免疫系統的影響時,應謹慎檢視這些複雜的變數關係,而非依賴廣告文宣而貿然購買相關產品。此外,在挑選相關產品時,請務必諮詢專業的醫師與營養師,評估合適個人的使用情境與使用劑量,以避免omega-3脂肪酸對自身免疫調節產生不利影響。

依據《Uptodate》醫學研究指南建議,一般人在未經臨床醫生指導的情況下,每日EPA和DHA的攝取總量不宜超過3克,如果選擇以膳食補充劑攝取時,則每日最多不超過2克[18]。在台灣,考量目前仍缺乏足夠的數據佐證1歲以上的健康人需要攝取多少量的omega-3脂肪酸,因此建議omega-3脂肪酸應占每日總熱量的0.6~1.2%[19]。換句話說,對於每天需要攝取1,800大卡熱量的健康成年人來說,每天應該攝取1.2~2.4克的omega-3脂肪酸。此外,雖然目前尚缺乏人體實驗證據說明大量攝取omega-3脂肪酸對健康是否有危害,營養師仍建議民眾應透過均衡攝取各種魚類以獲得omega-3脂肪酸,其中包括鮭魚、鯖魚、秋刀魚等富含omega-3脂肪酸且重金屬甲基汞含量較低的魚類。

## 參考資料

1. Pawelec, Graham. "Age and immunity: What is "immunosenescence"?." Experimental gerontology vol. 105 (2018): 4-9.
2. Wang, Yunan, et al. "Immunosenescence, aging and successful aging." Frontiers in immunology 13 (2022): 942796.
3. Santoro, Aurelia, Elisa Bientinesi, and Daniela Monti. "Immunosenescence and inflammaging in the aging process: age-related diseases or longevity?." Ageing Research Reviews 71 (2021): 101422.
4. Sansoni, P et al. "Lymphocyte subsets and natural killer cell activity in healthy old people and centenarians." Blood vol. 82,9 (1993): 2767-73.
5. Martínez Leo, Edwin E et al. "Ultra-processed diet, systemic oxidative stress, and breach of immunologic tolerance." Nutrition (Burbank, Los Angeles County, Calif.) vol. 91-92 (2021): 111419.
6. Weyh, Christopher, Karsten Krüger, and Barbara Strasser. "Physical activity and diet shape the immune system during aging." Nutrients 12.3 (2020): 622.
7. Nieman, D C et al. "Physical activity and immune function in elderly women." Medicine and science in sports and exercise vol. 25,7 (1993): 823-31.
8. Duggal, Niharika Arora, et al. "Major features of immunesenescence, including reduced thymic output, are ameliorated by high levels of physical activity in adulthood." Aging cell 17.2 (2018): e12750.
9. Aiello, Anna, et al. "Immunosenescence and its hallmarks: how to oppose aging strategically? A review of potential options for therapeutic intervention." Frontiers in immunology 10 (2019): 2247.
10. Barrea, Luigi, et al. "Nutrition and immune system: from the Mediterranean diet to dietary supplementary through the microbiota." Critical reviews in food science and nutrition 61.18 (2021): 3066-3090.
11. Clements, Sarah J., et al. "Age-associated decline in dendritic cell function and the impact of Mediterranean diet intervention in elderly subjects." Frontiers in Nutrition 4 (2017): 65.
12. Andreo-López, Maria Carmen, et al. "Influence of the Mediterranean Diet on Healthy Aging." International Journal of Molecular Sciences 24.5 (2023): 4491.
13. Fortes, Cristina, et al. "The effect of zinc and vitamin A supplementation on immune response in an older population." Journal of the American Geriatrics Society 46.1 (1998): 19-26.
14. Azar and Ballas. "Immune function in older adults." Uptodate (2023). Retrieved Oct 3, 2023 from https://www.uptodate.com/contents/immune-function-in-older-adults
15. Poli, Aurélie et al. "CD56bright natural killer (NK) cells: an important NK cell subset." Immunology vol. 126,4 (2009): 458-65.
16. Gayoso, Inmaculada, et al. "Immunosenescence of human natural killer cells." Journal of innate immunity 3.4 (2011): 337-343.
17. Gutiérrez, Saray, Sara L. Svahn, and Maria E. Johansson. "Effects of omega-3 fatty acids on immune cells." International journal of molecular sciences 20.20 (2019): 5028.

18. Mozaffarian. "Fish oil: Physiologic effects and administration." Uptodate (2023). Retrieved Oct 3, 2023 from https://www.uptodate.com/contents/fish-oil-physiologic-effects-and-administration
19. 衛生福利部國民健康署（2020）。國人膳食營養素參考攝取量第八版。

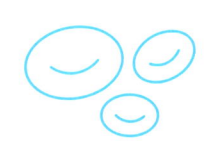

## 2.3 讓我大腦神經靈活加分的逆齡飲食

### 2.3.1 讓大腦青春永駐,維持思緒清晰、反應靈敏

出門準備赴約,走到一樓時,卻想不起來自己究竟有沒有鎖門?和朋友聚餐聊天,卻遲遲說不出自己年輕時喜歡的偶像名字?總是忘記手機、鑰匙與錢包放在哪裡?記不住兒女多次示範視訊通話的操作方法?望著藥袋卻記不起來是否吃過藥了?………以上這些忘東忘西、反應變慢等初老「症頭」,你中了幾項?

隨著時間的進展,歲月不僅增加了蛋糕上的蠟燭數量,同時也在我們身上添增了許多老化現象。沒有人想變老,但身體卻騙不了人,許多人在40歲後就開始出現記憶力變差的現象,尤其愈來愈多研究發現,不良的生活習慣與飲食型態不利於大腦健康。當我們飲食中缺乏足夠的營養素或攝取太多威脅健康的食物時,身體便會產生許多像火苗一樣的「發炎物質」。這些發炎物質會延燒到我們的腦細胞,造成腦細胞彼此間或與神經細胞之間無法順利傳遞神經訊號,導致大腦無法正常運作。發炎現象還會使大腦中出現大量的干擾訊號,而加劇大腦發生故障的可能性,使得記憶力衰退、學習能力下降與認知能力退化,甚至讓阿茲海默症與失智症等問題找上門。

#### 解決引起大腦老化的「發炎」問題,解開大腦逆齡關鍵

發炎是引起大腦老化的關鍵原因,使得高齡族群認知功能流失及失智症的風險上升。值得注意的是,除了高齡族群,早有研究證實發炎也會傷害中年族群的大

腦健康，提高其未來發生失智症的可能[1]。所以不論你今年幾歲，現在都是多攝取富含抗發炎功效的食物、減少體內發炎現象的最好時機，趨吉避凶才能照護好我們的大腦，保持靈敏且清晰的反應能力。

## 導致大腦老化的因素

### ● 紅肉與加工肉品

學者追蹤近 17,000 名 45～74 歲的族群，從中發現攝取較多紅肉與加工肉品的人，其日後發生認知功能障礙的風險也較高，這主要是因為紅肉與加工肉品會加劇人體體內的發炎現象，進而威脅大腦的健康[2]。因此，營養師建議大家平時多以雞肉、魚類與海鮮來取代豬肉、牛肉與羊肉等紅肉；對於火腿、熱狗與香腸等加工肉品也盡量忌口，以保護我們的腦部健康。

### ● 高膽固醇血症

研究發現年輕時膽固醇高的人，老後罹患失智症的風險也較正常人高[3]。由此可知，透過調整飲食以改善高膽固醇血症，將有機會維持大腦的認知能力。提到降低血膽固醇的飲食原則，營養師首推「減少飽和脂肪酸與反式脂肪酸的攝取量」，大家不妨減少食用動物皮、肥肉、糕餅與甜點等的頻率，便能減少由飲食中攝取的飽和脂肪酸與反式脂肪酸。最重要的是，學者也發現，飲食中飽和脂肪酸與反式脂肪酸攝取量愈低，未來發生認知衰退的風險也隨之降低[3]。換句話說，少吃含飽和脂肪酸與反式脂肪酸的食材，不僅可以改善高膽固醇血症，還能直接避免認知衰退，雙重作用更能促進大腦的靈敏反應。

## 讓大腦「抗發炎」的「慢老」元素

### ● 地中海飲食

研究發現飲食習慣愈接近地中海飲食的人，出現認知功能退化的機率愈低。學者認為這主要是因為地中海飲食含有豐富且多元的護腦營養素，如omega-3脂肪酸、多酚類、膳食纖維、葉酸與維生素B群，可以消除人體內的發炎物質，以預防大腦提早老化[4]。因此，你如果想要預防大腦功能退化，記得一定要去複習我們在第一章介紹過的「地中海飲食原則」。

● **蔬菜**

你應該知道多吃蔬菜可以保護健康，不過請容許營養師再告訴你一個吃蔬菜的健康好理由：研究發現蔬菜攝取量愈低的人，其出現認知功能衰退的風險顯著上升[5]。蔬菜促進腦健康的作用來自於抗發炎能力，蔬菜含有相當多的抗發炎物質，例如：維生素C、維生素E、葉酸與類胡蘿蔔素，這些營養素就像消防大隊一樣，可以幫助大腦「滅火」與「消炎」。為了保護腦部健康，記得每餐都要攝取至少一個拳頭大的蔬菜量，才能獲得更多的抗發炎物質。

● **大豆**

研究發現大豆攝取量愈少的人，出現認知功能衰退的機率愈高[5]。大豆含有多種抗發炎的活性物質，例如：胜肽、多酚類與皂素[6]，可以保護腦細胞免於發炎物質的傷害。此外，學者也發現大豆所含的植物性雌激素「大豆異黃酮素」，也具有抗發炎的效果，能保護大腦與神經細胞免於發炎的破壞，進而預防停經後女性出現神經退化和記憶力減退等問題[7]。由此可見，想要強化大腦健康的人，尤其是更年期階段或是停經後的女性，平常可以多食用黃豆、黑豆與毛豆等大豆及其製品。值得一提的是，經過發酵的大豆產品──納豆，比一般大豆含有更多的護腦營養素「大豆異黃酮素」[8,9]，因此營養師推薦大家不妨將納豆列入日常的食材選擇，以獲得更多的護腦營養素。

● **綠茶**

也許你認為喝茶所帶來的「提神醒腦」效果，是心境上的「安慰劑」，然而實際上，「喝茶有助於腦功能」是有科學根據的。為了了解喝茶與腦健康之間的關係，學者針對40歲以上的中高齡族群進行追蹤，結果發現有喝茶習慣的人，特別是經常喝綠茶的人，出現認知困難的機率顯著降低[10,11]。趕緊替自己準備一杯綠茶，提神醒腦一下，讓自己保持思慮清晰。

● **益生菌**

提到需要強化腸道好菌的族群，大家通常只會想到便祕或腹瀉的人。然而，研究卻發現年長者也是流失好菌的隱性風險族群──原來，老化會導致腸道好菌流失，麻煩的是，腸道好菌流失也威脅著我們的大腦健康。人體十分奧妙！大腦在人體的頭部，腸道在腹腔中，兩者雖然距離很遠，但是彼此卻透過「腸－腦軸」的神經和免疫系統，互相直接影響對方的運作，這樣特殊的機制也使得腸道菌具有影響腦部健康的能力！難怪愈來愈多學者認為「腸道是人體的第二個大腦」，維持健康腸道菌相就能促進大腦健康。實驗發現益生菌可以抑制與腦神經發炎有關的酵素活性，保護神經健康，因而具有預防或舒緩大腦認知功能衰退的潛力[12]；此外，針對認知功能衰退的阿茲海默症患者，研究指出補充益生菌有助於提升其腸道中好菌的數量，且可以改善認知功能[13]。想要獲得具有保護力的益生菌，可以食用優格、優酪乳、納豆、味噌、韓式泡菜等食材。當然，也可以視自己的需求直接食用市售的益生菌補充品。

● **其他與大腦健康有關的營養因子**

| 營養因子 | 功效／作用 | 來源 |
| --- | --- | --- |
| 花青素[14] | 花青素能增強大腦活動和腦部血流，對於老年人日常功能和生活品質有潛在的正面影響。 | 藍莓、黑莓、黑覆盆莓、櫻桃、紫色甘藍、茄子及黑豆等食材都含有花青素。 |
| 咪唑胜肽[15] | 具有抗發炎和抗氧化特性。此外，有些研究發現咪唑胜肽具有改善老化所引起認知功能異常的潛力。 | 許多補充品會由雞肉中萃取咪唑胜肽。 |

最後，大家如果想要更進一步了解自身腦部的健康狀態，可以到精神科、神經內科或身心科找醫生諮詢，並依據個人狀況，尋求專業營養師的飲食協助，減少老化對腦健康的威脅。

### 進階常識

#### ● 發炎與認知功能[16]

血腦屏障（blood brain barrier, BBB）是保護腦部的特殊結構，主要負責控管有害物質與發炎物質從血液進入到腦部。先前研究指出，發炎會破壞血腦屏障的功能，當血腦屏障受破壞之後，會減少大腦對於β－澱粉樣蛋白（β-amyloid, Aβ）的清除作用，又加劇發炎反應，進而引起β－澱粉樣蛋白異常沉澱於大腦中，使得腦細胞無法正常運作，增加認知功能異常與阿茲海默症的風險。

#### ● 高膽固醇血症與失智症[3]

失智症的發生與APOE基因異常有關，而APOE基因也參與了人體膽固醇的運送，使得APOE基因異常的失智症患者，常伴隨有高血脂症的問題。此外，學者透過動物實驗證實，飲食中飽和脂肪酸與反式脂肪酸會增加血液中膽固醇的濃度，並干擾大腦的血腦屏障功能，促使β－澱粉樣蛋白堆積，而導致實驗動物出現認知功能變差的情形。

#### ● 雌激素與停經後女性之認知功能[7]

雌激素會影響人的行為、學習能力與記憶力，使得女性比男性具有更好的語言記憶，且更善於回憶與聯想相關事物。動物實驗和流行病學研究表明，雌激素具有神經保護作用，可防止衰老過程中的認知能力下降，然而，隨著雌激素分泌的減少，停經後女性發生認知功能障礙的風險增加；相反的，補充雌激素有助於降低停經後女性發生認知功能障礙的風險。

學者透過許多實驗證實，植物性雌激素（如：大豆異黃酮素）能調節抗發炎物質、減少發炎物質的濃度,且能提高抗氧化酵素的活性,而有降低神經細胞發炎與退化的作用,進而保護神經,並避免認知能力發生障礙。

- **綠茶與認知功能**[8,9]

綠茶含有茶多酚、兒茶素、楊梅素與維生素C,可以透過減輕氧化壓力與調節細胞訊號而有保護神經細胞的效果。此外,動物實驗顯示兒茶素可以進入血腦屏障,並抑制β-澱粉樣蛋白堆積,而有預防阿茲海默症的效果。

**參考資料**

1. Corlier, Fabian, et al. "Systemic inflammation as a predictor of brain aging: contributions of physical activity, metabolic risk, and genetic risk." Neuroimage 172 (2018): 118-129.
2. Jiang, Yi-Wen, et al. "Meat consumption in midlife and risk of cognitive impairment in old age: the Singapore Chinese Health Study." European Journal of Nutrition 59.4 (2020): 1729-1738.
3. Morris, Martha Clare, and Christine C. Tangney. "Dietary fat composition and dementia risk." Neurobiology of Aging 35 (2014): S59-S64.
4. Vlachos, George S., et al. "The role of Mediterranean diet in the course of subjective cognitive decline in the elderly population of Greece: results from a prospective cohort study." British Journal of Nutrition (2021): 1-29.
5. Chen, X et al. "Lower intake of vegetables and legumes associated with cognitive decline among illiterate elderly Chinese: a 3-year cohort study." The Journal of Nutrition, Health & Aging vol. 16,6 (2012): 549-52.
6. Juárez-Chairez, Milagros Faridy, et al. "Potential anti-inflammatory effects of legumes: a review." British Journal of Nutrition 128.11 (2022): 2158-2169.
7. Moran, Valentina Echeverria, et al. "Estrogenic plants: to prevent neurodegeneration and memory loss and other symptoms in women after menopause." Frontiers in Pharmacology (2021): 993.
8. Li, Can, et al. "The expression of β-glucosidase during natto fermentation increased the active isoflavone content." Food Bioscience 43 (2021): 101286.
9. Murai, Utako, et al. "Soy product intake and risk of incident disabling dementia: the JPHC Disabling Dementia Study." European Journal of Nutrition 61.8 (2022): 4045-4057.
10. Zhang, Jia, et al. "Association between tea consumption and cognitive impairment in middle-aged and older adults." BMC geriatrics 20.1 (2020): 1-9.
11. Shirai, Yoshiro, et al. "Green tea and coffee intake and risk of cognitive decline in older adults: The National Institute for Longevity Sciences, Longitudinal Study of Aging." Public Health Nutrition 23.6 (2020): 1049-1057.
12. Huang, Hei-Jen, et al. "Correction: Lactobacillus plantarum PS128 prevents cognitive dysfunction in alzheimer's

disease mice by modulating propionic acid levels, glycogen synthase kinase 3 beta activity, and gliosis." BMC Complementary Medicine and Therapies 22 (2022).

13. Hwang, Yun-Ha, et al. "Efficacy and safety of Lactobacillus plantarum C29-fermented soybean (DW2009) in individuals with mild cognitive impairment: a 12-week, multi-center, randomized, double-blind, placebo-controlled clinical trial." Nutrients 11.2 (2019): 305.

14. Feng, Ruo Chen et al. "Effects of anthocyanin-rich supplementation on cognition of the cognitively healthy middle-aged and older adults: a systematic review and meta-analysis of randomized controlled trials." Nutrition Reviews vol. 81,3 (2023): 287-303.

15. Masuoka, Nobutaka, et al. "Influence of imidazole-dipeptides on cognitive status and preservation in elders: a narrative review." Nutrients 13.2 (2021): 397.

16. Wang, Dong, et al. "Relationship between amyloid-β deposition and blood–brain barrier dysfunction in Alzheimer's disease." Frontiers in Cellular Neuroscience 15 (2021): 695479.

## 2.3.2 遠離自律神經失調造成的身心失衡

「也不知道為什麼，最近總覺得自己從頭到腳都不太舒服，經常感到肌肉痠痛、頭暈、心悸、胸悶、腸胃功能不佳、多汗或頻尿，甚至倦怠、失眠、情緒低落……」倘若你有以上狀況，卻一直無法找到病因，也許這一切與自律神經失調有關。

自律神經的組成有「交感神經」與「副交感神經」，兩者作用通常是相反的，會配合身體狀況自動相互調節。就兩者的特性來說，交感神經類似汽車的油門，副交感神經則具有煞車作用。

作為人體內油門與煞車系統的交感神經與副交感神經，是由哪位「駕駛員」在背後操控呢？答案是又被學者稱為「壓力荷爾蒙」的「皮質醇」。當我們面臨生活中多種壓力與挑戰時，皮質醇這個自律神經背後的「駕駛員」分泌量就會上升，促使負責踩油門的交感神經作用效能增強，提供充分的戰鬥力或防禦力，使我們順利通過挑戰；等我們完成挑戰且壓力舒緩之後，體內的皮質醇分泌量就會減少。此時，身為駕駛員的皮質醇便不再狂踩油門，相反的，類似汽車煞車系統的副交感神經便會接手掌控人體，幫助我們放鬆，且更容易入睡，以確保我們獲得「充電」與補充體力的機會。

自律神經廣泛地分布於全身，從大腦、心血管與肺，到消化器官與腎臟，甚至骨骼與肌肉都受到自律神經的調控。「如果一輛車沒有了油門，車子能順利發動、抵達目的地嗎？」、「如果車子沒有煞車系統，我們能將車子停下，並重新注滿油箱嗎？」，對於上述兩個問題，相信所有人都會有相同的答案：「不可能！」所以，當人體內扮演油門與煞車系統的自律神經失調時，我們的身體就會出現各種大大小小不協調的症狀，導致生活品質一路下滑。

## 拒當一部老爺車，解開自律神經逆齡關鍵

值得注意的是，愈來愈多研究發現，隨著年紀增長，我們體內的皮質醇也會顯著增加，過量的壓力荷爾蒙會促使作為油門的交感神經不斷作用[1]。相反的，學者發現老化會導致人體的副交感神經活動下降[2]。換句話說，老化使我們的交感神經不斷地猛踩油門，同時也出現「煞車失靈」的現象，這就可以解釋為何長者經常出現失眠、血壓過高與心悸等過度亢奮及難以休息的症狀。麻煩的是，研究指出如此失衡的自律神經狀態，會提高心血管疾病的發生風險[3]。所幸，雖然我們無法阻止年齡增長，但是可以透過改變飲食及生活習慣來保護自律神經系統，確保我們身體這輛車可以在前行與休息間取得平衡，避免老化狀況提前找上門。

## 導致自律神經老化的不良因素

### ● 長期的壓力

長期處於高度壓力下，會促使體內的皮質醇分泌量增加，再加上年齡漸長，兩者共同加劇了體內皮質醇異常分泌的情形，導致自律神經失衡的風險漸增[1]，使得各種不適的症狀紛紛找上門。可以想見，此時我們的身體揹負著「千斤重擔」。想要擺脫這種負擔，我們可以試著調整自己的心理狀態，透過適當運動來舒壓，搭配合宜的飲食習慣，就有機會改善壓力所導致的自律神經失衡。

### ● 過量飲酒

除了生活壓力會影響到自律神經的正常運作外，過量飲酒也是導致自律神經失衡的凶手之一。研究發現，重度飲酒的人容易出現自律神經失衡，因而加劇心血管疾病、憂鬱與躁鬱等健康風險[4]，在在顯示過量飲酒非常不利於我們的自律神經與心血管健康。

想要減少酒精對健康的傷害，最關鍵的就是「適量」！目前台灣衛生福利部針對成人的酒精飲用建議為女性每日最多1份酒精，男性每日最多2份酒精。每份酒精

為10公克，相當於酒精濃度5%的啤酒250毫升，或酒精濃度12%的葡萄酒100毫升，或酒精濃度40%的蒸餾酒30毫升[5]。營養師建議大家除了每天的飲用量不超過上述建議值之外，更應該為自己設定「休息日」，減少飲酒天數，讓身體有機會喘口氣。

● **失衡的腸道菌相**

腸道好菌不僅決定人體腸胃道健康，更與自律神經的健康息息相關。研究發現老化、腸道菌相失衡與自律神經失調，三者間會相互影響[6]。首先，隨著年紀增加，腸道中的細菌狀態也會跟著改變，尤其特別容易流失好菌，使得腸道菌相失衡的問題浮現。再者，失衡的腸道菌相容易造成自律神經作用異常，這主要是因為腸道菌也會製造神經傳導物質；這些神經傳導物質就像「書信」，負責在神經細胞與腦細胞之間傳遞訊息，確保大腦與身體各系統順暢「溝通」。因此，老化引起的腸道菌相失衡，也會進一步影響大腦與自律神經的訊號，使我們的自律神經健康受到威脅。相反的，若我們能夠透過飲食維持健康的腸道菌相，將有機會舒緩老化所引起的自律神經失衡現象。

## 讓自律神經穩定、不失控的「慢老」元素

● **地中海飲食**

地中海飲食可以避免老化對於自律神經的傷害！學者指出地中海飲食可以避免皮質醇過度分泌，同時還可以舒緩交感神經異常興奮的問題[7]。由此可知，地中海飲食可謂是讓自律神經穩定的重要幫手。因此，想要慢老的人，快回頭複習一遍我們在第一章整理的「地中海飲食原則」吧！

● **葉酸**

想要穩定自律神經背後的駕駛員——皮質醇嗎？葉酸可以助我們一臂之力。葉酸在人體中有促進「GABA」合成的作用，GABA的完整名稱為 γ-胺基丁酸

（γ-aminobutyric acid），是種可以讓我們休息、放鬆的神經傳導物質。當體內的GABA足夠時，就可以與體內的皮質醇產生抗衡作用，避免皮質醇過度作用造成自律神經失衡[8]。GABA就像是「超速偵測器」一樣，如果我們的駕駛員皮質醇頻繁地踩油門而導致交感神經過度作用時，GABA便會阻止皮質醇持續作用，避免皮質醇老踩油門。

此外，一項研究發現空氣汙染會加劇心血管疾病的風險，特別是葉酸攝取不足的高齡者，更容易出現與自律神經系統失衡相關的心跳異常問題。因此，學者認為攝取足夠的葉酸，較能預防空氣汙染威脅年長者的自律神經與心臟健康[9]。在日常生活中，我們可以攝取肝臟、深色葉菜類、全穀類、堅果種子等食材，以獲得葉酸保護自律神經健康。

## ● 益生菌

之前我們討論過，自律神經失衡與腸道菌相的變化有關。再加上學者也發現，補充益生菌可以降低人體體內皮質醇的濃度[10,11]。由此可知，如果我們持續從飲食中獲得益生菌，養足體內的「生力軍」好菌，就有機會穩定我們體內的壓力荷爾蒙與自律神經作用，進而遠離不適症狀。想要獲得好菌的人，建議可以選用優格、優酪乳、納豆、味噌或韓式泡菜等食材，為我們的身體補充益生菌。當然，也可以依照自己的需求，選購合適的益生菌產品作為補充來源。

## ● 膳食纖維

想要好菌願意在我們的腸道中long stay，只靠補充好菌可是不夠的，一定要提供好菌最喜歡的「食物」膳食纖維，才能夠讓它們成為我們腸道裡的固定房客。值得一提的是，針對健康族群的研究，學者發現補充半乳寡糖（galacto-oligosaccharides, GOS）可以促進雙歧桿菌屬細菌的生長，顯著降低皮質醇的分泌量[12]。當皮質醇不再異常過量分泌，受其調控的自律神經自然能夠更穩定地運作。因此，平常多飲用優格與優酪乳等發酵乳品，即可獲得半乳寡醣來強化健康。

## 2.3.2 遠離自律神經失調造成的身心失衡

### ● 其他能穩定壓力賀爾蒙皮質醇的物質 [9]

文獻指出維生素 B6、維生素 B12、牛磺酸、發酵乳製品能促進 GABA 合成，而與體內的皮質醇相互抗衡，避免皮質醇過度作用；兒茶素則具有抑制皮質醇合成的功能，可以避免人體過量合成皮質醇。當皮質醇穩定之後，自然有利於自律神經的穩定。

| 物質 | 食物來源 |
| --- | --- |
| 維生素 B6 | 豬肉、雞肉、魚類、燕麥、糙米與蛋。 |
| 維生素 B12 | 蛋、牛奶、起司、肉類與魚類。 |
| 牛磺酸 | 海鮮與肉類。 |
| 發酵乳製品 | 優格、優酪乳與起司。 |
| 兒茶素 | 綠茶。 |

最後，大家如果想要進一步了解自身自律神經的健康狀態，可以到自律神經失調專科、精神科、神經內科或身心科找醫生諮詢，並依據個人狀況，尋求專業營養師的飲食協助，減少老化對自律神經健康的威脅。

> **進階常識**
>
> ### ● 酒精與自律神經失衡 [4,13]
>
> 研究顯示酒精藉由以下機轉而增加自律神經失衡的風險：
> 1. 酒精會加劇交感神經的作用，並降低副交感神經的活性。
> 2. 與適度飲酒者相比，大量飲酒者體內的皮質醇濃度更高，心血管自律神經的作用（cardiac sympathetic control）也更為強烈，因而加劇心血管疾病的風險。

● **腸道微生物群與自律神經**[6]

研究顯示腸道微生物群與自律神經之間具有交互影響的作用，因此腸道微生物群能協助調節自律神經的健康，相關機制如下：

1. 壓力荷爾蒙不僅會調節自律神經的活性，也會影響腸道微生物群的表現。
2. 腸道微生物群會參與神經傳導物質的結合，例如 GABA、血清素及兒茶酚胺（catecholamine），因此有調控神經反應的作用。此外，腸道微生物群能透過調節腸道神經叢，進而影響交感、副交感神經系統的活性。
3. 腸道微生物群所製造的短鏈脂肪酸，具有調節交感神經系統活性的作用。
4. 動物實驗顯示，益生菌可以降低腸道神經元的敏感性，防止腸道神經元受到壓力荷爾蒙的作用而出現過度興奮與反應的現象。

● **葉酸、空氣汙染與自律神經健康**

空氣汙染對人體的傷害不僅止於肺部！學者發現空氣汙染會誘發體內發炎反應，而發炎現象會改變自律神經對於心血管的調節作用，進而導致心血管相關疾病的風險升高。相反的，由於葉酸在人體內可以發揮抗發炎的效果，因此葉酸具有保護自律神經免於空氣汙染傷害的潛力[9]。

文獻指出葉酸可能是藉由以下機制來調節體內的發炎反應[14]：

1. 調節體內同半胱胺酸與一氧化氮的濃度，進而改變體內的氧化與發炎現象。
2. 影響DNA甲基化、修復與合成作用，而有調節體內促發炎與抗發炎相關的基因表現。

雖然我們還需要更多實驗來確認葉酸如何保護自律神經免於空氣汙染的傷害，然而若能藉由飲食獲得足夠的葉酸或抗發炎物質，將有機會改善空氣汙染對人體健康的威脅。

## 2.3.2 遠離自律神經失調造成的身心失衡

**參考資料**

1. Yiallouris, Andreas, et al. "Adrenal aging and its implications on stress responsiveness in humans." Frontiers in Endocrinology 10 (2019): 54.
2. Van den Berg, Marten E., et al. "Normal values of corrected heart-rate variability in 10-second electrocardiograms for all ages." Frontiers in Physiology 9 (2018): 424.
3. Thayer, Julian F., Shelby S. Yamamoto, and Jos F. Brosschot. "The relationship of autonomic imbalance, heart rate variability and cardiovascular disease risk factors." International Journal of Cardiology 141.2 (2010): 122-131.
4. Boschloo, Lynn, et al. "Heavy alcohol use, rather than alcohol dependence, is associated with dysregulation of the hypothalamic–pituitary–adrenal axis and the autonomic nervous system." Drug and Alcohol Dependence 116.1-3 (2011): 170-176.
5. 衛生福利部。國民飲食指標。
6. Madison, Annelise A, and Janice K Kiecolt-Glaser. "The gut microbiota and nervous system: Age-defined and age-defying." Seminars in Cell & Developmental Biology vol. 116 (2021): 98-107.
7. Shively, Carol A., et al. "Mediterranean diet, stress resilience, and aging in nonhuman primates." Neurobiology of Stress 13 (2020): 100254.
8. Stachowicz, Marta, and Anna Lebiedzi ska. "The effect of diet components on the level of cortisol." European Food Research and Technology 242.12 (2016): 2001-2009.
9. Lim, Youn-Hee, et al. "Influence of vitamin B deficiency on PM2. 5-induced cardiac autonomic dysfunction." European Journal of Preventive Cardiology 27.19 (2020): 2296-2298.
10. Nishida, Kensei, et al. "Daily administration of paraprobiotic Lactobacillus gasseri CP2305 ameliorates chronic stress-associated symptoms in Japanese medical students." Journal of Functional Foods 36 (2017): 112-121.
11. Wu, Shu-I., et al. "Psychobiotic supplementation of PS128TM improves stress, anxiety, and insomnia in highly stressed information technology specialists: a pilot study." Frontiers in Nutrition 8 (2021): 614105.
12. Dinan, Timothy G., et al. "Feeding melancholic microbes: MyNewGut recommendations on diet and mood." Clinical Nutrition 38.5 (2019): 1995-2001.
13. Ralevski, Elizabeth, Ismene Petrakis, and Margaret Altemus. "Heart rate variability in alcohol use: A review." Pharmacology Biochemistry and Behavior 176 (2019): 83-92.
14. Jones, Patrice, et al. "Folate and inflammation–links between folate and features of inflammatory conditions." Journal of Nutrition & Intermediary Metabolism 18 (2019): 100104.

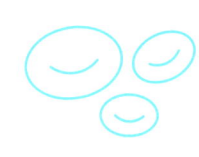

## 2.4 讓我睡得好、不憂鬱的逆齡飲食

### 2.4.1 向夜難眠、數綿羊說掰掰！

最近，睡眠問題讓我備受折磨。每晚躺在床上，眼皮好重，但腦子卻清醒有如白天，翻來覆去數著無數隻綿羊，卻愈數愈清醒。好不容易勉強入睡，卻非常地淺眠，光是聽到廁所傳來的細微流水聲就會醒來，再次陷入無法入睡的困境。這讓我成了行走的「熊貓眼」，每天早上照鏡子，都會被自己那對黑眼圈嚇一跳。這種狀態讓我白天精神萎靡，大大降低生活品質，真不知道該怎麼辦才好。

你知道嗎？睡眠不足不僅會讓你變成行走的「熊貓眼」，還會引發一系列健康問題，讓人防不勝防。讓我們來聊聊這個「睡不好」的議題，看看它到底有多「恐怖」。首先，睡得不好，你的大腦可能會提早「退休」。原來，當我們在睡覺時，大腦也會趁機休息並且修復系統；所以，如果我們沒有睡好，大腦神經將無法獲得足夠的修復，可能因而加速大腦神經的老化。換句話說，中年時期的睡眠障礙可能會讓你在「老後」想要退休享清福時，卻提前面臨失智症的風險，相信這是所有人都非常不樂見的老後生活吧？

研究發現，讓人聞之色變的大腦神經退化性疾病（如：帕金森氏症與阿茲海默症），發展過程中都伴隨顯著的睡眠障礙。學者認為不良的睡眠品質可能直接促成了大腦神經老化及病變的發展，這就意味著，想要預防大腦老化，首先需要睡個好覺[1]！

值得留心的是，長期睡眠不足不僅影響我們的大腦功能，更威脅45歲以上女性朋友的骨骼健康。研究發現每晚平均睡不到6小時的女性，其全身骨質密度會比那些每晚睡滿8小時的女性低得多，包含頭部、手、肋骨、脊椎和腿部的骨質密度都顯著較低。這意味著，妳的骨頭可能會變得像餅乾一樣脆，隨時可能「咔嚓」一聲斷裂。原來，睡眠不僅可以讓我們身體得到休息，同時還會調節我們體內的荷爾蒙濃度（例如生長激素和皮質醇）及發炎反應，進而影響骨骼代謝。此外，睡眠品質不佳的人通常會感到疲勞，從而降低從事身體活動的意願，這些問題都會威脅我們的骨骼健康[2]。由此可知，想要好好存「骨本」的人，一定要吃對食物，好好地投資我們的睡眠品質[3]。

更麻煩的是，研究發現如果你經常失眠或睡眠品質差，會增加得到糖尿病、高血壓和其他慢性病的風險，甚至影響壽命長度[4]。由此可見，良好的睡眠品質對於我們的健康至關重要，甚至可以說「好好睡一覺，可以預防百病」都不為過。

### 睡眠障礙為何找上門？解開睡眠逆齡關鍵

好的睡眠品質非常重要，偏偏令人困擾的是進入中年後，我們就容易受到睡眠障礙困擾。原來，這一切都與「褪黑激素」有關。褪黑激素由大腦的松果體所分泌，負責讓我們的生理時鐘正常運轉。想像一下，褪黑激素就像是你體內的「催眠師」，它專門負責提醒你的身體該睡覺了。當夜幕低垂，光線變暗，這位催眠師就會開始工作，輕聲細語地告訴你：「嘿，休息時間到囉，讓我們進入夢鄉吧！」慢慢地讓你感覺愈來愈睏，最終舒服地睡著。然而，隨著年齡的增長，我們這位催眠師可能會變得有點懶惰，年紀愈大，大腦釋放的褪黑激素愈來愈少[1]，這就是為什麼很多老年人會發現自己晚上睡不著，早上醒得太早，或者整夜都在翻來覆去。

有趣的是，研究發現褪黑激素可謂是「身兼多職」，不僅管理我們的睡眠週期，還具有調節免疫及消滅自由基的作用。缺乏褪黑激素，可能導致老年人的抗氧化保護減少，這不僅與老化本身有關，還可能因此增加某些與年齡相關的疾病發生或嚴重程度，如阿茲海默症[1]。由此可知，確保褪黑激素好好穩定地分泌，是守護老年健康的重要關鍵。

除了一些不良的生活習慣（例如：睡前接觸太多藍光或運動量不足）會減少褪黑激素的分泌外[5,6]，其實，我們飲食中也有一些成分會直接干擾褪黑激素分泌，使得這位催眠師更加怠忽職守，導致我們的睡眠變得混亂，甚至因而增加許多老化相關的疾病風險。所以，我們應該要聰明地避開會干擾褪黑激素分泌的飲食因子，並且多多接觸能幫助褪黑激素分泌的食材，才能安穩地一夜好眠，並預防疾病發生。

## 導致老年失眠的因素

### ● 酒精

其實，酒類飲料竟然含有催眠師「褪黑激素」！這個觀念可能會讓你嗨到立刻開酒來慶祝，但先別急著喝下肚，且聽營養師細細說明其中故事。原來，葡萄與麥芽發酵的過程，會同時產生催眠師「褪黑激素」與酒精[7]。然而，雖然酒精有鎮靜的效果，會讓人感到昏昏欲睡，長期來說酒精其實算是「睡眠品質破壞者」。

一項長達30年左右的研究追蹤年齡落在61～81歲的受試者後發現，長期依賴酒精來助眠，實際上可能會讓你睡得更糟。與完全不喝酒的人進行比較，每週酒精攝取量超過約168克的人，往往夜間會頻繁醒來，睡眠品質直線下降。此外，研究表明酒精也會干擾睡眠週期，特別是影響快速動眼期（rapid eye movement, REM）而破壞睡眠結構[4]。更糟糕的是，酒精依賴和失眠之間的關係可能是雙向的——酒精依賴會導致失眠，而失眠又會讓你想喝更多的酒[8]，導致我們掉入無止境的惡性循環中。

由此可知，雖然酒精在短期內可能有助於入睡，但長期大量飲酒對睡眠品質有顯著的負面影響，且會形成惡性循環。再加上酒精容易使我們失去水分，會造成宿醉後更加感到疲勞。因此，我們可以偶爾小酌，但是千萬不要為了「想要好好睡覺」而試圖依賴酒精來改善睡眠！

● **咖啡因**

「咖啡因會降低睡眠品質」是大家所熟悉的概念。雖然有許多研究認為，健康的人每天喝3到4杯咖啡是安全的（每日咖啡因攝取量為300～400 毫克）；不過有學者持相反的看法，他們發現長期大量喝咖啡，可能會導致我們的松果體體積「縮水」！該研究追蹤那些長期大量飲用咖啡的人（例如：每日喝3杯咖啡且持續20年），結果發現這群愛喝咖啡的人，其松果體體積比較少喝咖啡者小了約20%。而且這個小小的變化，還可能會讓他們晚年的睡眠品質大打折扣[9]。

快速幫大家複習一下，松果體可是我們「催眠師」褪黑激素的誕生地，可見咖啡因真的是直搗黃龍，難怪會大大影響我們的睡眠品質。如果你以為這就是故事的結尾，那可錯了。咖啡因不僅會在夜晚拉低你的褪黑激素濃度，還會延長你的入睡時間，並減少總睡眠時間，讓你第二天醒來感覺像是被「睡眠小偷」偷走了一晚的好覺。特別是對中年人來說，這個影響更明顯，可能會讓他們白天更加嗜睡，睡眠品質更明顯降低[9]。

我們或許還需要等待更多科學研究去確認「不影響睡眠的咖啡因安全攝取劑量」，在此之前，營養師建議，當你享受著香濃的咖啡、茶或可可時，不妨想想你那小小的松果體（約5～8 mm）正努力和咖啡因奮戰著。所以，最好稍加忌口，尤其是中午過後就盡量不要喝含有咖啡因的飲品，以免夜晚的美好睡眠被搶走哦！

● **日曬時間較短、血中維生素 D 不足**

曬多久太陽，也與睡眠時間長短有關！日曬時間會影響我們血液中的維生素D

濃度，日曬不足的人通常血液中的維生素 D 濃度較低；而研究顯示，血液中維生素 D 的濃度較低的人，往往每日睡眠時間較短[10,11]。韓國學者追蹤了 1,600 多位年齡約 60～80 歲的中高齡者發現，每日曬太陽不足 2 小時的人，其睡眠時間往往少於 4 小時，推測可能跟日曬不足者血中維生素 D 往往不足有關[12]。這些研究在在顯示，日曬與血中維生素 D 濃度都有可能影響中老年人的睡眠品質。

令人擔心的是，根據 2017～2020 年台灣營養調查報告，台灣 1 歲以上的所有族群血中維生素 D 皆不足。因此，營養師建議大家適度地日曬，以補強我們體內的維生素 D，更能遠離失眠的威脅。我們可以露出臉部、手臂等部位接受太陽的曝曬，但應避開日光直射時段，建議於每天上午 10 點以前或下午 2 點以後，陽光充足但不是最強烈的階段，不要擦防曬乳，大約曬太陽 10 到 20 分鐘，身體即可合成足量的維生素 D。

## 向夜難眠、數綿羊說掰掰的「慢老」元素

### ● 地中海飲食

哪種飲食型態能讓你安穩好眠呢？那肯定是地中海飲食了！地中海飲食強調奶類、蔬果與橄欖油的攝取，提供了多種富含褪黑激素的天然食材，而能幫助成人一夜好眠。研究證實，飲食型態愈接近地中海飲食的成年人，其睡眠品質顯著較好。同時，也有研究發現地中海飲食有助於延長睡眠時間，且能預防高齡者的失眠症狀[13]。偏偏，睡不好的人往往也容易「吃不好」。瑞典學者追蹤 20,000 名年齡落在 45～75 歲的受試者後發現，每晚睡眠時間少於 6 小時的人，其飲食內容通常較不符合健康飲食型態，且較不符合地中海飲食的建議[15]。

這些研究結果再次證明，良好的飲食型態與舒適的睡眠品質之間有著非常大的關係，而地中海飲食有助於提升睡眠品質，幫助我們體內的催眠師「褪黑激素」重新拾起責任。因此，想要預防老年失眠的你，記得要去複習我們在第一章介紹

過的「地中海飲食原則」。

● **含有褪黑激素的食物**

想要直接增加飲食中「催眠師」褪黑激素的攝取量嗎？不妨在日常飲食中來點牛奶或櫻桃！有研究發現，飲用牛奶及食用櫻桃可能有助於改善年輕人、青壯年及長者等不同年齡層族群的睡眠品質，這很可能是因為這兩類食物皆含褪黑激素。此外，牛奶還含有另外兩大「助眠營養素」——「色胺酸」與「鈣質」，色胺酸是合成褪黑激素的原料，而鈣質則可以幫助我們放鬆肌肉與神經，更有利於入睡[13]。所以，下次如果你睡不著，不妨試試一杯牛奶或幾顆櫻桃，也許能讓你美夢連連！

想睡好？也不要忘記葡萄唷！雖然營養師不推薦大家喝葡萄酒以提升睡眠品質，但會鼓勵大家連皮帶籽一起把葡萄中的褪黑激素吃進肚子裡。研究指出，葡萄皮和葡萄籽中含有褪黑激素，含量在葡萄成熟過程中還會逐漸增加[14]。

另外，褪黑激素也被發現存在於橄欖油（尤其是初榨橄欖油）和葵花籽油中[16]，因此大家也可以考慮以橄欖油或葵花籽油作為烹調用油，增加自己接觸褪黑激素的機會，讓睡眠品質更上一層樓。

## ● 其他與睡眠健康有關的營養因子

| 營養因子 | 功效 / 作用 | 來源 |
| --- | --- | --- |
| 色胺酸[13] | 色胺酸是人體合成褪黑激素的主要原料。 | 蛋白質食物通常都含有色胺酸,如牛奶、黃豆、白帶魚、火雞肉等。 |
| 鎂 | 鎂能夠穩定大腦神經之運作,而有調節睡眠之效果。小型介入性研究顯示,使用鎂補充品有助於改善長者的失眠症狀[17]。 | 可以從綠色葉菜類(如菠菜)、豆類、堅果、種子和全穀雜糧類獲得鎂[18]。 |
| 益生菌[19] | 腸道菌會影響免疫調節、神經傳導物質分泌與副交感神經系統傳遞訊息,進而對於掌控睡眠的大腦造成不同程度的影響。此外,研究發現食用益生菌有助於補充腸道好菌數量,能改善睡眠品質。 | 平常可以從韓式泡菜、納豆、優酪乳或優格獲得益生菌;若想要特別補充能提升睡眠品質的益生菌,也可選購經研究證實具有提升睡眠品質的益生菌品種。 |
| Omega-3 脂肪酸[20] | 有研究發現 omega-3 脂肪酸會影響松果體的功能,而松果體正是分泌褪黑激素的主要器官。omega-3 脂肪酸透過調節松果體的活動,進而改善褪黑激素的分泌,有助於提升睡眠品質。 | 鮭魚、秋刀魚、鯖魚、核桃、亞麻籽或奇亞籽。 |
| Gamma-aminobutyric Acid (GABA)[21] | 研究發現攝取富含 GABA 的食物有助於改善睡眠品質。 | GABA 存在於糙米、大豆、栗子和蘑菇、茶、番茄、發芽米和一些發酵食品中。 |

最後,大家如果想要更進一步了解睡眠的健康狀態,可以到睡眠門診找醫生諮詢,並依據個人狀況,尋求專業營養師給予飲食建議,減少老化對睡眠健康的威脅。

### 進階常識

● **咖啡因與睡眠品質**

咖啡因在睡眠調控中扮演重要角色，與以下幾個機制有關：

1. 咖啡因會影響褪黑激素濃度：早在1997年就有針對健康人群的研究顯示，比起未食用咖啡因的人，食用咖啡因補充品的人其夜間褪黑激素濃度顯著較低；顯示咖啡因可能透過改變褪黑激素的濃度而影響睡眠[22]。
2. 咖啡因會阻斷腺苷（adenosine）受體：咖啡因的化學結構和腺苷相似，但是作用卻是完全相反。腺苷是一種在大腦中累積的化合物，隨著濃度的增加，會促使人感到疲倦並最終進入睡眠。咖啡因因為其化學結構與腺苷相似，所以可以與腺苷受體A2（adenosine A2 receptors）結合，阻斷腺苷與受體的正常結合，從而抑制腺苷的促眠作用，這使得咖啡因能延遲睡意的來臨並提高大腦的警覺性[9]。

● **維生素 D 與睡眠品質**[23]

維生素D在睡眠調控中扮演重要角色，主要透過以下幾個途徑：

1. 維生素D受器（vitamin D receptors）在大腦中的分布：維生素D受器出現在腦幹中與睡眠調控有關的區域，這意味著維生素D可能直接影響這些區域的功能，從而調節睡眠。
2. 促進神經的保護作用（neuroprotection），並調控氧化壓力和鈣代謝：維生素D能促進神經保護作用、調節氧化壓力及體內鈣的代謝，且維生素D亦能夠減少發炎反應。這些機制都有助於維持神經組織的健康，從而促進良好的睡眠。
3. 影響褪黑激素的濃度：研究表明，維生素D具有影響褪黑激素合成或分泌的功能；此外，維生素D和褪黑激素共同參與晝夜節律和睡眠的調節、免疫反應以及骨代謝。因此，學者認為維生素D可能透過上述這些機制而間接影響睡眠品質。

## ● 飲食品質不佳與睡眠品質

睡眠品質不佳會促使人們吃下更多不健康的食物。已有許多研究顯示，睡眠不足會導致總熱量的攝取量顯著增加；同時，睡不好也會導致飲食中脂肪、零食和甜點的攝取量上升[15]。

學者指出，不良的睡眠品質會干擾大腦對於食物的選擇與評價能力，使人們更傾向選擇容易引起體重增加的食物（如：高熱量食物）。由此可知，充足的睡眠對維持健康的飲食習慣和良好的體重控制至關重要[16,24]。

**參考資料**

1. Bah, Thierno M., James Goodman, and Jeffrey J. Iliff. "Sleep as a therapeutic target in the aging brain." Neurotherapeutics 16 (2019): 554-568.

2. Lee, Chia-Lin, et al. "A cross-sectional analysis of the association between sleep duration and osteoporosis risk in adults using 2005–2010 NHANES." Scientific reports 11.1 (2021): 9090.

3. Fu, Xiaohua, et al. "Association between sleep duration and bone mineral density in Chinese women." Bone 49.5 (2011): 1062-1066.

4. Britton, Annie, Linda Ng Fat, and Aidan Neligan. "The association between alcohol consumption and sleep disorders among older people in the general population." Scientific reports 10.1 (2020): 5275.

5. Silvani, Marcia Ines, Robert Werder, and Claudio Perret. "The influence of blue light on sleep, performance and wellbeing in young adults: A systematic review." Frontiers in physiology 13 (2022): 943108.

6. Alruwaili, Nawaf W., et al. "The effect of nutrition and physical activity on sleep quality among adults: a scoping review." Sleep Science and Practice 7.1 (2023): 8

7. Fernández Pachón, María-Soledad, et al. "Alcoholic fermentation induces melatonin synthesis in orange juice." Journal of pineal research 56.1 (2014): 31-38.

8. Roehrs, Timothy, and Thomas Roth. "Sleep, sleepiness, and alcohol use." Alcohol Research & Health 25.2 (2001): 101.

9. Park, Jeongbin, et al. "Lifetime coffee consumption, pineal gland volume, and sleep quality in late life." Sleep 41.10 (2018): zsy127.

10. Liu, Xiaoying, et al. "Sleep duration is associated with vitamin D deficiency in older women living in Macao, China: A pilot cross-sectional study." Plos one 15.3 (2020): e0229642.

11. Gao, Qi, et al. "The association between vitamin D deficiency and sleep disorders: a systematic review and meta-

## 2.4.1 向夜難眠、數綿羊說掰掰！

analysis." Nutrients 10.10 (2018): 1395.

12. Kim, Jeong Hong, et al. "Association between self reported sleep duration and serum vitamin D level in elderly Korean adults." Journal of the American Geriatrics Society 62.12 (2014): 2327-2332.

13. Gupta, Charlotte C., et al. "The relationship between diet and sleep in older adults: a narrative review." Current Nutrition Reports 10.3 (2021): 166-178.

14. Gao, Shiwei, et al. "Melatonin promotes accumulation of resveratrol and Its derivatives through upregulation of PAL, 4CL, C4H, and STS in Grape Seeds." Horticulturae 10.1 (2024): 65.

15. Theorell-Haglöw, Jenny, et al. "Sleep duration is associated with healthy diet scores and meal patterns: results from the population-based EpiHealth study." Journal of Clinical Sleep Medicine 16.1 (2020): 9-18.

16. de la Puerta, Cristina, et al. "Melatonin is a phytochemical in olive oil." Food Chemistry 104.2 (2007): 609-612.

17. Abbasi, Behnood, et al. "The effect of magnesium supplementation on primary insomnia in elderly: A double-blind placebo-controlled clinical trial." Journal of research in medical sciences: the official journal of Isfahan University of Medical Sciences 17.12 (2012): 1161.

18. https://ods.od.nih.gov/factsheets/Magnesium-HealthProfessional/

19. 吳映蓉、翁德志、李芷薇（2022）。〈不再數羊的日子〉。《腸道菌對了身心就健康！營養學專家的護腸飲食全指南》。臉譜出版。。。

20. Yokoi-Shimizu, Kaori, Kenichi Yanagimoto, and Kohsuke Hayamizu. "Effect of docosahexaenoic acid and eicosapentaenoic acid supplementation on sleep quality in healthy subjects: a randomized, double-blinded, placebo-controlled trial." Nutrients 14.19 (2022): 4136.

21. Almutairi, Shahad, Amaya Sivadas, and Andrea Kwakowsky. "The effect of oral GABA on the nervous system: potential for therapeutic intervention." Nutraceuticals 4.2 (2024): 241-259.

22. Wright Jr, Kenneth P., et al. "Caffeine and light effects on nighttime melatonin and temperature levels in sleep-deprived humans." Brain research 747.1 (1997): 78-84.

23. Prono, Federica, et al. "The role of vitamin D in sleep disorders of children and adolescents: a systematic review." International Journal of Molecular Sciences 23.3 (2022): 1430.

24. Greer, Stephanie M., Andrea N. Goldstein, and Matthew P. Walker. "The impact of sleep deprivation on food desire in the human brain." Nature communications 4.1 (2013): 2259.

## 2.4.2 好的食物讓人無「憂」老化

「你看開一點就好了！」、「你為什麼要讓自己陷入憂鬱？」這也許是身邊親朋好友最常對你說的話。確實，憂鬱就像是流沙，不斷地將你拉向更深、更黑的深淵中，然而，你比任何人都想逃離這無止盡的深淵。其實，有這樣的情緒產生時，你一點也不需要害怕──現在你的大腦就像「感冒」了一樣，只需要足夠的營養素來修復，你就能甩開憂鬱，擁抱更美好與健康的自己。

面對緊湊又高壓的生活步調，我們難免會受到憂鬱情緒所籠罩。偏偏，中高齡族群又得面對更多老化所帶來的困境，例如：體力流失、各種疾病找上門及社交能力下滑，這種種導致中高齡族群覺得年輕時的「當年勇」已遠去，伴隨而來的是一連串挫敗、失落，很容易陷入憂鬱等情緒不穩定的狀況。

其實，隨著年齡增長伴隨而來的憂鬱負面情緒，不僅源自於心理感受，也可能是生理上腦部與神經系統退化而導致的。由此可知，面對老化所引起的憂鬱困境，可不是簡單一句「你看開一點就好了」可以解決的。我們需要透過適當的飲食，才能提供身體足夠的營養素，以阻止或逆轉老化所造成的腦部與神經系統退化現象，進而舒緩情緒上所感受到的憂鬱問題。

### 老年憂鬱為何找上門？解開腦神經逆齡關鍵

研究發現，隨著年齡漸增，我們體內促發炎與促氧化的物質濃度會增加[1]，這類物質如同「不安分子」，會在大腦與神經系統中四處亂竄，大肆破壞我們的腦細胞與神經細胞，導致腦與神經系統無法正常運作。麻煩的是，老化也常伴隨血流供應量減少的情形[1]。血流就像是人體運輸車一樣，負責將營養與氧氣送到身體的各個部位，因此，當腦與神經系統中的供血量變少時，營養與氧氣便無法順暢地送

## 2.4.2 好的食物讓人無「憂」老化

往大腦及神經細胞,使它們欠缺足夠的營養與氧氣,就像失去食物一樣,無法持續正常地運作。「發炎」、「氧化」與「失去營養與氧氣」三大問題,共同造成細胞失常,使得大腦無法順利地分泌「快樂荷爾蒙」血清素,讓我們很容易感到挫折、不安與憂鬱。由此可知,若能透過飲食抗發炎、抗氧化或穩定快樂荷爾蒙血清素的分泌,就能預防腦神經退化所引起的憂鬱問題。

### 導致老年憂鬱的因素

#### ● 紅肉

「少吃紅肉更健康!」學者發現,少吃紅肉能減少飲食中總脂肪與飽和脂肪酸的攝取量,進而保護腦部細胞及血管,使腦部細胞與血管免於高脂肪飲食所帶來的發炎威脅;相反的,若中高齡族群攝取紅肉的頻率較高,則比較容易出現憂鬱症狀[2]。想要遠離負面情緒的流沙,建議選擇脂肪量較少的雞肉、魚類與海鮮等食材,以取代豬肉、羊肉與牛肉等紅肉,更能守護大腦健康!

#### ● 含糖飲料

你有沒有過這樣的經驗:喝手搖杯等含糖飲料的當下覺得很開心,但喝完發現心情變得比之前更糟?這是因為含糖飲料中的精緻糖經人體消化後,會快速轉化為血糖,血糖上升的同時會刺激胰島素分泌,而胰島素會協助「快樂荷爾蒙的原料」色胺酸進入腦部,使腦中的血清素合成量上升,令我們感到心情愉快。可惜,這種由含糖飲料帶來的快樂是短暫的,等到血糖快速被人體細胞吸收與利用後,迅速上升的血糖與胰島素就會立刻下降,而你的心情也隨之跌落谷底,甚至比享受含糖飲料之前更不好。

更讓人頭痛的是,含糖飲料所帶來的負面情緒問題不僅是短期感受,甚至可能造成憂鬱症而威脅我們長期的心理健康。研究發現,喝含糖飲料會增加成人與年長者罹患憂鬱症的風險,這可能是因為精緻糖會造成氧化與發炎現象,使得大腦失去調節情緒的功能，導致我們容易出現憂鬱的狀況[2,3]。換句話說，想要遠離憂鬱情緒的人，要稍加忌口，避免攝取太多含有精緻糖的飲料；同時也要小心甜食、零嘴與餅乾，因為裡面也含有精緻糖這種甜蜜陷阱，少碰更能擁有愉悅好心情。

如果你真的想要來點「甜蜜蜜」，可以考慮使用果寡糖或菊糖作為飲品或烘培食品的甜味劑，這兩種糖都是帶有甜味的膳食纖維，不僅熱量低於一般精緻糖（如：果糖、蔗糖），還可以作為腸道好菌的食物，幫助腸道好菌生長，強化我們的健康。

## 讓心境愉悅、無「憂」老化的「慢老」元素

### ● 地中海飲食

提到「無憂老化」的飲食型態，營養師大力推薦地中海飲食！強調攝取植物性食材與橄欖油的地中海飲食，可以提供我們身體大量的抗發炎與抗氧化營養素，這些營養素在我們體內就像是警察，主要負責打擊在人體內不斷作惡、使我們老化與憂鬱的「不安分子」──氧化與發炎物質[4]。學者透過研究發現，飲食習慣愈接近地中海飲食的人，其罹患憂鬱症的風險愈低[5]，而且地中海飲食抗憂鬱的保護效果不僅顯現於中年族群，對於高齡族群也同樣有抗憂鬱的保護作用[2]。因此，你如果想要預防老年憂鬱，請回頭複習第一章介紹過的「地中海飲食原則」。

### ● 堅果

「以前你偶爾吃，現在你應該要天天吃！」這句耳熟能詳的廣告，是許多人對於堅果的經典印象。如今，營養師也要借用這句經典台詞，向你再次推薦多吃堅果的益處。堅果含有豐富的維生素、礦物質，能夠幫助大腦細胞運作健康。科學研究發現，每週攝取 3 份或 3 份以上堅果（每份 30 公克）的中高齡族群，比較少有憂鬱症狀[2]。根據台灣衛生福利部的建議，我們每天應攝取 1 份堅果種子類（約 1

湯匙量），大概是杏仁果 5 粒、花生 10 粒或腰果 5 粒；平常飲食中油脂攝取量比較少的人，可以再多吃一點，以獲得更多好的油脂。

● **Omega-3 脂肪酸**

想要「如魚得水」般快樂嗎？不妨吃點魚吧！存在於許多魚類體內的 omega-3 脂肪酸具有相當高的抗發炎能力，因此許多學者建議想要抗憂鬱的人，一定要增加飲食中 omega-3 脂肪酸的攝取量。研究發現 omega-3 脂肪酸尤其可以降低老年族群出現憂鬱的風險，同時也能緩解其憂鬱症狀[6]，顯示老年憂鬱症與飲食中的 omega-3 脂肪酸息息相關。我們平時可以透過多吃鮭魚、秋刀魚或鯖魚，來獲得更多的抗憂鬱 omega-3 脂肪酸；對魚類過敏或是不吃魚的朋友，也可以選擇核桃、亞麻籽與奇亞籽等植物性食材作為 omega-3 脂肪酸的來源，為我們的身體提供更多的 omega-3 脂肪酸，擁抱更愉悅的心情，享受無憂無鬱的生活！

● **維生素 D**

若是請你畫一張關於「憂鬱」的畫，你會畫什麼呢？是不是會出現「陰天」、「下雨」或是「烏雲」等沒有太陽的畫面？我們之所以經常將「憂鬱」的感受與「沒太陽」的畫面連結在一起，不單單是來自於心理感受，其實也是有生理原因的！

當我們接觸到陽光中的紫外線時，皮膚便會啟動製造維生素 D 的流程，維生素 D 在人體中具有調節人體內「快樂荷爾蒙」血清素的作用，而影響我們覺得幸福或憂鬱。有研究指出，日曬量減少會導致長者容易出現維生素 D 缺乏的現象，而血液中維生素 D 不足的中高齡族群，出現憂鬱相關負面情緒的機率也較高[7,8]。由此可知，日曬不足與缺乏維生素 D 是導致我們年紀愈增長愈容易出現憂鬱問題的重要凶手。

令人擔心的是，根據 2017～2020 年台灣營養健康狀況變遷調查報告，台灣 1 歲以上的所有族群血中的維生素 D 皆不足，且飲食中維生素 D 的攝取量也不夠，這對於我們的情緒健康相當不利。因此，營養師建議大家把握以下兩個原則，以補強我們體內的維生素D，遠離憂鬱威脅：

1. 適度日曬：適度日曬是人體重要的維生素D來源，建議露出臉部、手臂等部位接受曝曬，但請避開日光直射時段，建議每天上午10點以前或下午2點以後，陽光充足但不強烈時，不擦防曬乳曬太陽10～20分鐘，身體即可合成足量的維生素D。
2. 攝取含維生素D的食物：建議可多食用富含維生素D的食物，例如魚類、蛋黃、經日曬的香菇、木耳及強化維生素D的乳製品等，有助於達到每日維生素D建議攝取量。必要時可諮詢營養師或在醫師處方指導下，補充維生素D補充品。

● **其他與舒緩憂鬱有關的營養因子**

| 營養因子 | 功效／作用 | 來源 |
| --- | --- | --- |
| 色胺酸[9] | 為人體合成血清素的主要原料。 | 蛋白質食物通常都含有色胺酸，如黃豆、白帶魚、火雞肉等。 |
| 維生素 B6[9] | 能協助人體將色胺酸代謝成血清素。 | 廣泛存在於各種動、植物食物裡。 |
| 益生菌[10,11] | 腸道菌參與血清素的合成，且腸道菌相失衡會加劇憂鬱症的風險。此外，研究發現食用益生菌有助於補充腸道好菌數量，能改善憂鬱症狀。 | 來自於韓式泡菜、納豆、優格或優酪乳，也可以選擇適合自己的益生菌補充品。 |

最後，大家如果想要更進一步了解身心健康狀態，可以到精神科或身心科找醫生諮詢，並依據個人狀況，尋求專業營養師給予飲食建議，減少老化對情緒健康的威脅。

## 2.4.2 好的食物讓人無「憂」老化

> **進階常識**
>
> ● **維生素 D 與老年憂鬱症**[7,8]
>
> 　文獻指出，老年族群容易缺乏維生素 D，可能與飲食品質不佳、日曬量減少、身體對於維生素 D 的合成及代謝機能退化有關。此外，學者認為維生素 D 可能是透過以下機轉而具有抗憂鬱的作用：
>
> 1. 維生素 D 會調節多巴胺（dopamine）、乙醯膽鹼（acetylcholine）和正腎上腺素（norepinephrine）等多種神經傳導物質，而能穩定神經傳導訊號，進而降低大腦產生異常的情緒反應。
> 2. 維生素 D 具有抗發炎作用，且能調節血清素的合成，有助於舒緩憂鬱症。
>
> ● **Omega-3 脂肪酸與老年憂鬱症**[6]
>
> 　Omega-3 脂肪酸可以降低人體大腦內發炎物質的濃度，且可促進血清素與多巴胺的釋放。值得一提的是，研究發現，憂鬱症患者體內紅血球細胞膜上的 omega-3 脂肪酸濃度顯著較低。

**參考資料**

1. Alexopoulos, George S. "Mechanisms and treatment of late-life depression." Translational Psychiatry 9.1 (2019): 1-16.
2. Oliván-Blázquez, Bárbara, et al. "The relationship between adherence to the Mediterranean diet, intake of specific foods and depression in an adult population (45–75 years) in primary health care. A cross-sectional descriptive study." Nutrients 13.8 (2021): 2724.
3. de Oliveira Meller, Fernanda, Luana Meller Manosso, and Antônio Augusto Schäfer. "The influence of diet quality on depression among adults and elderly: A population-based study." Journal of Affective Disorders 282 (2021): 1076-1081.
4. Stromsnes, Kristine, et al. "Anti-inflammatory properties of diet: Role in healthy aging." Biomedicines 9.8 (2021): 922.
5. Mantzorou, Maria, et al. "Mediterranean diet adherence is associated with better cognitive status and less depressive symptoms in a Greek elderly population." Aging Clinical and Experimental Research 33.4 (2021): 1033-1040.
6. Bae, Ji-Hyun, and Gaeun Kim. "Systematic review and meta-analysis of omega-3-fatty acids in elderly patients with

depression." Nutrition Research 50 (2018): 1-9.

7. Albolushi, Thurayya, Manal Bouhaimed, and Jeremey Spencer. "Lower blood vitamin D levels are associated with depressive symptoms in a population of older adults in Kuwait: A cross-sectional study." Nutrients 14.8 (2022): 1548.

8. Di Gessa, Giorgio, et al. "Changes in vitamin D levels and depressive symptoms in later life in England." Scientific Reports 11.1 (2021): 1-8.

9. Hvas, Anne-Mette et al. "Vitamin B6 level is associated with symptoms of depression." Psychotherapy and Psychosomatics vol. 73,6 (2004): 340-3.

10. 吳映蓉、翁德志、李芷薇（2022）。〈「腸」憂鬱，原來壞飲食也是凶手！〉。《腸道菌對了身心就健康！營養學專家的護腸飲食全指南》。臉譜出版。

11. Ho, Yu-Ting et al. "Effects of Lactobacillus plantarum PS128 on Depressive Symptoms and Sleep Quality in Self-Reported Insomniacs: A Randomized, Double-Blind, Placebo-Controlled Pilot Trial." Nutrients vol. 13,8 2820. 17 Aug. 2021, doi:10.3390/nu13082820

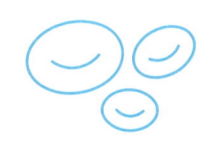

## 2.5 讓我擺脫更年期困擾的逆齡飲食

## 2.5.1 甩開更年期症狀，女力再現！

每一天的開始都像是一場未知的戰鬥。早上我在床上醒來，感受到一股熱浪從體內翻湧而上，額頭上沁出了細細的汗珠。這些熱潮已經成為我生活的一部分，不再是偶爾的訪客，而是一個常住的室友。再加上，連續好多個夜裡的失眠就像是陰影，時刻伴隨著我，讓我疲憊不堪。我強迫自己起身，看著窗外的陽光明亮而刺眼，卻感覺置身於陰霾之中。這段時間以來，身體的疲憊與情緒的低落糾纏在一起，我感覺自己像是一艘在風暴中漂泊的小船，無依無靠。家裡的孩子和老公無法理解我的混亂感受，家中長輩也逐漸年邁需要照顧，但誰來照顧我呢？身邊的人更是常常對我說：「妳就是想太多了，所以才會覺得不舒服。」然而，他們不知道我內心的掙扎與不安，也無法體會這種身心交瘁的痛苦。每一天，我都在這場看不見的戰鬥中努力著，期望找到一絲平靜與安慰……

妳可別擔心或自責，這只是身體在經歷一段奇特的旅程，我們需要給自己多點耐心和愛護！其實，女性進入更年期階段，卵巢機能會逐漸衰退，因而逐漸減少體內女性荷爾蒙「雌激素」的分泌量，最終導致永久性的停經。這段時期的女性就像遇上了一場龍捲風，大大攪亂生理及心理平衡，導致情緒波動、潮熱、泌尿道問題、肌肉疼痛，以及睡眠困擾等多種不適症狀[1,2]。麻煩的是，這些健康困擾與不適的感受並非暫時的現象，而是可能會長期存在；研究發現，更年期的問題可能會持續1～2年，部分女性所感受到的困擾甚至會持續長達10年以上[3]，大大降低女性的生活品質。研究也發現，女性在更年期後罹患憂鬱症、骨質疏鬆、癌症、心血管疾病、乾眼症及大腦認知功能衰退等疾病的風險也會上升[1,2,4]。

## 更年期健康困擾為何找上門？解開更年期逆齡關鍵

荷爾蒙「雌激素」究竟是如何牽一髮而動全身地影響到大腦、心血管、骨骼及眼睛等各種全身器官的健康呢？原來，雌激素其實就像女性身體的「超級保護傘」，能夠透過調節我們的免疫系統，降低人體體內的「發炎」現象。然而，更年期後，雌激素這把保護傘開始收起，「發炎」這個不速之客就趁機來敲門了[4]。大家可以把發炎想像成身體內的火苗，而這些火苗會隨著血液被運往全身每個角落，當火燒到大腦、心血管、骨骼及眼睛時，這些器官難以對抗體內「熊熊烈火般的」發炎狀況，自然無法順利地運作、發揮它們原本的健康功能。

更年期的風暴不僅影響內部器官，還會波及我們的外在曲線。隨著雌激素的保護減少，更年期後的女性身體傾向將脂肪囤積於腹部，因此許多女性會發現自己的體重逐漸增加，身材曲線也開始變形。讓人頭痛的是，這些堆積在腹部的脂肪會導致發炎物質濃度飆升，進一步刺激體內的發炎反應，等同於再加劇女性體內「火災」狀況，進一步使女性健康惡化[4]。

值得注意的是，發炎不僅影響生理健康，還會干擾心理健康。研究發現，更年期後女性的體內發炎物質濃度明顯上升，這樣的發炎變化會導致更年期後女性憂鬱風險比更年期前的女性更高。這些情緒困擾主要來自於發炎因子像「火苗」一樣隨著血液到處燃燒，改變了大腦中神經傳導物質的代謝，比如血清素、多巴胺、正腎上腺素和麩胺酸。這些神經傳導物質都是調控我們情緒的重要角色，因此它們的變化會直接影響我們的心理狀態[4]。

聰明的妳一定會發現，如果能夠穩定雌激素分泌並減少體內的發炎反應，將有助於保護更年期女性的健康。確實，在這個過程中，「食療」將成為重要推手。研究表明，增加飲食中抗發炎營養素或抗氧化營養素的攝取量，可以預防或改善更年期症狀[1,5]。因此，當妳面對更年期的挑戰時，不妨從餐桌上找找靈感，透過健康飲食為自己帶來一些積極的改變吧！

## 導致更年期不適的因素

### ● 發炎飲食

不良的飲食習慣也是造成體內發炎「火在燒」的一大因素。為了更了解飲食、發炎與更年期症狀之間的關係，學者針對更年期女性的飲食內容進行分析，並計算受試者飲食的「發炎分數」，結果發現飲食的發炎分數愈高的人，其體脂肪含量較高、肌肉量較少，且骨質疏鬆的風險較高[6]。值得一提的是，研究指出飲食的「發炎分數」對更年期婦女的健康影響可不僅限於骨骼，甚至還會增加中年後女性罹患癌症的風險，如：乳癌或大腸癌[7,8]。可見，遠離發炎飲食是守護更年期健康的不二法則。

### ● 高發炎飲食因子：飽和脂肪酸和糖

想要降低飲食的發炎分數，遠離持續性「失火」問題嗎？那我們肯定要遠離那些「引發火災」的高發炎食物因子。學者綜合多項研究後發現，飽和脂肪酸和糖皆是促使發炎的重要飲食因子。研究指出這些成分與女性更年期症狀的嚴重度有關，因為它們會改變人體的脂肪和能量代謝，並干擾免疫系統的穩定，導致女性出現持續性的慢性發炎問題，進而加劇更年期症狀[1,5]。

因此，營養師建議大家平常盡量減少攝取油炸食品、動物肥肉與動物皮等高飽和脂肪酸的食物。同時，對含有糖的糕餅、點心及飲品要有所節制，這樣才能有效提升更年期的健康品質。

## 甩開更年期症狀，女力再現的「慢老」元素

### ● 地中海飲食

想給身體來個抗發炎大作戰，好好滅火嗎？營養師強力推薦——地中海飲食！研究指出，地中海飲食能有效減少體內的發炎物質[6]，讓你輕鬆擺脫發炎困擾。學者們也一致認為，這是一種超棒的抗發炎飲食方案。

針對更年期婦女的研究更是驚喜連連！研究發現，飲食型態愈接近地中海飲食的健康停經女性，骨密度更高，肌肉量也更多[9]，簡直就是逆齡的祕密武器！另外，學者透過問卷調查，詢問女性們常見的潮紅、心臟不適、睡眠問題、憂鬱、焦慮、肌肉與關節不適等狀況，發現地中海飲食愛好者較少出現上述症狀[10]。

總結來說，科學家們發現，強調「多吃蔬菜和全穀類、減少加工製品」的地中海飲食，不僅能減輕生理不適，還能讓女性心理上也感覺更舒適[1]。所以，想要輕鬆滅火、保持健康，趕快加入地中海飲食的行列吧！如果對於地中海飲食的概念有些模糊了，別忘了複習我們在第一章整理的「地中海飲食原則」。

### ● 類黃酮素、異黃酮素與花青素

提到保護更年期女性健康的機能元素，妳絕對不能錯過植化素「類黃酮素」！一項針對 30,000 多名停經後女性的研究發現，攝取含類黃酮素的食物，可以降低女性死於心血管疾病的風險。類黃酮素究竟有什麼魔力？原來，類黃酮素是很強的抗氧化劑，能減少低密度脂蛋白膽固醇（俗稱：壞的膽固醇）氧化，這對預防心血管疾病非常有幫助。此外，類黃酮素還有其他保護心臟的機制，比如：抗發炎作用、維持血管正常功能，並且能抑制血小板異常聚集和血栓形成，從而降低血管阻塞風險[11]。

這可能是你第一次聽到「類黃酮素」的介紹，但你肯定聽過「大豆異黃酮素」。其實，類黃酮素是一個龐大的家族，異黃酮素則是其中的一個分支，而大豆異黃酮素就是異黃酮素家族的一員！已經有相當多的研究發現，攝取異黃酮素能改善

更年期症狀，特別是減少潮熱[12]與頭痛[13]。更令人驚艷的是，攝取異黃酮素還能保護停經後女性免於多種疾病的威脅，如：心血管疾病、骨質疏鬆、肌肉疲勞，以及子宮內膜癌、乳腺癌和肝癌等癌症[12]。此外，異黃酮素還能減少女性的腹部脂肪量，並降低體內的發炎物質濃度[12]。

值得一提的是，類黃酮素家族中，除了異黃酮素對女性健康有保護作用之外，另一成員花青素也同樣能夠保護女性健康。一項針對30,000多名停經後女性的研究顯示，攝取花青素能保護女性遠離心血管疾病的死亡威脅[11]。花青素不僅是一種強效抗氧化劑，還能幫助減少體內發炎，保護心臟和血管健康[15]。

由此可見，具有抗發炎與抗氧化功能的類黃酮素、異黃酮素與花青素，都是保護女性健康的重要元素。想要甩開更年期的威脅，過上優雅的中年生活，記得多多攝取含有類黃酮素、異黃酮素與花青素的食物哦！

| 機能元素 | 食物來源[14] |
|---|---|
| 類黃酮素 | 廣泛存在於植物性食材中，如：全穀類、蔬果、堅果種子及大豆。 |
| 異黃酮素 | 異黃酮素中的大豆異黃酮素是近年來熱烈被研究的類黃酮素之一，在大豆異黃酮素中，對人體最有健康功效的是金雀異黃酮苷素（genistein）及大豆異黃酮苷素（daidzein）兩種植化素；我們可以從豆奶、豆腐、納豆、味噌、毛豆及黃豆等食材獲得大豆異黃酮素。 |
| 花青素 | 存在於黑莓、黑覆盆莓及藍莓等莓果類食材。 |

● **維生素 D**

維生素 D 不只是調節鈣和保護骨骼的小幫手，千萬不要小看它了！研究發現，維生素 D 參與調節雌激素，而能影響荷爾蒙代謝，從而管控我們的骨骼、心臟和血管健康。學者綜合分析了許多研究後指出，維生素 D 不足可能讓停經後的女性感到更不舒服，還會擾亂她們的情緒和認知功能。更嚴重的是，缺乏維生素 D 還會增加高血糖、高血壓、高血脂甚至肥胖等代謝性疾病的風險[16]。

值得注意的是，根據2017～2020年台灣營養調查報告顯示，台灣女性中有近7成存在血中維生素D不足的問題，比男性更為嚴重。尤其是那些以室內活動為主或注重防曬的女性，經常會面臨日曬不足的問題，從而出現血中維生素D不足的風險。考量這一情況，營養師建議多食用富含維生素D的食物，如魚類、雞蛋、經日曬的香菇、木耳及強化維生素D之乳製品等，有助於達到每日維生素D建議攝取量；必要時也可諮詢營養師或在醫師處方指導下，補充維生素D補充品。

● 益生菌

大多數人不知道，更年期很需要補充益生菌。研究發現，停經婦女常伴有腸道菌相多樣性與豐富性較差的現象，顯示更年期會深深影響我們腸道的健康狀況。此外，學者發現部分益生菌（例如：*Bifidobacterium* 及 *Lactobacillus*）在腸道中可以促進雌激素的再吸收，讓一些雌激素可以再回到身體中發揮功能，減緩更年期不適的症狀。因此，營養師建議大家可以攝取韓式泡菜、納豆、優格或優酪乳以獲得益生菌，也可以選擇適合自己的益生菌補充品[17]。

● 其他具備舒緩更年期症狀潛力的營養因子

| 營養因子 | 功效／作用 | 來源 |
| --- | --- | --- |
| 木酚素 | 木酚素屬於一種植化素，其結構類似於雌激素，並且具有抗氧化和抗發炎的功效。多項動物實驗已證實，木酚素能有效舒緩骨質疏鬆、心血管疾病及癌症等更年期女性常見的健康問題。因此，學者認為木酚素是一種具有潛力的營養素，能夠保護更年期女性的健康[18]。 | 可從白芝麻油、黑芝麻油、白芝麻、亞麻籽、綠花椰菜、腰果、孢子甘藍、西洋梨、白花椰菜、奇異果及馬鈴薯等食材獲得[14]。 |

| | | |
|---|---|---|
| 香豆雌酚 | 屬於植化素的一種。在一項動物實驗中，研究人員透過手術移除小鼠的卵巢，以模擬更年期婦女的情況。實驗結果顯示，香豆雌酚確實能調節動物體內的雌激素代謝。因此，學者認為它有潛力舒緩更年期症候群[19]。 | 可以從綠豆芽、亞麻籽、開心果、杏桃乾、苜蓿芽及杏仁等食材獲得。[14] |

最後，大家如果想要更進一步了解更年期的健康狀態，可以到婦產科找醫生諮詢，並依據個人狀況，尋求專業營養師給予飲食建議，減少更年期對健康的威脅。

### 進階常識

#### ● 雌激素、免疫系統與發炎

研究指出停經後女性體內的發炎指標「C-反應性蛋白」（CRP）顯著上升[20]，可能與雌激素分泌減少有關；缺乏雌激素會導致促發炎的細胞因子增加，如：介白素-6（interleukin-6, IL-6）和腫瘤壞死因子α（TNF-α），這些細胞因子使得更年期後女性體內的發炎現象明顯惡化，並加劇全身性發炎反應，這解釋了為什麼更年期後的女性更容易出現發炎相關的健康問題[21]。

研究指出，雌激素具有調節多種免疫途徑的能力，進而影響體內的發炎狀態，可能是透過以下幾種機制[22]：

1. 調節免疫細胞活性：雌激素可以直接影響免疫細胞分化與功能，進而調節免疫反應，參與發炎的調控。
2. 調節發炎反應：研究發現，雌激素受體與體內的發炎反應有關，且在不同的生理環境或細胞類型中，雌激素受體可能表現出不同的作用。因此，學者認為雌激素受體既可能促進發炎，也可能抑制發炎，從而維持體內的發炎平衡。綜合前述資料可以發現，雌激素的減少可能會影響更年期女性的免疫系統，加劇體內的發炎現象，從而增加罹患發炎相關疾病的風險。因此，學者強調採用抗發炎飲食對於更年期婦女尤為重要[1]。

**參考資料**

1. Noll, P. R. E. S., et al. "Dietary intake and menopausal symptoms in postmenopausal women: a systematic review." Climacteric 24.2 (2021): 128-138.
2. Barabino, Stefano. "Is dry eye disease the same in young and old patients? A narrative review of the literature." BMC ophthalmology 22.1 (2022): 85.
3. Dalal, Pronob K., and Manu Agarwal. "Postmenopausal syndrome." Indian journal of psychiatry 57.Suppl 2 (2015): S222-S232.
4. Azarmanesh, Deniz, et al. "Association of the dietary inflammatory index with depressive symptoms among pre-and post-menopausal women: findings from the National Health and Nutrition Examination Survey (NHANES) 2005–2010." Nutrients 14.9 (2022): 1980.
5. Abshirini, Maryam, et al. "Dietary total antioxidant capacity is inversely associated with depression, anxiety and some oxidative stress biomarkers in postmenopausal women: a cross-sectional study." Annals of general psychiatry 18 (2019): 1-9.
6. Song, Daeun, et al. "Association between the dietary inflammatory index and bone markers in postmenopausal women." Plos one 17.3 (2022): e0265630.
7. Shivappa, Nitin, et al. "Prospective study of the dietary inflammatory index and risk of breast cancer in postmenopausal women." Molecular nutrition & food research 61.5 (2017): 1600592.
8. Tabung, Fred K., et al. "The association between dietary inflammatory index and risk of colorectal cancer among postmenopausal women: results from the Women's Health Initiative." Cancer causes & control 26 (2015): 399-408.
9. Silva, TR da, et al. "Mediterranean diet is associated with bone mineral density and muscle mass in postmenopausal women." Climacteric 22.2 (2019): 162-168.
10. Vetrani, Claudia, et al. "Mediterranean diet: what are the consequences for menopause?." Frontiers in Endocrinology 13 (2022): 886824.
11. Mink, Pamela J., et al. "Flavonoid intake and cardiovascular disease mortality: a prospective study in postmenopausal women." The American journal of clinical nutrition 85.3 (2007): 895-909.
12. Perna, Simone, et al. "Multidimensional effects of soy isoflavone by food or supplements in menopause women: a systematic review and bibliometric analysis." Natural Product Communications 11.11 (2016): 1934578X1601101127.
13. Kazama, Mayuko, et al. "The inverse correlation of isoflavone dietary intake and headache in peri-and post-menopausal women." Nutrients 14.6 (2022): 1226.

14. 吳映蓉、翁德志、李芷薇（2019）。《天然植物營養素，啟動健康正循環，打造人體最強防護力》。臉譜出版。
15. Zia Ul Haq, Muhammad, et al. "The role of anthocyanins in health as antioxidant, in bone health and as heart protecting agents." Anthocyanins and Human Health: Biomolecular and therapeutic aspects (2016): 87-107.
16. Lerchbaum, Elisabeth. "Vitamin D and menopause — A narrative review." Maturitas 79.1 (2014): 3-7.
17. 吳映蓉、翁德志、李芷薇（2022）。〈逆轉勝，腸道菌可望改善更年期症狀〉。《腸道菌對了身心就健康！營養學專家的護腸飲食全指南》。臉譜出版。
18. Jang, Won Young, Mi-Yeon Kim, and Jae Youl Cho. "Antioxidant, anti-inflammatory, anti-menopausal, and anti-cancer effects of lignans and their metabolites." International journal of molecular sciences 23.24 (2022): 15482.
19. Park, Song, et al. "Protective effects of coumestrol on metabolic dysfunction and its estrogen receptor-mediated action in ovariectomized mice." Nutrients 15.4 (2023): 954.
20. Yanes, Licy L., and Jane F. Reckelhoff. "Postmenopausal hypertension." American journal of hypertension 24.7 (2011): 740-749
21. McCarthy, Micheline, and Ami P. Raval. "The peri-menopause in a woman's life: a systemic inflammatory phase that enables later neurodegenerative disease." Journal of neuroinflammation 17 (2020): 1-14.
22. Harding, Alfred T., and Nicholas S. Heaton. "The impact of estrogens and their receptors on immunity and inflammation during infection." Cancers 14.4 (2022): 909.

## 2.5.2 保養攝護腺,「男」言之隱不要來

俗話說「少年放尿放過溪,老人放尿滴到鞋」,貼切地描繪出許多中年男性「**攝護腺肥大**」的難言之隱。舉凡時常找廁所、解尿不順、晚上小便次數變多,甚至「雄風」大受打擊,這些現象都是攝護腺肥大的前兆,不僅生活受到影響,如果延誤處理還會增加泌尿道感染風險。早期數據顯示,超過5成的50歲男性存在**攝護腺肥大**的問題,而80歲以上高齡者,每10人當中更是高達8人攝護腺肥大[1]。如此高比例的人數,卻有不少人並不知道攝護腺在人體內的正確位置,對攝護腺的功能更是一知半解。

攝護腺又稱作前列腺,位在男性的膀胱下方,是泌尿與生殖系統的一部分,為男性獨有的一種內分泌腺體。攝護腺可製造前列腺液,是精液主要的成分之一,也能協助射精與排尿,避免精液逆流並能調節排尿的順暢度[2]。

### 男人不能說的祕密,解開攝護腺逆齡關鍵

正常成年人的攝護腺大小類似核桃(大小約3×3×5公分,重量約15〜20公克)[2],不過隨著年齡增長、體內荷爾蒙失衡、慢性發炎、肥胖、高血壓、代謝症候群等問題[3],都會造成攝護腺內部的組織增殖且膨脹,也就是細胞的數目變多、體積變大。看到這裡,有些人或許會不禁擔憂,自己攝護腺肥大的問題會不會變成癌症?別擔心,攝護腺肥大在醫學上稱為「良性攝護腺肥大」,也就是說,這些增生的細胞雖然會壓迫到周圍組織,但不太會侵犯或轉移至身體其他部位,與大家認知的癌細胞不同。此外,學界也認為,**攝護腺肥大雖然為攝護腺癌的危險因子,但兩者彼此並不存在因果關係**[4],因此有攝護腺肥大問題的人,無須過度恐慌。

## 導致攝護腺老化的不良習慣

### ● 肥胖與代謝症候群

腰圍一年比一年粗、健檢報告三高指數異常⋯⋯小心攝護腺肥大找上門！根據2017～2020年台灣營養調查資料，19歲以上男性國人，超過4成有腹部肥胖的問題，每10人就有3.6人有代謝症候群[5]。代謝症候群包括5項危險因子：腰圍過粗、血壓偏高、飯前血糖偏高、三酸甘油酯過高，以及高密度脂蛋白膽固醇（也就是俗稱的「好的膽固醇」）偏低，當3項以上指標不符標準時，就表示罹患代謝症候群了。大家都知道代謝症候群是許多慢性病的前兆，但可能不了解代謝症候群的每一項指標，都是造成攝護腺組織增生的可能原因[6,7]。因此提醒大家，攝護腺別等老了才保養，而是要及早維持健康體重，將血糖、血壓、血脂控制在正常範圍內。

### ● 高脂飲食

過多的油脂攝取，不只讓人發福，許多研究認為也會造成攝護腺肥大而引發病變[8]。長時間攝取高脂飲食會在體內默默累積發炎反應，當人體在發炎時，常會有紅、腫、熱、痛等不適症狀產生，而攝護腺長期暴露在這樣的壓力下，相關問題當然會接「腫」而來。想要中年以後的生活不受「腺」制，請盡可能忌口，減少油炸食物的選擇與攝取。

## 找回青春小鳥，保護攝護腺的「慢老」元素

### ● 地中海飲食

地中海飲食的特點在於大量攝取蔬菜、豆類、水果和穀物，並以橄欖油為主要油脂，搭配魚類及海鮮，並適量食用蛋、家禽及乳製品。科學家認為，這樣的飲食組成特色與維護攝護腺健康密切相關。以下讓我們來逐一了解這些食材對於攝護腺健康的影響[9]：

- **橄欖油**：橄欖油富含單元不飽和脂肪酸，約占 70% 的脂肪酸比例。研究發現，單元不飽和脂肪酸的攝取與降低攝護腺癌風險相關。
- **魚類**：早期研究顯示，魚類攝取量與攝護腺癌的發病率和死亡率呈負相關。動物實驗發現，若減少飼料中的玉米油而增加魚油，可延緩實驗動物的攝護腺癌發展和進程，因此說明魚類和海鮮中的多元不飽和脂肪酸，可能有助於攝護腺的健康。
- **蔬果、穀物和豆類**：這些植物性食材含有豐富的膳食纖維、微量營養素和抗發炎植化素，具有抗癌潛力。部分研究指出，蔬果攝取與降低攝護腺癌進展風險有關。而膳食纖維更能延緩血糖上升，改善胰島素敏感性，進而降低類胰島素生長因子（insulin-like growth factors, IGF）的濃度，可能與減少攝護腺癌風險相關。
- **適量的乳製品**：過去有部分研究認為，乳製品攝取可能增加攝護腺癌風險。不過 2023 年一項涵蓋 1989～2020 年 33 項世代研究的統合分析研究指出[10]，只有在大量攝取乳製品時（例如每日超過 400 公克的乳製品或 40 公克起司），攝護腺癌的風險才可能提高。相反的，每日若攝取約 100 公克的全脂牛奶時，攝護腺癌風險可能降低約 3%。顯示日常飲食中適量納入乳製品，有助於提升攝護腺健康。

● **鋅**

　　鋅是身體裡很重要的微量元素，體內許多的酵素與荷爾蒙運作都需要鋅。科學家使用特殊的分析方法，檢測健康人與攝護腺肥大患者血液、尿液與攝護腺組織切片中的鋅含量，發現攝護腺肥大者，組織切片的鋅含量明顯低於健康者，尿中鋅的排泄量也顯著增加[11]。所以男性同胞們千萬不要掉以輕「鋅」。通常富含蛋白質的食物都富含鋅，牡蠣、肉類，或是南瓜子及南瓜子油，都是不錯的選擇。

## 2.5.2 保養攝護腺,「男」言之隱不要來

● **維生素 D**

　　有「陽光維生素」之稱的維生素 D,已被許多研究證實,對攝護腺的影響也很大。一項針對 322 位 60～75 歲老人的研究發現,相較於血液中維生素 D 濃度正常者,維生素 D 缺乏的中老年人,攝護腺體積明顯變大,並伴隨有排尿緩慢的問題[12]。而科學家給予小鼠餵食缺乏維生素 D 的食物,監控對子代造成的影響發現,相較於控制組(也就是飲食不缺乏維生素 D 組),長期缺乏維生素 D 的小鼠血中有大量的攝護腺組織增生指標,攝護腺重量也顯著較重[13]。以上這些發現在在說明,維生素 D 是維持攝護腺健康的重要元素。因此,除了日曬之外,營養師還建議大家,平常就要攝取足夠的維生素 D,像是秋刀魚、鯖魚、鮭魚,或是強化維生素 D 的乳製品、肝臟、牛肉或雞蛋等食材,來增強攝護腺的健康。

● **番茄紅素**

　　一篇發表在《營養學期刊》(*The Journal of Nutrition*)的小規模前導型臨床實驗,學者找了 40 名攝護腺肥大年長者參與實驗,這些受試者在半年間,每天分別攝取安慰劑或 15 毫克番茄紅素,在 6 個月番茄紅素的補充下,受試者的疾病進展顯著減緩[14]。此外,目前已有許多臨床與動物實驗發現,飲食中如果含有愈多番茄紅素,罹患攝護腺癌的機率就愈低[15]。顯示男性朋友平常可多吃一些番茄,保護攝護腺的健康。

● **其他與攝護腺健康有關的營養因子**[16]

| 營養因子 | 功效／作用 | 來源 |
| --- | --- | --- |
| 異黃酮素 | 減少男性血漿中睪固酮這種男性荷爾蒙的濃度,而且能抑制攝護腺癌細胞的增生。 | 豆漿、豆腐及許多豆製品都是異黃酮素的良好來源。 |

| | | |
|---|---|---|
| 蘿蔔硫素 | 本身是良好的抗氧化劑，可以抓住自由基，防止細胞癌變。 | 主要存在十字花科蔬菜中，包括綠色花椰菜、孢子甘藍、芥藍、芥菜、高麗菜、大白菜、小白菜等。 |

最後提醒大家應趁年輕好好保護攝護腺，除了找營養師討論對抗攝護腺肥大的飲食策略，也可以到泌尿科進行常規檢查，避免「滴答滴答」的中年危機提早到來。

### 進階常識

#### ● 攝護腺肥大的發生機轉與植化素之關係

解剖學上，攝護腺可以分成移形區（transition zone）、中央區（central zone）、周邊區（peripheral zone）及前部纖維肌肉間質（anterior fibromuscular stroma）四大區塊。移形區為攝護腺肥大發生的主要位置，增生的細胞不但會使攝護腺變大，也會侵占移形區內的尿道，造成患者尿道阻塞而發生排尿問題。目前科學家認為，男性荷爾蒙睪固酮（testosterone），會經由 $5\alpha$-還原酶（$5\alpha$-reductase）作用轉化形成活性更強的雙氫睪固酮（dihydrotestosterone），干擾攝護腺細胞數目增生與凋亡的平衡機制。換句話說，若能攝取抑制 $5\alpha$-還原酶活性的食物，減少雙氫睪固酮生成，或許是預防攝護腺肥大的對策之一。科學家發現，兒茶素（catechin）、槲皮素（quercetin）、山奈酚（kaempferol）、楊梅素（myricetin）、植物固醇等眾多植化素，對於抑制 $5\alpha$-還原酶活性都有不錯的效果[17]。雖然這些發現大多都還停留在體外細胞實驗研究，但我們不必等人體研究證實後，才開始從日常飲食中增加植化素。從現在開始，攝取足夠的蔬菜、水果、全穀雜糧類等植物性食材準沒錯。

### ● 鋅與攝護腺健康[2]

飲食中的鋅對攝護腺細胞的調控非常重要，攝護腺上皮細胞存在大量的鋅，可抑制粒線體烏頭酸酶（aconitase）酵素表現，影響檸檬酸的氧化作用與能量生成，調節細胞的增生與凋亡。除此之外，這些「未使用」的檸檬酸，可成為前列腺液的一部分，提供精子能量。

### ● 高脂飲食與攝護腺細胞增生

高脂飲食會誘發 nuclear factor-kappa B（NF-$\kappa$B）與 signal transducer and activator of transcription 3（STAT3）等一連串訊息傳遞路徑，產生過量的促發炎細胞激素，破壞細胞增生與凋亡平衡機制，當這些反應發生在攝護腺時，便會影響其正常功能[8]。2021年發表在國際知名期刊《Frontiers in Cell and Developmental Biology》的一篇研究更發現，高脂飲食會破壞實驗小鼠的腸道生態，增加血液中「飢餓素」荷爾蒙的濃度[18]。一項分析攝護腺肥大患者抽血資料的臨床研究，也觀察到患者有飢餓素偏高的問題，且濃度與攝護腺的體積大小呈顯著正相關[19]；而誘發攝護腺增生的動物與細胞實驗模式更發現，飢餓素與其接受器（receptor）會大量表現，進而啟動 JAK2/STAT3 等一連串訊息傳遞路徑，促使與攝護腺肥大發生的相關物質生成[18,19]。以上這些研究在在說明，高脂飲食可透過不同途徑，影響攝護腺的健康。

**參考資料**

1. Berry, Stephen J., et al. "The development of human benign prostatic hyperplasia with age." The Journal of Urology 132.3 (1984): 474-479.
2. Sauer, Ann Katrin, et al. "Zinc deficiency in men over 50 and its implications in prostate disorders." Frontiers in Oncology (2020): 1293.
3. Chughtai, Bilal, et al. "Benign prostatic hyperplasia." Nature Reviews Disease Primers 2.1 (2016): 1-15.
4. National Institutes of Health. "Understanding prostate changes: A health guide for all men." National Institutes of

Health, National Cancer Institute 11-4303 (2011).

5. 國民健康署（2022）。國民營養健康狀況變遷調查成果報告2017-2020年。

6. Hammarsten, J., et al. "Components of the metabolic syndrome—risk factors for the development of benign prostatic hyperplasia." Prostate Cancer and Prostatic Diseases 1.3 (1998): 157-162.

7. Kristal, Alan R., et al. "Race/ethnicity, obesity, health related behaviors and the risk of symptomatic benign prostatic hyperplasia: results from the prostate cancer prevention trial." The Journal of Urology 177.4 (2007): 1395-1400.

8. Shankar, Eswar, et al. "Inflammatory signaling involved in high-fat diet induced prostate diseases." Journal of Urology and Research 2.1 (2015).

9. López-Guarnido, Olga, et al. "Bioactive compounds of the Mediterranean diet and prostate cancer." The Aging Male 21.4 (2018): 251-260.

10. Zhao, Zifan, et al. "The association between dairy products consumption and prostate cancer risk: a systematic review and meta-analysis." British Journal of Nutrition 129.10 (2023): 1714-1731.

11. Christudoss, Pamela, et al. "Zinc status of patients with benign prostatic hyperplasia and prostate carcinoma." Indian J Urol. 27.1 (2011): 14.

12. Zhang, Weibing, et al. "Vitamin D deficiency as a potential marker of benign prostatic hyperplasia." Urology 97 (2016): 212-218.

13. Zhang, Zhi-Hui, et al. "Vitamin D deficiency promotes prostatic hyperplasia in middle-age mice through exacerbating local inflammation." The Journal of Steroid Biochemistry and Molecular Biology 182 (2018): 14-20.

14. Schwarz, Silke, et al. "Lycopene inhibits disease progression in patients with benign prostate hyperplasia." The Journal of Nutrition 138.1 (2008): 49-53.

15. Mirahmadi, Mahdi, et al. "Potential inhibitory effect of lycopene on prostate cancer." Biomedicine & Pharmacotherapy 129 (2020): 110459.

16. 吳映蓉、翁德志、李芷薇（2019）。《天然植物營養素，啟動健康正循環，打造人體最強防護力》。臉譜出版。

17. Azizi, Aziemah, Nuramalina H. Mumin, and Naeem Shafqat. "Phytochemicals With Anti 5-alpha-reductase Activity: A Prospective For Prostate Cancer Treatment." F1000Research 10 (2021).

18. Gu, Meng, et al. "High-fat diet induced gut microbiota alterations associating with Ghrelin/Jak2/Stat3 up-regulation to promote benign prostatic hyperplasia development." Frontiers in Cell and Developmental Biology (2021): 1675.

19. Wang, Xiaolong, et al. "Ghrelin aggravates prostate enlargement in rats with testosterone-induced benign prostatic hyperplasia, stromal cell proliferation, and smooth muscle contraction in human prostate tissues." Oxidative Medicine and Cellular Longevity 2019 (2019).

## 2.5.3 讓我膚如凝脂、容光煥發的逆齡祕訣

皮膚覆蓋於人體表面,是與外界環境接觸面積最大的器官,同時也是抵禦異物入侵與破壞的重要屏障。皮膚由外向內分為三個層次:表皮、真皮與皮下組織,每一層構造都有其特定的功能,以下我們以「房子」來作比喻,讓大家更能夠快速記住與理解皮膚複雜的構造。

首先,表皮就像是房子的外牆,可避免房屋遭受風雨侵襲,防止皮膚遭受各種外來的傷害。而位於表皮層最底部的基底層中含有高度活躍的幹細胞,則像是修繕老屋外觀的工人,不斷地進行老屋翻新與整建工程,促進皮膚表皮的再生。真皮層像是房子的結構層和支撐架構,主要由纖維母細胞組成,這些細胞有如製造原物料的工人,負責合成和分泌膠原蛋白(collagen)、纖維連接蛋白(fibronectin)、彈性蛋白(elastin)與多醣體(glycans)等物質,這些物質就像鋼筋和混凝土,提供房子的支撐和穩定性,賦予皮膚彈性與支撐強度。最後是皮下組織,包圍著毛囊,是皮膚系統的最底層,如同房子的地基,不僅使皮膚的真皮層能夠附著於肌肉和骨骼結締組織,同時也富含脂肪組織,作為地基的緩衝層,幫助減少體溫流失,並提供能量儲存。皮下組織還與調節荷爾蒙分泌、毛髮再生速度、平衡皮膚內部環境有關,並且影響皮膚損傷和感染後的修復過程[1]。

### 與時光逆行,解開皮膚逆齡的關鍵

皮膚的老化可分為自然老化(chronological aging)以及光老化(photo-aging)兩種。自然老化顧名思義是指,隨著歲數的增長,皮膚逐漸出現乾燥、失去光澤、彈性不足或細紋等現象,就像房屋長時間風吹日曬雨淋後所產生的耗損。每個人的皮膚抵抗時間侵蝕的能力不盡相同,取決於個人的基因與膚質狀況。科學家發

現，自然老化與皮膚表皮基底層中的幹細胞再生能力下降有關，這就像年邁的修繕工人無法再有效率地工作，使得皮膚的更新和修復能力降低。同時，真皮層中的纖維母細胞這些製造原物料的工人也會自然老化，功能自然也會退化，導致無法製造合成足夠「鋼筋和混凝土」等材料來維持皮膚的支撐力，進而使其失去彈性。因此，我們無法阻止時間在皮膚上留下「自然老化」的痕跡。

自然老化無法阻擋，但科學家從光老化的角度，提出了逆齡駐顏的可能性：光老化主要是皮膚暴露在紫外線A光（波長320～400 nm，能量低但穿透力高）或紫外線B光（波長280～320 nm，能量非常高）所引起，無論哪種波長的紫外線，都會對皮膚造成直接或間接的傷害。紫外線的「直接傷害」包括損傷皮膚正常細胞的染色體，影響皮膚的新陳代謝；而「間接傷害」則是大量的自由基生成，而自由基就像是不斷搞破壞的不安份子，不僅會攻擊正常細胞，還會耗損皮膚細胞中的抗氧化物質，誘導皮膚處於氧化壓力與發炎狀態，使皮膚無法有足夠的能力生合成膠原蛋白。總之，皮膚暴露於紫外線過久，會導致皺紋、鬆弛、粗糙暗沉、微血管擴張或色素斑等問題，造成皮膚的「光老化」。

因此，積極預防「光老化」是皮膚逆齡的關鍵。也就是說，除了將正確的防曬措施融入日常生活中，抵抗光老化對皮膚的直接傷害外，如果還能阻斷自由基、氧化壓力或發炎反應對皮膚的間接傷害，或許就能延緩肌膚老化問題提早出現。

## 導致皮膚老化的因素

### ● 手機藍光與睡眠品質不佳

請大家回想昨晚睡前做的最後一件事是什麼？是在床上用手機或平板追劇、回訊息，還是瀏覽朋友的最新動態？有沒有發現，習慣性帶手機上床，將手機放在伸手就可取得處（甚至有人還將手機放在枕頭下），已是多數人的睡前儀式。然而，科學家也發現，睡前使用手機，手機螢幕的藍光（一種波長為420～490 nm

## 2.5.3 讓我膚如凝脂、容光煥發的逆齡祕訣

的紫外線光）可能會使我們的睡眠品質惡化，進而影響膚質的狀態。

韓國的研究團隊，讓 22 位年齡介於 20 至 39 歲且沒有睡眠障礙的女性受試者，在正常睡眠時間前使用手機 2 小時。研究人員調整了所有參與者的手機設定，將螢幕亮度調至最大，並移除了手機隨著環境光調節亮度、減少夜間眼睛疲勞及過濾藍光等功能。使用手機 2 小時後，參與者被指示不再使用手機，即使無法入睡也要躺在床上，並以智能手錶記錄她們的睡眠時間、起床時間、淺眠比例及總睡眠時間。結果發現，受試者的睡眠品質顯著變差，入睡時間平均延後至凌晨 2 點，比平時晚約 34 分鐘。此外，肌膚檢測儀的結果也發現，這些受試者皮膚的外觀發生顯著改變，包括含水量下降，皮脂含量與皮膚脫屑增加，且光澤度、透明度及彈性也有所下降[2]。

科學家認為，藍光不僅會干擾大腦中褪黑激素的濃度，破壞我們正常的睡眠晝夜節律，還會影響皮膚細胞的正常再生和修復功能。此外，藍光會造成超氧自由基的形成，導致細胞損傷，使皮膚處於發炎狀態，進而破壞皮膚中的膠原蛋白和彈性蛋白，導致皮膚鬆弛、皺紋與老化的發生[3]。因此，避免睡前使用手機是維持良好睡眠品質及膚質的重要生活習慣。

● **酒精**

即使大家都知道酒精對肝臟的傷害，但工作應酬或週末娛樂放鬆時，飲酒已成為多數人生活中不可或缺的一部分。然而，你知道嗎？鏡子裡那微醺迷濛的熟悉臉龐，其實正悄悄迎來眾多肌膚問題，讓你漸漸認不出自己。

2019 年一項跨國大型研究，參與者是來自美國、澳大利亞、加拿大和英國的女性，年齡介於 18 至 75 歲之間，涵蓋白人、亞裔、黑人和西班牙裔共 3,267 人。研究收集了受試者的飲酒情況（無、適量或大量飲酒），並請受試者自我評估臉部的老化嚴重程度。結果發現，每週累積飲酒 8 份以上的受試者（1 份相當於 14 公克酒精），自覺臉部有顯著較多的皺紋、眼袋、嘴角紋及可見的微血管[4]。作者認為，

酒精可能是造成皮膚發炎的重要誘發因子，過度飲酒不僅會削弱皮膚的抗氧化防禦系統，使其更容易受到光老化的傷害，同時也會造成維持皮膚健康的營養素缺乏，減弱膠原蛋白的生合成能力，對皮膚產生眾多的有害影響。

雖然本研究僅針對女性進行資料收集，但無論性別，這項研究強調了從今天開始少喝一點酒，或許能延緩肌膚的老化速度，讓自己多一點美麗與健康。

## 讓肌膚容光煥發的「慢老」元素

### ● 地中海飲食

愈來愈多人了解，大量攝取植物性食材、控制紅肉以及加工肉的攝取，並使用富含單元不飽脂肪酸橄欖油的地中海飲食，對身體有多種益處。除了能預防心血管疾病外，研究還發現，遵循地中海飲食模式，還有助於打造健康美肌，減緩不論是青春痘、反覆性蕁麻疹，還是異位性皮膚炎、乾癬等令人困擾的皮膚疾病[5]。由於攝取地中海飲食原則的食物可獲得許多抗氧化物質，幫助身體降低發炎狀態，或是緩解皮膚受紫外線曝曬所造成的氧化壓力與細胞損傷，因此對皮膚產生正面的保護效果。儘管受限於研究設計與實驗規模，目前的研究發現仍無法確定地中海飲食與皮膚健康之間的因果關係，但我們無需等待更多大型研究結果驗證，從現在開始，就能將學界推崇的地中海飲食實踐於日常生活中，吃出逆齡好膚質。

### ● 益生菌

大家對於益生菌增強免疫力的效果肯定不陌生，但除此之外，益生菌還可能是維持面子問題的明日之星！已有許多臨床研究發現，有面子困擾的患者，補充單一或多種益生菌一段時間後，臉上的紅腫與發炎程度，都遠遠少於沒有補充益生菌的對照組[6]，推測益生菌能夠改善腸道菌相，抑制壞菌孳生，減少發炎物質產生。從研究結果可看出，益生菌對於膚質狀態的維持具有間接作用。不過，想要肌膚健康，不能單靠益生菌補充，還要在日常飲食中留意下列飲食元素，透過由內而外的飲食調整，才能從源頭對抗老化對膚質的影響。

● **其他與皮膚健康有關的營養因子**[1]

| 營養因子 | 功效／作用 | 來源 |
| --- | --- | --- |
| 鋅 | 皮膚是全身組織中鋅含量排名第三的部位，鋅是皮膚表皮角質細胞增生和分化的必要元素。 | 動物性食物為主要來源，如肝臟、魚肉及瘦肉等。 |
| 銅 | ● 參與皮膚細胞外基質的合成，賦予皮膚支撐結構，協助皮膚中的蛋白質合成與穩定，以及參與血管生成作用。<br>● 研究顯示，銅有助於改善皮膚彈性，減少細紋與皺紋，促進傷口癒合等功用。 | 大部分的食物均含有銅，內臟類、全穀類、蝦蟹貝類、豆類及其製品或堅果類為含銅量較高的食物。 |
| 硒 | ● 為抗氧化酵素的重要組成份之一，也與皮膚角質細胞的發育和功能相關。<br>● 研究發現，飲食中缺乏硒會使實驗動物的皮膚對紫外線照射所引起的氧化壓力更加敏感。 | 肉類、蛋、魚與海鮮、全穀類或堅果都為良好來源。 |
| 維生素 C | ● 可作為皮膚抵抗自由基傷害的抗氧化劑。<br>● 缺乏時影響皮膚傷口修復與再生。 | 可由柑橘類、芭樂、甜椒、花椰菜等天然蔬果攝取獲得。 |

最後仍要提醒大家，使用保養品固然有助於膚質保養，但均衡飲食搭配規律作息，才是延緩皮膚老化的根本之道！對於有惱人面子問題的民眾，建議尋求專業皮膚科醫師的協助，或是請教營養師如何在日常透過飲食進行由內而外的調理，吃出容光煥發的健康膚質，延緩老化的速度。

### 進階常識

● **補充膠原蛋白是否能預防皮膚老化與改善膚況？**

網路與電視廣告上，或是藥妝店常常見到許多品牌的膠原蛋白商品，可說是近年最熱門的話題之一，但這些產品真的有效嗎？首先，我們先來認識一下，什麼是膠原蛋白。

膠原蛋白是人體中蛋白質的一種。大家都知道，胺基酸是組成蛋白質的小分子單位，而不同的胺基酸都有獨特的構造與特性，因此，不同的胺基酸排列次序，就會組合出不同的胜肽組成，進而造就出多樣的蛋白質種類與功能。而膠原蛋白又特別的「龜毛」，組成原料（胺基酸組成）不符合規定時，就會罷工不想工作；不然就要先把原料拆開，再重組成合適的型態，膠原蛋白才會開始合成。

通常，膠原蛋白最基本結構是由固定順序的三個胺基酸組成三胜肽，是由一種叫做甘胺酸（glycine）的胺基酸，再加上另外兩個隨機的胺基酸組成，而這兩個隨機的胺基酸常常是脯胺酸（proline）或羥脯胺酸（hydroxyproline），再由這樣的定序三胜肽重複排列成一條多肽鏈，而膠原蛋白就是由三條這樣特殊順序的多肽鏈互纏繞成螺旋型。大家可以試著想像，膠原蛋白就像三條髮束螺旋編織而成的一條辮子，而三股之間還有用小髮夾（氫鍵）綁住，這樣穩固的結構，在「皮膚」的真皮層中占約80～85％，使皮膚保持彈性和緊緻；在「關節」的軟骨基質中占約50～70％，是保持關節健康與靈活的關鍵；在「骨頭」的基質裡占了約80～90％，提供了骨骼的強度與結構支持；而在「韌帶」中占約60～85％，確保我們的運動和日常活動順暢無阻[7]。換句話說，其實膠原蛋白不是只有存在臉部，身體各處都有膠原蛋白，它們就像身體最重要的「膠水」，把所有重要的東西hold（黏著）住。然而，隨著年齡的增加，我們體內的膠原蛋白合成速度會逐漸減慢，每年自然下降約1～1.5％[8]，而且年紀愈大，流失速度愈快，當臉部的「膠水」流失，臉皮開始hold不住產生皺紋；若「膠水」流失在骨頭，則無法將骨骼中的鈣質留住，骨質疏鬆症的風險相對也會提高；若關節開始hold不住，退化性關節炎就會找上門。

過去常聽長輩說，吃豬腳、木耳可以補充膠原蛋白。實際上，膠原蛋白只存在於動物性食材中。因此，豬腳的確含有膠原蛋白，但殘酷的事實是，人體的消化作用無法將巨大螺旋結構的膠原蛋白完全消化成小分子的基本單位，而且就算吸收到體內，身體也需想辦法再組合成最合適的膠原蛋白基本組成，所以即便豬腳有膠原蛋白，但對人體來說合成膠原蛋白的效率不佳。而木耳並不含膠原蛋白，那黏稠的膠質只是水溶性纖維，並不是真正的膠原蛋白。

不過，隨著科學技術的演進與成熟，膠原蛋白現今可以透過不同的萃取、處理和純化方式，形成小分子的胜肽結構，進一步提高吸收率與應用性。一篇2021年發表在《國際皮膚病學雜誌》（*International Journal of Dermatology*）的文獻，統整了19篇有關口服水解膠原蛋白對皮膚皺紋、保水度、彈性和緊緻度的隨機雙盲對照試驗研究。作者進一步以統合分析（meta-analysis）方式進行比較後發現，在1,125名年齡在20至70歲之間的參與者（95%為女性），補充水解膠原蛋白90天後，皮膚老化的現象有明顯改善，包括皺紋減少與提升皮膚彈性和保水度[9]。另一項2023年刊登於營養類別知名國際期刊《Nutrients》的文章，同樣探討口服水解膠原蛋白對皮膚老化的影響。在綜合分析26篇隨機對照臨床研究後，共計有1,721名參與者。結果顯示，與安慰劑組相比，水解膠原蛋白的補充能顯著改善皮膚的保水度與彈性[10]。

看來，補充水解膠原蛋白，除了能「填補」我們身體流失的特殊胜肽組成，細胞體外研究也發現還可以刺激皮膚細胞增生與玻尿酸的合成，進一步達到延緩皮膚老化的效果[11]。

相信讀到這裡，許多人可能已經迫不及待想要開始選購相關商品。不過照慣例，營養師還是要苦口婆心地提醒大家，雖然目前的研究認為膠原蛋白的補充，似乎對皮膚抗老化和保養有某種程度上的效果，但這些文獻都指出，現階段仍需要更多大型且長期的研究進一步驗證。此外，大家的心態也需保持正確，應優先檢視自我的生活方式與飲食是否健康，以降低皮膚處於自由基或氧化壓力的傷害。最後，若真的需要選購相關產品，務必要確認商品資訊是否公開透明，以及是否有科學研究數據支持其宣稱效果。市面上充斥許多形式和來源的膠原蛋白補充品，購買使用前也應先與醫師與營養師諮詢討論，才能確保每一分錢花得有價值，對肌膚逆齡有保障！

**參考資料**

1. Cao, Changwei, et al. "Diet and skin aging — From the perspective of food nutrition." Nutrients 12.3 (2020): 870.
2. Jang, Sue Im et al. "Evaluation of changes in skin characteristics due to the poor quality of sleep caused by smartphone usage." Journal of Cosmetic Dermatology vol. 21,4 (2022): 1656-1665.
3. Kumari, Jyoti et al. "The impact of blue light and digital screens on the skin." Journal of Cosmetic Dermatology vol. 22,4 (2023): 1185-1190. doi:10.1111/jocd.15576
4. Goodman, Greg D et al. "Impact of Smoking and Alcohol Use on Facial Aging in Women: Results of a Large Multinational, Multiracial, Cross-sectional Survey." The Journal of Clinical and Aesthetic Dermatology vol. 12,8 (2019): 28-39.
5. Mansilla-Polo, M., J. Piquero-Casals, and D. Morgado-Carrasco. "Popular Diets and Skin Effects: A Narrative Review." Actas Dermosifiliogr (2023): S0001-7310.
6. Lee, Young Bok, Eun Jung Byun, and Hei Sung Kim. "Potential role of the microbiome in acne: a comprehensive review." Journal of Clinical Medicine 8.7 (2019): 987.
7. Amirrah, Ibrahim N., et al. "A comprehensive review on collagen type I development of biomaterials for tissue engineering: From biosynthesis to bioscaffold." Biomedicines 10.9 (2022): 2307.
8. Reilly, David M., and Jennifer Lozano. "Skin collagen through the lifestages: Importance for skin health and beauty." Plastic and Aesthetic Research 8 (2021): 2.
9. de Miranda, Roseane B., Patrícia Weimer, and Rochele C. Rossi. "Effects of hydrolyzed collagen supplementation on skin aging: a systematic review and meta analysis." International Journal of Dermatology 60.12 (2021): 1449-1461.
10. Pu, Szu-Yu, et al. "Effects of oral collagen for skin anti-aging: A systematic review and meta-analysis." Nutrients 15.9 (2023): 2080.
11. Ohara, Hiroki, et al. "Collagen derived dipeptide, proline hydroxyproline, stimulates cell proliferation and hyaluronic acid synthesis in cultured human dermal fibroblasts." The Journal of Dermatology 37.4 (2010): 330-338.

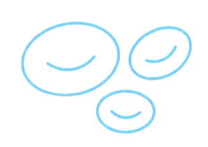

## 2.6 讓我健步如飛、腿骨有力的逆齡飲食

### 2.6.1 提升骨密度，防止骨質不斷流失

老人家一旦跌倒，往往意味著病痛與臥床的開始，後續一連串威脅生命的健康危機也會接踵而至。除了居住環境因素外，許多跌倒問題也與骨質疏鬆有關。骨質疏鬆是一種隱藏的威脅，因為骨質流失時是完全沒有感覺的，等到發生時已經來不及挽救。因此，我們每個人都應該從年輕開始保「密」防「跌」，及早累積骨密度、穩健骨頭結構，預防骨質疏鬆、降低跌倒風險。

不要以為骨頭摸起來硬邦邦的，像石頭一樣靜止不動。實際上，骨骼的狀態是骨質合成和骨質分解作用的拉鋸結果，透過不斷地「汰舊換新」，來維持骨骼的健康。骨頭的外層為結構緻密的皮質骨（cortical），內層為骨小樑（trabecular），在骨小樑的表面存在著蝕骨細胞（osteoclast）與成骨細胞（osteoblast）。蝕骨細胞負責「分解」的工作，來分解舊的骨質，而成骨細胞則負責「合成」的工作，會不斷進行骨礦物質化合成新的骨質。當「分解」明顯大於「合成」時，就會發生骨質流失，骨質密度下降，甚至骨質疏鬆的問題，也會有比較高的骨裂與骨折的機會。

## 維持好「骨」力，解開骨頭逆齡關鍵

年輕人的骨質合成大於骨質分解時，骨質會持續累積，在30歲左右達到骨質密度的高峰。隨著年齡的增長，骨質流失作用加劇，導致骨小樑的數量和厚度明顯減少，同時皮質骨也會變得較薄[1]，因而造成中高齡族群成為骨質疏鬆的高危險群。此外，飲食攝取狀況不佳，或是女性更年期後缺少雌激素的保護，都可能導致骨質流失，骨質密度下降，嚴重時引發骨質疏鬆。為了有強健的骨骼，孩童、青少年到成人期等年輕族群，都應該趁高效率累積骨質的黃金時期「早囤早安心」，加入囤骨本的行列。而中高齡族群也不要灰心，雖然無法阻止因年齡而自然加劇的骨質流失作用，但是仍然可以透過改變生活習慣來減緩骨質流失的速度，幫忙骨質逆齡。

## 導致骨頭老化的因素

### ● 精緻糖

琳瑯滿目的手搖飲與甜點店，是許多人忙碌生活的小確幸。然而，這些幸福的選擇往往伴隨過量的精緻糖攝取危機，不僅可能導致身體處於慢性發炎狀態，還可能減少小腸對鈣質的吸收、增加鈣與其他骨頭生成相關的礦物質從尿液中流失，進而影響身體骨骼生成與降低骨質密度[2]。一項早在1997年分析100名年齡介於7至14歲學童的希臘研究，發現每天有飲用半瓶含糖果汁或飲料（如可樂）習慣者，骨折風險分別提升了1.6倍和1.7倍[3]。近期一篇針對「含糖飲料與骨質健康」的統合分析（meta-analysis）研究[4]，內容涵蓋26篇研究與124,691名研究對象，結果發現不論對於學童或是成年人，飲用含糖飲料會降低骨質密度。一般來說，若喝含糖飲料等不健康的飲品愈多，會排擠消費者飲用健康飲品（如乳製品）的頻率，進而減少身體獲得足夠鈣質、維生素D等與骨骼健康相關營養素的機會；或是透過刺激體內胰島素分泌，影響鈣磷平衡和代謝，對骨質產生負面影響[2]。營養師建議大家,減少精緻糖分的攝取,少吃甜食,少喝含糖飲料,能吃水果就不要喝果汁,也是預防骨質流失的重要飲食關鍵。

- **高鈉飲食**

大家都知道吃太鹹會引起高血壓,卻可能忽略「鹽」多必失——高鈉飲食會增加鈣的流失,對骨骼健康造成不利影響。2018年《美國營養學院期刊》(*Journal of the American College of Nutrition*)刊登了一項大型的統合分析研究[5],分析了近40,000筆數據後發現,高鈉飲食會使骨質疏鬆的風險增加1.2倍。該研究進一步的分組比較發現,女性(不論是否處於更年期),或是年紀超過50歲者,吃重鹹的飲食習慣,都是骨質疏鬆的重要危險因素。根據台灣衛生福利部最新的建議,每日鈉總攝取量不宜超過2,300毫克(相當於5.75克鹽)[6]。然而,2017～2020年台灣營養健康狀況變遷調查卻發現[7],4歲以上男童以及7歲以上女童,就有鈉攝取量超過建議的情況;而年齡在19至44歲之間的成年人,鈉攝取量更是高得驚人,男性每天攝取約為4,140毫克,女性為3,196毫克,相當於分別攝取了10.4公克和8公克的鹽。營養師建議大家,盡可能選擇天然食材,降低加工食物的選擇,或是運用烤、蒸、燉等烹調方式,來保持食物的天然鮮味,以減少飲食中鹽的用量,更能保護我們的骨質健康。

## 延緩「老倒縮」的「慢老」元素

- **地中海飲食**

地中海飲食一直以來都被視為健康的飲食方式,而近期的科學研究更進一步說明地中海飲食與骨骼健康之間的關聯。一項2018年刊登在營養權威期刊《美國臨床營養雜誌》(*American Journal of Clinical Nutrition*)的研究[8],招募了來自歐洲各國1,294名年齡介於65至79歲的受試者,並將他們分成兩組,一組維持受試者平常的飲食模式,而另一組則改為遵循地中海飲食建議;此外,地中海飲食組的受試者每天還要補充10微克的維生素D。經過一年的實驗，對於本來骨密度健康的受試者而言，地中海飲食對他們的骨骼健康並無明顯的影響；但是，對於原本已經存在骨質疏鬆問題的人來說，地中海飲食可明顯延緩骨質流失的速度。同年，刊登在《歐洲臨床營養學期刊》（European Journal of Clinical Nutrition）的一項統合分析研究[9]，彙整與統計13篇臨床試驗結果，發現在超過35萬名受試者中，遵循地中海飲食模式確實能夠顯著降低21%髖部骨折風險；此外，在超過1萬筆骨質密度資料中，地中海飲食也被認為可以提高研究對象全身、腰椎和臀部等不同部位的骨質密度。科學家認為，地中海飲食特點之一，選擇富含抗氧化物質的植物性食物，如蔬菜、水果，有助於促進成骨細胞的生成，同時抑制蝕骨細胞的作用，因而有助於維持骨頭體積與與厚度。此外，選擇使用橄欖油也能攝取到具有抗氧化能力的多酚類物質，進而增強成骨細胞的增殖表現[10]。

● **無加糖優格與優酪乳**[11]

想要強健骨質的人，千萬別錯過含有益生菌的無加糖優格與優酪乳。研究發現，習慣食用無加糖優格與優酪乳的人，有較高的骨質密度，骨折的風險也較低；推測這類的發酵乳品可以促進骨質健康，主要是因為它們不僅富含骨質合成所需的鈣、鎂與蛋白質，還可以提供協助人體穩定腸道菌相所需的益生菌與益生質。科學家透過動物研究發現，調節實驗鼠體內的腸道菌相，有助於改善骨質含量。因此，營養師建議大家不妨嘗試將無加糖優格或優酪乳作為日常點心或飲品，取代一般的零食，甚至可以將優格作為沙拉醬，透過這些飲食小改變來增加日常攝取這類食物的機會，輕鬆維持骨骼健康。

最後提醒大家應趁年輕好好存「骨本」，除了找專業營養師討論「護骨飲食」外，也可以尋找骨科醫師的協助，避免骨質流失的危機提早到來。

## 2.6.1 提升骨密度，防止骨質不斷流失

● **其他與骨質健康有關的營養因子**[11,12]

| 營養因子 | 功效／作用 | 來源 |
| --- | --- | --- |
| 鈣 | 建構骨質的重要元素。 | 奶類、優格、起司或是優酪乳都是良好的鈣質來源；素食者則可由板豆腐、五香豆乾或豆乾絲等使用含鈣凝固劑製成的豆製品、未精製穀類及黑芝麻獲得鈣質。 |
| 維生素 D | 有助於促進身體對於鈣的利用，進而保護骨質健康。 | ● 建議於陽光充足但不是最強烈的階段曬太陽，大約在每天上午10點以前或下午2點以後，不要擦防曬乳，每次約10到20分鐘。<br>● 可多食用富含維生素 D 的食物，如魚類、雞蛋及強化維生素 D 之乳製品等，有助於達到每日維生素 D 建議攝取量。<br>● 必要時可諮詢營養師或在醫師處方指導下，補充營養補充品。 |
| 維生素 K | 可以活化骨鈣蛋白、促進骨骼生成。 | 維生素 K 存於菠菜、甘藍、青花菜等深綠色蔬菜。 |
| 異黃酮素 | 具有協助停經後婦女保留骨質之潛力。 | 大豆、山藥或紫心地瓜等食材都是異黃酮素的食物來源。 |
| 木酚素 | 具有促進停經後婦女骨骼健康之潛力。 | 芝麻、亞麻籽、花椰菜、腰果、奇異果與馬鈴薯等食材都含有木酚素。 |
| 香豆雌酚 | 會抑制蝕骨細胞的活性，使得骨質流失速度減緩。 | 綠豆芽、亞麻籽、開心果、杏仁與苜蓿芽等食材都含有香豆雌酚。 |
| 薯蕷皂苷元 | 具有促進停經後婦女骨骼密度及強度之潛力。 | 日常可以由山藥獲得薯蕷皂苷元。 |
| GPCS | 全名為 gamma-L-glutamyl-trans-S-1-propenyl-L- cysteine sulfoxide，可以抑制蝕骨細胞的活性，減少骨質的流失。 | 日常可以由洋蔥獲得 GPCS。 |

> **進階常識**

● **存骨本是否需要依賴鈣質或維生素 D 補充劑？**

鈣是骨骼主要的構成要素之一，而維生素D則能協助腸道吸收飲食中的鈣，這也是為什麼市面上許多骨骼保健產品，都會同時強調鈣與維生素D。然而，面對琳瑯滿目的保健食品，是否真的需要花錢補充，才能改善骨質疏鬆問題，還是只是一種「有吃有保庇」的心理安慰？2023年全球臨床醫師廣泛使用且推崇的《Uptodate》醫學研究指南[13]，在提及「鈣和維生素D的補充與骨質疏鬆」時就提醒大家：「對於骨骼健康而言，至今仍無法確定有無最佳的鈣和維生素D補充形式。更重要的是，對大多數的的人來說，透過飲食以及日曬，即可獲得足夠的鈣和維生素D，不需要服用任何的補充劑。」

當然，現代人要落實飲食均衡並不是容易的事情，因此，有些人可能將補充劑作為便捷的替代方案。以下我們將綜合國內外最新的科學指引，提供有關鈣或維生素D補充對於骨質疏鬆的提醒與建議：

1. 《Uptodate》醫學研究指南[13]：對於停經後且骨質疏鬆女性患者，建議每天攝取1,200毫克鈣（包含飲食與補充劑）和每天20微克（800國際單位，internation unit, IU）的維生素D。對於停經前就有骨質疏鬆女性或患有骨質疏鬆的男性，則建議每天攝取1,000毫克鈣（包含飲食與補充劑）和15微克（600國際單位）的維生素D。

2. 國際骨質疏鬆症基金會（International Osteoporosis Foundation, IOM）[14,15]：飲食為鈣的最佳來源，對於無法透過飲食獲取足夠鈣的人來說，使用補充劑可能是有幫助的，但每天不建議超過500～600毫克，並且建議可與維生素D搭配使用。此外，60歲以上成人每日維生素D攝取20～25微克（800～1,000國際單位）時，有助於改善骨質健康。

3. 2021年台灣成人骨質疏鬆症防治之共識及指引[16]：針對停經且骨質疏鬆患

者，每日建議攝取至少 1,200 毫克的鈣質。而 50 歲以上的男性患者，每日建議攝取至少 1,000 毫克鈣質。而所有骨質疏鬆患者，不論性別，每日來自飲食及補充劑的維生素 D 攝取量應至少達到 20 微克（800 國際單位）。值得注意的是，攝取過量的鈣質（如超過 1,500 毫克）並不會產生更多益處，反而可能發生結石或心血管疾病風險。而單獨補充鈣質或維生素 D，目前尚無充分證據表明可有效降低骨折風險。

根據上述整理資料可以了解，飲食是累積骨本的重要手段，而不應本末倒置過度依賴補充劑。根據台灣膳食營養素參考攝取量[6]，不同年齡的每日鈣質攝取建議分別為：10〜12 歲 1,000 毫克；13〜18 歲 1,200 毫克；而 19 歲以上者為 1,000 毫克。透過每日攝取 1.5〜2 杯乳製品（每杯 240 毫升），大約就可以獲得 360〜480 毫克的鈣質，滿足成人每日建議攝取量的 1/3〜1/2。此外，高鈣豆製品（如傳統豆腐、五香豆干、小方豆干等），或是高鈣深色蔬菜（如芥蘭、莧菜、蕃薯葉等），也是不錯的補鈣食物選擇。除了飲食，每天上午 10 點前或下午 2 點後，在不做防曬的狀況下，適度享受陽光約 10〜20 分鐘，也能有助於皮膚產生維生素 D，幫助體內鈣質的吸收。

最後，營養師想要提醒大家，成年人每日鈣質補充上限為 2,500 毫克，而維生素 D 上限則為每日 50 微克（2000 國際單位），對多數人而言，過量的問題很少來自食物本身，而是補充劑。因此，在考慮是否需要選購這些產品之前，不應盲目跟隨電視廣告，而應尋求骨科或家醫科醫師與營養師專業諮詢，或透過抽血數據評估體內鈣與維生素 D 的濃度是否不足，以作為補充前的參考依據，才能確保營養補充計畫的安全性與有效性。

## 參考資料

1. Corrado, Addolorata, et al. "Molecular basis of bone aging." International journal of molecular sciences 21.10 (2020): 3679.
2. DiNicolantonio, James J., et al. "Not salt but sugar as aetiological in osteoporosis: A review." Missouri Medicine 115.3 (2018): 247.
3. Petridou, Eleni, et al. "The role of dairy products and non alcoholic beverages in bone fractures among schoolage children." Scandinavian Journal of Social Medicine 25.2 (1997): 119-125.
4. Ahn, Hyejin, and Yoo Kyoung Park. "Sugar-sweetened beverage consumption and bone health: a systematic review and meta-analysis." Nutrition Journal 20.1 (2021): 41.
5. Fatahi, Somaye, et al. "The association of dietary and urinary sodium with bone mineral density and risk of osteoporosis: a systematic review and meta-analysis." Journal of the American College of Nutrition 37.6 (2018): 522-532.
6. 衛生福利部國民健康署（2020）。國人膳食營養素參考攝取量第八版。
7. 衛生福利部國民健康署（2020）。國民營養健康狀況變遷調查（106-109年）成果報告。
8. Jennings, Amy et al. "A Mediterranean-like dietary pattern with vitamin D3 (10 μg/d) supplements reduced the rate of bone loss in older Europeans with osteoporosis at baseline: results of a 1-y randomized controlled trial." The American Journal of Clinical Nutrition vol. 108,3 (2018): 633-640.
9. Malmir, Hanieh, et al. "Adherence to Mediterranean diet in relation to bone mineral density and risk of fracture: a systematic review and meta-analysis of observational studies." European Journal of Nutrition 57 (2018): 2147-2160.
10. Muñoz-Garach, Araceli, Beatriz García-Fontana, and Manuel Muñoz-Torres. "Nutrients and dietary patterns related to osteoporosis." Nutrients 12.7 (2020): 1986.
11. 吳映蓉、翁德志、李芷薇（2020）。《腸道菌對了身心就健康！營養學專家的護腸飲食全指南》。臉譜出版。
12. 吳映蓉、翁德志、李芷薇（2019）。《天然植物營養素，啟動健康正循環，打造人體最強防護力》。臉譜出版。
13. Rosen. "Calcium and vitamin D supplementation in osteoporosis." Uptodate (2023). Retrieved Oct 1, 2023 from https://www.uptodate.com/contents/calcium-and-vitamin-d-supplementation-in-osteoporosis
14. International Osteoporosis Foundation. Vitamin D recommendations. Retrieved Oct 2, 2023 from https://www.osteoporosis.foundation/vitamin-d-recommendations
15. International Osteoporosis Foundation. Calcium. Retrieved Oct 2, 2023 from https://www.osteoporosis.foundation/health-professionals/prevention/nutrition/calcium
16. 中華民國骨質疏鬆症學會。2021年台灣成人骨質疏鬆症防治之共識及指引。Retrieved Oct 2, 2023 from https://www.toa1997.org.tw/news/content.php?id=146&t=6

## 2.6.2 遠離關節卡卡,腿腳有力有妙招!

隨著年齡漸長,我發現身體不再像年輕時那麼靈活了,最明顯的是膝蓋,每當我上下樓梯或是蹲下時,膝蓋總會發出一種「咔咔」的聲音,疼痛更是時不時冒出來。剛開始我以為這是正常老化,試著忽略這些不舒服,然而並沒有好轉,反而愈來愈嚴重。我開始感受到膝蓋非常僵硬,就像被一塊木板牢牢釘住,不僅不靈活,且無法長時間走路或站立。當關節維持同一個姿勢太久,就需要稍微動一動,才能感覺到它慢慢鬆開,勉強變得靈活一點。而且,疼痛感愈來愈明顯,讓我連走路都變得困難。想到以後可能會不良於行,恐慌與不安湧上我心頭,讓我決定去看醫生。檢查後,醫生告訴我,我的膝蓋已經出現了退化性關節炎的症狀,讓我有些震驚,雖然早有心理準備,但真到了這一步還是感到無助。醫生解釋說,隨著年齡增長,膝蓋軟骨磨損、發炎是常見的情況,如果平時不注意保養,這種退化會更快。看來,我不能再把退化性關節炎看作是年老的必然,而是應該積極面對和調整。身體是我們的伙伴,雖然會隨著時間磨損,但我們可以學會如何更好地保護它,讓它陪伴我們走得更遠、更健康。

退化性關節炎是一種會隨著年齡增長悄悄找上門的慢性關節疾病,主要是因為關節軟骨慢慢磨損退化,讓人感覺關節卡卡的,不僅僵硬、腫脹且疼痛,甚至會讓長輩們連走路、爬樓梯都變得很吃力,嚴重時可能還需要輪椅幫忙。雖然,目前科學家還沒完全搞清楚退化性關節炎的真正原因,但有些因素被認為是罪魁禍首,比如:老化、肥胖、外傷、過度使用關節,還有家族遺傳。其中,年齡被認為是引起退化性關節炎的最大魔王[1]。

隨著年紀增長,我們的神經、肌肉和骨骼也會漸漸老化,這讓關節變得更容易受損而出現問題[1]。根據世界衛生組織的統計,超過7成的退化性關節炎患者年齡都超過55歲，這再一次證明「年紀大」是退化性關節炎的頭號幫凶。值得注意的是，退化性關節炎可以在身體的任何關節發作，像膝蓋、手指、髖關節等，但膝蓋最容易中招[2]。所以，學者們都在努力研究能預防或減緩退化性關節炎的飲食策略。好消息是，研究顯示膝蓋發生退化性關節炎跟飲食非常有關係，且透過健康飲食確實可以保護膝關節，讓它遠離退化性關節炎的威脅！

### 退化性關節炎為何找上門？解開老化關節卡卡的逆齡關鍵

為什麼老化會導致神經、肌肉和骨骼變化，讓關節更容易遭受退化性關節炎的威脅呢？「發炎」可能是幕後黑手！你可能會想，關節與堅硬的骨頭相連結，會被像著火一樣的發炎給「燒起來」嗎？答案是：會的！科學家發現隨著老化，我們的關節很容易堆積發炎物質，使得關節組織受傷。屋漏偏逢連夜雨，老化還會引發全身性的慢性發炎，這些發炎物質會透過血液傳送到關節，進一步加劇關節組織的發炎問題。原來，老化引發的代謝失衡會導致我們體內產生大量的發炎物質，這些發炎物質就像「火苗」一樣四處蔓延，在我們的體內「燒」起來，尤其是脂肪組織特別容易老化並引發發炎。當脂肪組織「失火」後，會釋放出更多的發炎物質，讓血液中的發炎物質濃度更高。然後，大量的發炎物質會經由血液四處亂竄，最終來到膝關節，當膝關節無法承受這場「大火」，就容易引發退化性關節炎，導致疼痛、行動不便等問題接踵而至[3]。所以，想要預防老化帶來的退化性關節炎，特別是最容易發生的膝蓋退化性關節炎，遠離促發炎的危險因子非常重要，並且多採用抗發炎飲食原則，才能保護關節免受這場「大火」的侵襲。

### 導致老化發生退化性關節炎的因素

- **女性**

女性朋友們要特別小心關節健康，尤其是更年期後！根據統計，退化性關節炎患者中約有60%的患者是女性[2]，且與男性相比，女性更容易受到膝蓋退化性關節炎的困擾[4]。為什麼更年期後的女性更要格外注意呢？當更年期來臨，女性的雌激素這把保護傘會逐漸「收起」，發炎這個不速之客就會趁機來敲門，對關節造成更多的損害，加劇老化引發的發炎狀況，進一步提高罹患退化性關節炎的風險。此外，動物實驗也發現缺乏雌激素會干擾骨骼健康，最終引發退化性關節炎[5]。所以，更年期女性更應該注重健康飲食，來保護關節免受退化性關節炎的困擾。想要了解更多保護更年期女性的因子，詳見2.5.1〈甩開更年期症狀，女力再現！〉。

● **過重與肥胖**

體重與膝蓋退化性關節炎之間的關係密不可分！一項針對35歲以上族群的研究發現，體重過重的女性罹患膝蓋退化性關節炎的風險比一般人高出將近4倍，男性則高達5倍[6]。這是因為肥胖會讓膝關節長期承受過大的壓力，導致關節磨損[6]。同時，肥胖者通常伴隨較嚴重的全身性發炎問題，進一步增加膝蓋退化性關節炎的風險[2]。更糟糕的是，膝蓋退化性關節炎會讓人活動量減少，進而導致體重增加，進入惡性循環[7]。值得一提的是，研究也指出老化引發的慢性發炎不僅會促進肥胖，還會加重膝蓋發生退化性關節炎的問題[8]。由此可知，老化、肥胖、發炎與退化性關節炎彼此之間是會交互影響的！雖然我們無法避免老化，但是我們可以藉由維持健康體重，以避免自己掉入惡性循環，且保護我們的膝關節健康。想要了解更多維持健康體重的方法，詳見2.7.1〈拒絕「油餘」人生，才能暢遊人生〉。

● **膝蓋曾受傷**[9]

膝蓋受傷並不一定會導致退化性關節炎，但如果沒有適當治療，膝蓋退化性關節炎可能會比預期提早10年發生。這是因為當膝蓋受傷未妥善處理，膝關節可能長期處於不穩定狀態，進而影響姿勢和身體發力的方式，讓其他部位承受額外的壓力。舉例來說，若十字韌帶曾經損傷或斷裂，韌帶無法持續穩定膝關節的運動，可能會逐漸影響到其他關節組織的運作。隨著時間推移，不僅退化性關節炎可能提早發作，還有可能引發其他健康問題，像是關節僵硬、疼痛甚至活動能力下降。特別需要注意的是，經常久站或進行大量體力勞動的人，若姿勢不正確或缺乏保護，膝關節所承受的壓力會更大，風險也隨之上升。因此，如果膝蓋真的受傷了，記得要配合醫師及物理治療師的指示，積極配合治療及復健，以預防未來的關節問題。

## ● 肌少症

如果你以為肌少症只是肌肉流失，就太低估它的危害了！關節和肌肉可謂是互相幫助的重要兄弟，它們相互合作才能讓我們擁有靈活的行動力。尤其，肌肉可以幫忙穩定關節、維持平衡與協調，還可以吸收來自運動或活動的衝擊，減輕這些力量直接傳遞到關節上，從而保護關節不被過度磨損；相反的，當肌少症問題找上門而出現肌肉量或肌肉力量不足時，關節即失去了肌肉提供的支撐與保護作用，最終加劇關節磨損的現象。此外，亦有研究發現肌少症患者體內常見有發炎現象，這也是引起退化性關節炎的重要危險因子[10]。因此，想要關節不卡卡的人，除了要了解保護關節的飲食妙招，也要記得兼顧肌肉的健康，讓靈活力更加倍。想要了解更多避免肌少症的方法，詳見2.6.3〈肌不可失，逆轉肌肉流失的關鍵祕訣！〉。

## ● 飲酒

你也是愛喝酒的人嗎？如果想讓關節保持健康，可要稍微忌口哦！有學者花了8年追蹤一群45到79歲的受試者，結果發現，跟不喝酒的人比起來，每天喝超過30公克酒精的人，發生膝蓋退化性關節炎的風險顯著提高！不過，輕度到中等量飲酒則和膝蓋退化性關節炎沒有明顯關聯。動物實驗還顯示，長期接觸酒精會加速老鼠膝蓋和肩膀關節的軟骨損失，並且引發多種發炎反應。所以，為了避免發炎影響關節健康，學者建議大家要控制酒精攝取量[11]。根據台灣衛福部的建議，成年男性一天最多攝取 2 份酒精，女性一天最多攝取 1 份。每份酒精大約是 10 公克酒精，等於 250 毫升的 5% 啤酒；或 100 毫升的 12% 葡萄酒；或者 30 毫升的 40% 蒸餾酒。下次小酌時，盡量喝得「剛剛好」，對你的關節更有好處哦！

### ● 含糖或磷酸的碳酸飲料或汽水

不喝酒改喝汽水會比較好嗎？答案可能會讓你失望。研究發現，喝愈多碳酸飲料或汽水的人，發生膝蓋退化性關節炎的風險愈高，患病後也會惡化得愈明顯。雖然還需要更多研究來確認原因，但學者們指出，部分飲料中添加的磷酸，可能導致體內鈣質失衡而進一步影響關節健康[12]。麻煩的是，這些飲料所含的糖也可能加劇體內的發炎反應，對關節健康更加不利[13,14]。尤其，當我們喝愈多汽水、手搖飲或吃甜點、蛋糕，體重可能會增加，進而讓關節承受更大壓力。所以，為了避免退化性關節炎找上門，記得適量控制飲食。如果真的想享受甜甜的滋味，可以考慮用對健康較友善的果寡糖或異麥芽寡糖來取代果糖、黑糖或蜂蜜等精緻糖，對你的關節會更有幫助。值得一提的是，目前的研究並沒有發現一般氣泡水會傷害關節健康。氣泡水的氣泡感是透過加壓將二氧化碳溶入水中產生的，且原味氣泡水通常不會額外添加磷酸。因此，下次可以考慮用無糖且無磷酸的氣泡水替代其他含糖或含磷酸的飲料，既能享受氣泡口感，又不會給關節帶來額外負擔。

### ● 發炎飲食

發炎可謂是退化性關節炎的元凶，而不良的飲食型態也是引起發炎的原因。為了更深入了解飲食、發炎與退化性關節炎之間的關聯，學者針對一群年齡介於 47 至 79 歲的受試者進行飲食分析，並計算其飲食的「發炎指數」。結果顯示，發炎指數較低的受試者，罹患膝蓋退化性關節炎的風險也較低[15]。由此可見，減少發炎是保護關節健康的重要關鍵。想遠離發炎，應盡量避免攝取紅肉、加工肉品、內臟及含添加糖的食物或飲料，因為這些飲食因子被學者指出容易引發體內「失火」般的發炎反應[16]。此外，增加抗發炎飲食因子的攝取（如：地中海飲食、益生菌及維生素D）也不可忽視。接下來，就讓營養師為大家介紹幾項抗發炎的營養關鍵吧！

## 拒絕「關節卡卡」的「慢老」元素

### ● 地中海飲食

想為身體「滅火」減少發炎嗎？趕快試試地中海飲食吧！學者追蹤分析了一群平均60歲的受試者飲食習慣後發現，飲食型態愈接近地中海飲食的人，罹患膝蓋退化性關節炎的風險明顯低於飲食型態較不符合這種飲食的人。值得一提的是，研究也指出，地中海飲食不僅能減少發炎，還具有抗氧化效果，幫助我們的關節免受自由基傷害[17]。因此，若想避免老年時被退化性關節炎困擾，記得複習我們在第一章介紹的「地中海飲食原則」哦！

### ● 維生素D

其實早在1996年就有學者發現，飲食中維生素D攝取量愈少、血液中維生素D濃度愈低的長者，愈容易受膝蓋退化性關節炎所困擾[18]。最近的研究更指出，維生素D能減輕膝蓋疼痛、改善膝蓋功能，甚至減緩軟骨的退化[19]。可見，想要保護膝關節健康，一定要多注意自己的維生素D狀況。但根據2017～2020年台灣營養調查報告顯示，台灣人有近6成成人有血中維生素D不足的問題，尤其是那些因為關節不適導致不方便從事戶外活動的人，經常日曬不足，從而出現血中維生素D缺乏的風險。考量這一情況，營養師會建議多食用富含維生素D的食物，如魚類、雞蛋、經日曬的香菇、黑木耳及強化維生素D之乳製品等，有助於達到每日維生素D建議攝取量，必要時可諮詢營養師或在醫師處方指導下，補充維生素D補充品。

### ● 益生菌

聽起來不可思議吧？腸道細菌竟然也能管到膝蓋的健康！原來，腸道裡的細菌會產生一些代謝物，能穿過腸道屏障跑進血液，直接影響到我們的關節健康。特別是那些壞菌產生的內毒素——脂多醣（lipopolysaccharide），不僅會讓身體發炎，還跟膝蓋的磨損和疼痛有關[8,20]。相反的，益生菌可以透過調整腸道菌群來減少體內的慢性發炎，幫助維持關節健康。舉例來說，*Lactobacillus casei*和*Streptococcus thermophilus*這兩種益生菌，就有可能改善關節發炎或疼痛問題[21]。雖然還需要更多研究來證實這些效果，但益生菌本身就對腸道健康和免疫系統調節都有益處，何不試試看呢？畢竟，幫助腸道平衡也是在默默守護你的膝蓋呀！

## ● 膠原蛋白

膠原蛋白（collagen）是關節軟骨的重要成分，對維持軟骨的結構和功能至關重要。隨著年齡增長，膠原蛋白的流失可能導致軟骨退化，進而威脅關節健康。提到含有膠原蛋白的食物，許多人可能會馬上想到豬皮、豬腳、魚皮、雞腳等食材，這些食材的口感多為滑順Q彈或是可成凝凍狀，確實含有膠原蛋白。然而比起膠原蛋白，這些食材含的脂肪量更高（特別是飽和脂肪），如果常吃這類食材，可能導致肥胖或血脂肪升高，可是得不償失。除了動物性食材，你可能會想到一些也具有滑溜口感的植物性食材，如：黑木耳、白木耳或是愛玉，然而其實植物性食材並沒有膠原蛋白，那滑溜的口感其實是水溶性膳食纖維。

其實，人體是可以自行合成膠原蛋白的，我們需要蛋白質作為主要原料，並搭配維生素C的協助。因此，要讓身體合成膠原蛋白，可以選擇脂肪量較少但富含蛋白質的食物，如：雞肉、魚肉、牛奶、蛋類或大豆等，並搭配富含維生素C的食物，如：芭樂、檸檬、奇異果、櫻桃等，讓身體蒐集到足夠合成膠原蛋白的原料。

若有需要使用保健品，可以參考市面上水解過的膠原蛋白或膠原胜肽（collagen peptides）等產品，這些經過水解的成分分子量較小，有機會被腸道所吸收，並透過血液送往關節，從而具有修復關節受損組織、減緩退化性關節炎的潛力[22]。

## ● 非變性第二型膠原蛋白（UC-II）

雖然名字中也有膠原蛋白，但是非變性第二型膠原蛋白（undenatured collagen type II, UC-II）對於關節健康的保護機制與膠原蛋白卻有些不同。UC-II可謂是近年來關節保健界的「新星」，許多保健品主要是從雞胸軟骨中萃取出UC-II。為了更了解UC-II與退化性關節炎的關係，許多科學家紛紛投入心力研究，結果顯示，連續使用UC-II保健品3到6個月，不僅能減緩退化性關節炎，那些平時走路、運動時感覺不靈活的人也能獲得改善[23]。UC-II之所以能保護我們的關節，是因為其在進入腸道後能啟動一些特殊的免疫反應過程，在這段過程中，UC-II能訓練免疫細胞分泌一些特殊物質如：transforming growth factor-beta（TGF-beta）、interleukin 4 (IL-4)及interleukin 10 (IL-10)，這些物質不僅可以阻止發炎反應，還能促進軟骨修復[24-26]，從而促進關節的健康。

## ● 硫酸軟骨素

硫酸軟骨素（chondroitin sulfate）也是目前常見的關節保健成分，有時也被稱作「軟骨素」，它能提供含硫的胺基酸，這可是構成人體軟骨的重要原料，廣泛存在於我們的關節軟骨裡。關於軟骨素與退化性關節炎的研究發現，對退化性關節炎患者來說，使用軟骨素不僅有助於舒緩關節疼痛，關節功能也能獲得改善，使活動力更加靈活。這是因為軟骨素具有抗氧化與抗發炎的效果，而且可以促進第二型膠原蛋白之合成，幫助修復軟骨。所以，退化性關節炎患者可以試試軟骨素保健品，或許能帶來一些改善[27]。

## ● 薑黃素

想要幫關節「滅火」，遠離退化性關節炎？讓薑黃素來救援吧！它不僅是天然的抗發炎好幫手，還有鎮痛效果。研究發現，薑黃素能促進軟骨細胞的增生、抑制軟骨細胞的凋亡，幫助維持軟骨的健康狀態，並防止發炎對軟骨的進一步傷害，從而全方位保護關節健康。此外，學者綜合分析了許多研究後發現，即使是已有關節問題的退化性關節炎患者，薑黃素仍能有效減緩不適，發揮保護作用[28]。想補充薑黃素的話，可以從薑黃粉下手，很多咖哩粉也含有薑黃。此外，研究發現同時食用黑胡椒與薑黃素，透過胡椒中的胡椒鹼作用，有助增加人體對於薑黃素衍生物的利用率，改善原本薑黃素利用率低的缺點。所以下次食用薑黃料理的時候，不妨加一點黑胡椒，促進身體更加善用這些活性成分[29]。若有需要，市面上也有一些含薑黃素的保健品可以供選擇喔！

● **適當運動**[30]

　　根據台灣衛福部的建議，適度的運動有助於保護關節，不運動則反而不利健康。畢竟，運動不單單可以提高活動量，還能協助我們維持健康體重，從而減少體重過重或肥胖對關節的壓力。因此，我們應該要注重肌力訓練和伸展運動。肌力訓練可以使我們的肌肉更有力量，從而提供關節足夠的支持與保護作用，常見的肌力訓練包括負重運動或使用彈力帶進行訓練；伸展運動則能保持關節的活動度，並減緩僵硬的情況。在進行拉筋時，只需拉到感覺緊繃即可，切勿過度拉伸，反而容易導致拉傷。此外，運動前建議讓關節周圍的肌肉進行幾次收縮來熱身。如果周圍肌肉感到疲勞，不要勉強過度運動，因為肌力不足會增加受傷風險。對於具有退化性關節炎風險的人，例如肥胖者，建議選擇對膝關節衝擊較小的運動，如騎飛輪代替跑步機，或進行游泳、水中有氧等運動，藉由水的浮力減少關節負擔，幫助維持關節健康。

## 其他與關節健康有關的營養因子

| 營養因子 | 功效／作用 | 來源 |
| --- | --- | --- |
| 咪唑胜肽[31] | 研究發現咪唑胜肽具有改善退化性關節炎的潛力。 | 許多補充品會由雞肉中萃取咪唑胜肽。 |
| 前花青素[32] | 動物實驗發現從葡萄萃取而得的前花青素，可能透過抗氧化而有改善退化性關節炎的潛力。 | 葡萄、藍莓、蘋果、草莓、蔓越莓、茶；大、小紅豆及榛果、核桃與杏仁等堅果種子類。 |

最後，大家如果想要更進一步了解關節的健康狀態，可以到骨科或免疫風濕科門診諮詢醫生，並依據個人狀況尋求專業營養師給予飲食建議，減少老化對關節健康的威脅。

> **進階常識**
>
> ### ● 地中海飲食與膝蓋退化性關節炎[17]
>
> 地中海飲食能有效降低膝蓋退化性關節炎風險，學者指出其背後的機轉主要有四個方面：
>
> 1. 地中海飲食中含有豐富的植化素，能減少體內的發炎現象；而發炎是膝蓋退化性關節炎發展中的關鍵途徑。
> 2. 地中海飲食能減少體內氧化物質含量，這有助於增加第二型膠原蛋白與蛋白聚糖（aggrecan）的表現。蛋白聚糖是軟骨組織中的糖蛋白，正常狀態下，其可以保護膠原蛋白不被降解，進而保護關節健康。
> 3. 地中海飲食能降低體內氧化壓力，從而抑制與細胞凋亡相關的蛋白質，對軟骨組織具有保護作用。
> 4. 地中海飲食可能促進細胞外基質（extracellular Matrix, ECM）的重塑（remodeling），幫助修復關節中受損的組織。

## 2.6.2 遠離關節卡卡,腿腳有力有妙招!

● **益生菌與退化性關節炎**[21]

學者透過動物實驗發現,腸道中的益生菌可能藉由下列途徑而有舒緩退化性關節炎的效果:

1. 益生菌可以產生短鏈脂肪酸,從而減少關節內與發炎相關的細胞激素和蛋白質含量,並抑制發炎引起的疼痛傳導神經系統(nociceptive pathways)的過度興奮,進而避免身體對疼痛的異常敏感。
2. 益生菌有助於提升軟骨中第二型膠原蛋白的表現量,而有保護關節的潛力。
3. 維持健康的腸道,減少有害菌所產生的毒素引發發炎與免疫失衡問題。

● **維生素 D 與膝蓋退化性關節炎**[33]

儘管我們仍需要更多研究確認維生素 D 對膝關節遠離退化性關節炎的作用機制,然而學者推測,維生素 D 可能透過以下途徑維護關節健康:

1. 維生素 D 具有抗發炎作用,可以減緩體內的發炎現象。研究顯示,維生素 D 缺乏者較容易出現長期慢性發炎的現象。
2. 維生素 D 參與鈣質調節與恆定,從而能保護肌肉健康;當肌肉健康時,就能減少肌肉無力所導致的關節受損。
3. 維生素 D 能調節傳導疼痛訊息的神經系統,避免身體對疼痛產生異常敏感的反應,從而減少患者的疼痛感。

**參考資料**

1. Sun, Xueshan, et al. "Osteoarthritis in the middle-aged and elderly in China: prevalence and influencing factors." International Journal of Environmental Research and Public Health 16.23 (2019): 4701.
2. Osteoarthritis. https://www.who.int/news-room/fact-sheets/detail/osteoarthritis

3. Greene, M A, and R F Loeser. "Aging-related inflammation in osteoarthritis." Osteoarthritis and cartilage vol. 23,11 (2015): 1966-71.
4. Blagojevic, M et al. "Risk factors for onset of osteoarthritis of the knee in older adults: a systematic review and meta-analysis." Osteoarthritis and cartilage vol. 18,1 (2010): 24-33.
5. Bellido, Miriam et al. "Subchondral bone microstructural damage by increased remodelling aggravates experimental osteoarthritis preceded by osteoporosis." Arthritis research & therapy vol. 12,4 (2010): R152.
6. Anderson, J J, and D T Felson. "Factors associated with osteoarthritis of the knee in the first national Health and Nutrition Examination Survey (HANES I). Evidence for an association with overweight, race, and physical demands of work." American journal of epidemiology vol. 128,1 (1988): 179-89.
7. Felson, D T. "The epidemiology of knee osteoarthritis: results from the Framingham Osteoarthritis Study." Seminars in arthritis and rheumatism vol. 20,3 Suppl 1 (1990): 42-50. d
8. Diekman, Brian O, and Richard F Loeser. "Aging and the emerging role of cellular senescence in osteoarthritis." Osteoarthritis and cartilage vol. 32,4 (2024): 365-371.
9. Driban, Jeffrey B., et al. "Association of knee injuries with accelerated knee osteoarthritis progression: data from the Osteoarthritis Initiative." Arthritis care & research 66.11 (2014): 1673-1679.
10. Peng, Peng, et al. "Association between sarcopenia and osteoarthritis among the US adults: a cross-sectional study." Scientific Reports 14.1 (2024): 296.
11. Liu, T et al. "Excessive alcohol consumption and the risk of knee osteoarthritis: a prospective study from the Osteoarthritis Initiative." Osteoarthritis and cartilage vol. 30,5 (2022): 697-701.
12. Lu, Bing, et al. "Soft drink intake and progression of radiographic knee osteoarthritis: data from the osteoarthritis initiative." BMJ open 3.7 (2013): e002993.
13. Hu, Yang et al. "Sugar-sweetened soda consumption and risk of developing rheumatoid arthritis in women." The American journal of clinical nutrition vol. 100,3 (2014): 959-67.
14. Liu, Simin, et al. "Relation between a diet with a high glycemic load and plasma concentrations of high-sensitivity C-reactive protein in middle-aged women." The American journal of clinical nutrition 75.3 (2002): 492-498.
15. Liu, Qiang, et al. "Inflammatory potential of diet and risk of incident knee osteoarthritis: a prospective cohort study." Arthritis Research & Therapy 22 (2020): 1-9.
16. Yang, Rongrong, et al. "A low-inflammatory diet is associated with a lower incidence of diabetes: role of diabetes-related genetic risk." BMC medicine 21.1 (2023): 483.
17. Veronese, Nicola et al. "Adherence to a mediterranean diet is associated with lower prevalence of osteoarthritis: Data from the osteoarthritis initiative." Clinical nutrition (Edinburgh, Scotland) vol. 36,6 (2017): 1609-1614.
18. McAlindon, T E et al. "Relation of dietary intake and serum levels of vitamin D to progression of osteoarthritis of the knee among participants in the Framingham Study." Annals of internal medicine vol. 125,5 (1996): 353-9.
19. Wang, Rui, et al. "Relationship between 25-hydroxy vitamin D and knee osteoarthritis: a systematic review and meta-analysis of randomized controlled trials." Frontiers in Medicine 10 (2023): 1200592.

## 2.6.2 遠離關節卡卡，腿腳有力有妙招！

20. Wei, Zhentian, Feng Li, and Guofu Pi. "Association between gut microbiota and osteoarthritis: a review of evidence for potential mechanisms and therapeutics." Frontiers in cellular and infection microbiology 12 (2022): 812596.
21. Rahman, Syed Obaidur, Frédérique Bariguian, and Ali Mobasheri. "The potential role of probiotics in the management of osteoarthritis pain: current status and future prospects." Current Rheumatology Reports 25.12 (2023): 307-326.
22. Martínez-Puig, Daniel, et al. "Collagen supplementation for joint health: The link between composition and scientific knowledge." Nutrients 15.6 (2023): 1332.
23. Kumar, Prasoon, et al. "Efficacy of undenatured collagen in knee osteoarthritis: review of the literature with limited meta-analysis." American Journal of Translational Research 15.9 (2023): 5545.
24. Tong, Tong et al. "Chicken type II collagen induced immune balance of main subtype of helper T cells in mesenteric lymph node lymphocytes in rats with collagen-induced arthritis." Inflammation research : official journal of the European Histamine Research Society ... [et al.] vol. 59,5 (2010): 369-77.
25. Nagler-Anderson, C et al. "Suppression of type II collagen-induced arthritis by intragastric administration of soluble type II collagen." Proceedings of the National Academy of Sciences of the United States of America vol. 83,19 (1986): 7443-6.
26. Gencoglu, Hasan, et al. "Undenatured type II collagen (UC-II) in joint health and disease: a review on the current knowledge of companion animals." Animals 10.4 (2020): 697.
27. Brito, Rui, et al. "Chondroitin sulfate supplements for osteoarthritis: A Critical Review." Cureus 15.6 (2023).
28. Zhao, Jinlong et al. "Efficacy and safety of curcumin therapy for knee osteoarthritis: A Bayesian network meta-analysis." Journal of ethnopharmacology vol. 321 (2024): 117493.
29. 吳映蓉、翁德志、李芷薇（2019）。《天然植物營養素，啟動健康正循環，打造人體最強防護力》。臉譜出版。
30. https://www.hpa.gov.tw/Pages/Detail.aspx?nodeid=127&pid=13844
31. Busa, Prabhakar, et al. "Carnosine alleviates knee osteoarthritis and promotes synoviocyte protection via activating the Nrf2/HO-1 signaling pathway: An in-vivo and in-vitro study." Antioxidants 11.6 (2022): 1209.
32. Woo, Yun Ju et al. "Grape seed proanthocyanidin extract ameliorates monosodium iodoacetate-induced osteoarthritis." Experimental & molecular medicine vol. 43,10 (2011): 561-70.
33. Alabajos-Cea, Ana, et al. "The role of vitamin D in early knee osteoarthritis and its relationship with their physical and psychological status." Nutrients 13.11 (2021): 4035.

## 2.6.3 肌不可失，逆轉肌肉流失的關鍵祕訣！

年齡的增長，會使得身體經歷各種變化，其中之一，就是肌肉的老化和流失。許多研究已證實，隨著歲數的增加，會伴隨出現飲食與生活型態的改變、健康狀態下滑、活動量不足等現象，而這些現象都與肌少症有密切的關聯[1]。肌少症雖然從字面上看起來只是「肌肉減少」，乍聽之下似乎沒有急迫性的危險，然而隨著肌肉質量的減少，我們的肌肉力量也相應流失，進而影響肌肉與身體功能。大多數人的肌肉量通常在40歲左右開始下降，而60歲之後流失得更快。這種流失不僅僅是肌肉本身，更多的是生活品質。例如，日常生活中出現無法提重物、毛巾擰不乾等狀況，或是腿部肌肉流失而增加跌倒的機率，甚至無法行走，使得生活變得難以自理。

### 養「肌」防老，解開肌肉逆齡關鍵[2]

當肌肉質量減少時，基礎代謝率的能量消耗也會隨之減少。基礎代謝率為維持我們每天呼吸、心跳等生理機能所需的能量，我們可以把「基礎代謝率的能量」想成身體必須要燃燒掉的最基本能量，因此，當基礎代謝率下降時，我們燃燒的能量就變少了。但是當我們仍然吃相同量的食物時，就會有比較多的能量沒有被消耗掉，可能間接導致體重上升，尤其是脂肪組織增加，當肌肉變少而脂肪增加時，就會引發「肌少型肥胖症」的問題。

值得注意的是，體內脂肪愈多，肌肉流失可能又會更加嚴重！學者認為，過多的脂肪組織可能引發全身性發炎、增加氧化壓力、影響粒線體功能和造成胰島素阻抗等多種不利因素，進而使得肌肉質量減少與肌肉力量減弱，對骨骼肌的合成產生負面影響。

## 2.6.3 肌不可失，逆轉肌肉流失的關鍵祕訣！

要提醒大家的是，老化、肌少症與肥胖之間存在著負面循環，三者彼此相互影響，而且是一種惡性循環：當老年人吃得不好或飲食觀念不正確時，可能會減少攝取肌肉生成所需的關鍵營養素。而一旦肌肉質量減少，就可能導致活動量不足，進一步不利於肌肉的合成，同時也導致多餘的能量轉換成脂肪儲存在體內。而肥胖不僅會降低日常的活動頻率，過多的脂肪堆積還會提高體內的發炎反應，對肌肉質量產生負面影響。換句話說，你我若能在年輕時培養飲食正確的「肌」本觀念與運動習慣，累積更多的肌肉質量；在邁入中年之後更積極保養身體，阻斷老化、肌肉流失與肥胖之間的不良循環，或許就能實現維持肌肉健康的逆齡目標。

### 導致肌肉老化的因素

#### ● 維生素 D 不足

提到維生素 D，大家應該都不陌生它對於骨骼健康以及維持體內鈣質正常的運作具有廣泛的影響。科學研究也顯示，維生素 D 與肌肉健康息息相關；維生素 D 是一種脂溶性維生素，無論是透過食物攝取還是陽光照射而進入體內，都會在肝臟和腎臟的作用下轉化為活性形式，進而與維生素 D 接受體（vitamin D receptor, VDR）結合，調節體內多種基因的表現。值得注意的是，我們的肌肉組織中也發現存在 VDR，這暗示了為何臨床上觀察到維生素 D 缺乏的受試者會出現較多肌肉疼痛、肌肉無力以及肌肉萎縮等症狀[3]。

根據 2017〜2020 年台灣營養調查顯示[4]，不論性別或年齡層，台灣人維生素 D 攝取量普遍不足，血液中維生素 D 濃度偏低的狀況也是相當嚴重，特別是女性更甚。換言之，台灣人最缺乏的營養素之一，非維生素 D 莫屬。因此營養師再次呼籲大家重視並確保日常獲得足夠的維生素 D。首先，養成每天接受 10 至 20 分鐘充足日光曝曬的習慣。合適的曝曬時間建議為每天上午 10 點前或下午 2 點後，此時的陽光充足但不至於過於強烈，可以讓未塗抹防曬用品的手或小腿暴露於陽光中，使皮膚充分接觸日光。此外，增加攝取富含維生素D的食物也是重要的，例如魚類、雞蛋以及強化維生素D的乳製品等，都有助於達到每日維生素D建議攝取量。對於素食者，建議奶素與蛋奶素者可透過食用乳品及其製品作為優良且穩定的維生素D食物來源；而植物性食物中維生素D含量相對較低，若為全素者，建議攝取含有維生素D的菇類與強化食品，必要時可諮詢營養師或在醫師處方指導下，考慮維生素D的營養補充品。

● **抽菸**

吸菸對心肺功能的危害眾所周知，但2021年一項綜合分析了68篇超過98,000名60歲以上社區長者的社會人口學資料、行為、疾病狀況以及肌少症之間相關性的研究，發現吸菸也會對肌肉健康造成嚴重威脅。該研究團隊從中挑選出29篇研究資料，發現吸菸的年長者肌少症的發生風險顯著增加1.2倍，顯示吸菸對身體的危害不僅局限於心肺，還會波及到肌肉健康[5]。一般來說，香菸中的有害物質會引起體內發炎，增加蛋白質分解，並阻礙蛋白質合成，導致肌肉質量減少。除此之外，香菸煙霧中的一氧化碳會降低血液攜氧能力，減少身體細胞的含氧量，造成「缺氧」現象。這種現象若發生在身體的能量工廠粒線體時，可能影響能量生成，使肌肉感到疲弱無力[6]。

戒菸永遠不嫌晚，科學研究甚至指出，僅僅2週的戒菸時間對於平均吸菸年數為7.4至13.7年的48位研究對象，也能顯著改善其體內發炎問題和減輕肌肉疲乏感[7]。因此，有戒菸需求的民眾，建議可以搜尋免費戒菸專線，或是查詢住家或工作附近有提供戒菸服務的醫療院所或社區藥局，尋求專業的戒菸醫事人員協助，這都將有助於渡過戒斷期間可能出現的不適感，提升成功戒菸的機會。

## 2.6.3 肌不可失，逆轉肌肉流失的關鍵祕訣！

### 顧好「肌」本面的「慢老」元素

#### ● 地中海飲食

2023年一項系統性回顧分析，研究人員整理了10篇觀察型研究、近18萬名高齡者的數據後發現，高齡族群若愈能遵循地中海飲食，肌肉質量與身體功能表現也較佳。不過，地中海飲食對於高齡者的肌肉強度（如握力）較無影響，似乎也沒有顯著降低肌少症的發生，這可能與不同研究對肌少症診斷定義與肌肉強度測試方法的差異有關[8]。作者嘗試從地中海飲食的食物選擇建議中，列出對肌肉健康有益的可能要素：

(1) 未精製全穀雜糧：可攝取到多酚類、β-穀固醇（β-sitosterol）、β-葡聚糖（β-glucan）等有益肌肉合成的物質。

(2) 大量蔬菜和水果：富含類胡蘿蔔素等具有抗氧化特性之植化素，可以減緩氧化壓力與發炎負荷所引發的肌肉分解與肌肉質量流失。

(3) 充足的膳食纖維：可以作為腸道中好菌的食物，增加腸道好菌數量，間接促進肌肉生長。

(4) 富含omega-3脂肪酸的魚類：不僅為優質的蛋白質來源，omega-3脂肪酸也能降低發炎對肌肉組織的影響。

(5) 使用橄欖油作為主要食用油：在動物模式發現，橄欖油可能有助於增加實驗鼠肌肉重量並抑制肌肉分解。

雖然，以上的研究發現仍需要更多大型臨床研究來確定地中海飲食與肌肉健康的確切關聯，然而「肌」不可失，營養師建議大家從現在開始，嘗試在日常飲食中落實地中海飲食的選食特色，或許就能提早打好「肌」礎，為肌肉健康帶來正面的影響。

#### ● 益生菌[9]

學者認為腸道菌失衡會促使全身性發炎，造成人體肌肉細胞損傷，且難以生成新細胞來修補肌肉，最終導致肌肉質量變少與肌肉力量變小。而動物研究顯示，*Lactobacillus* 與 *Bifidobacteria* 這類的益生菌，具有預防肌少症的潛力，其相關作用機轉與促進短鏈脂肪酸合成、改善胰島素敏感度、抗發炎、增加肌肉力量有關。因此，營養師建議大家平日早晚可飲用1杯無加糖優格或優酪乳，不僅可以獲得與肌肉合成有關的優質蛋白質，還能穩定腸道菌相，預防肌少症。

● **其他與肌肉健康有關的營養因子**

| 營養因子 | 功效／作用 | 來源 |
| --- | --- | --- |
| 白胺酸[9] | 為構成蛋白質的一種胺基酸，可協助人體的肌肉合成。 | 黃豆及其製品、魚與海鮮、蛋、肉或乳品類。 |
| 鈣[9] | 參與肌肉收縮，影響肌肉功能與健康。 | 日常可以從乳品類、板豆腐、深色蔬菜中獲得鈣質。 |
| 菊糖與果寡糖[9] | 促進腸道好菌生長，間接影響合成肌肉需要的營養素生成或活性。 | 菊糖存在蘆筍、香蕉、大蒜、小麥、燕麥與黃豆等食材中。而洋蔥、蘆筍、小麥、番茄等蔬菜與穀類食物中富含果寡糖。 |
| β-hydroxy β-methylbutyrate (HMB)[10,11] | 可能有助於改善肌少症或虛弱高齡者瘦體組織及肌肉質量，並協助維持肌肉力量與功能。不過，目前這些結論仍需要更多嚴謹的實驗佐證。 | 天然食物中極少含有HMB，其主要來源是白胺酸代謝。然而，體內僅有約5%的白胺酸能轉化為HMB，因此需從商業化產品來獲得。 |
| 咪唑胜肽[12] | 部分研究發現，咪唑胜肽可透過增加巨噬細胞的活性，促進肌肉的再生作用。 | 許多補充品會由雞肉中萃取咪唑胜肽。 |

最後，若希望避免「微肌」提早找上門，可以尋求營養師的專業協助，依據個人狀況制定適當的增肌飲食原則。一旦懷疑出現肌少症症狀，建議前往老年醫學科或復健科進行確認診斷。而平常更要養成適量的阻力運動習慣，使用彈力帶或

啞鈴等小型重量器材進行肩部、手臂或腿部的肌力訓練，為自己打造「肌」不可失的健康人生。

> **進階常識**

### ● 抗發炎飲食，讓你遠離肌少症

提到肌少症時，大家通常都會立刻聯想到運動和蛋白質攝取的重要性，卻經常忽略另外一個同樣重要的元素——「抗發炎」。「炎」這個字由兩個「火」組成，象徵著發炎反應就像火焰一樣，可以幫助身體抵禦外來病原菌的感染。然而，若發炎過度或持續時間過長，這場火勢將向四處蔓延擴大，造成難以控制的傷害。隨著年齡的增長或代謝疾病的發生，人體也會逐漸出現慢性發炎的狀態，稱為老化發炎（inflammaging），這種狀態會透過以下途徑影響肌肉組織的功能與健康[13]：

1. 老化發炎涉及許多發炎因子的生成，如腫瘤壞死因子α（tumor necrosis factor-α, TNF-α）、介白素-6（interleukin-6, IL-6）、介白素-1等。這些因子可能使肌肉處於如著火般的發炎環境而遭受損壞，甚至可能引發細胞焦亡（pyroptosis），一種受促發炎激素刺激而發生的程序性細胞死亡。
2. 損壞粒線體的正常功能。粒線體被視為細胞的能量工廠，在維持肌肉健康與功能上扮演至關重要的作用。科學家發現，肌少症的發生與老化發炎造成粒線體功能受損有關，當身體無法有效清除損壞的粒線體時，將導致發炎問題更加惡化。

想要打造不易發炎的健康體質，科學家提出了「抗發炎」的飲食概念，這種飲食模式將有助於維持肌肉強度與肌肉質量，降低肌少症的罹患風險。一篇於2023年刊登在《營養前線》（*Frontiers in Nutrition*）的國際研究[14]，作者以系統性回顧和統合分析24篇涵蓋56,536名參與者的觀察性研究發現，飲食愈傾向發炎型態者，肌肉力量及肌肉質量愈會顯著降低，風險分別增加1.435倍與1.106倍。該研究的作者也提出建議，飲食應多選擇蔬菜、水果等植物性食物，減少含糖飲料與紅肉的攝取，這樣或許有助於減緩體內發炎反應以及預防肌少症。

**參考資料**

1. Yuan, Shuai, and Susanna C. Larsson. "Epidemiology of sarcopenia: Prevalence, risk factors, and consequences." Metabolism (2023): 155533.
2. Schoufour, Josje D., et al. "The relevance of diet, physical activity, exercise, and persuasive technology in the prevention and treatment of sarcopenic obesity in older adults." Frontiers in Nutrition 8 (2021): 661449.
3. Tanner, S Bobo, and Susan A Harwell. "More than healthy bones: a review of vitamin D in muscle health." Therapeutic Advances in Musculoskeletal Disease vol. 7,4 (2015): 152-9.
4. 衛生福利部國民健康署（2020）。國民營養健康狀況變遷調查（106-109年）成果報告。
5. Gao, Qianqian, et al. "Associated factors of sarcopenia in community-dwelling older adults: a systematic review and meta-analysis." Nutrients 13.12 (2021): 4291.
6. Degens, Hans et al. "Smoking-induced skeletal muscle dysfunction: from evidence to mechanisms." American Journal of Respiratory and Critical Care Medicine vol. 191,6 (2015): 620-5.
7. Darabseh, Mohammad Z., et al. "Fourteen days of smoking cessation improves muscle fatigue resistance and reverses markers of systemic inflammation." Scientific Reports 11.1 (2021): 12286.
8. Papadopoulou, Sousana K., et al. "Mediterranean Diet and Sarcopenia Features in Apparently Healthy Adults over 65 Years: A Systematic Review." Nutrients 15.5 (2023): 1104.
9. 吳映蓉、翁德志、李芷薇（2020），《腸道菌對了身心就健康！營養學專家的護腸飲食全指南》。臉譜出版。
10. Oktaviana, J., et al. "The effect of β-hydroxy-β-methylbutyrate (HMB) on sarcopenia and functional frailty in older persons: a systematic review." The Journal of Nutrition, Health and Aging 23.2 (2019): 145-150.
11. CPhillips, Stuart M et al. "An umbrella review of systematic reviews of β-hydroxy-β-methyl butyrate supplementation in ageing and clinical practice." Journal of Cachexia, Sarcopenia and Muscle vol. 13,5 (2022): 2265-2275.
12. Yang, Min, et al. "Balenine, Imidazole Dipeptide Promotes Skeletal Muscle Regeneration by Regulating Phagocytosis Properties of Immune Cells." Marine Drugs 20.5 (2022): 313.
13. Jimenez-Gutierrez, Guadalupe Elizabeth, et al. "Molecular mechanisms of inflammation in sarcopenia: diagnosis and therapeutic update." Cells 11.15 (2022): 2359.
14. Xie, Haibin, et al. "The association of dietary inflammatory potential with skeletal muscle strength, mass, and sarcopenia: a meta-analysis." Frontiers in Nutrition 10 (2023): 1100918.

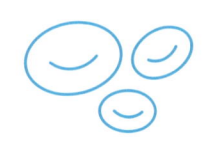

## 2.7 讓我遠離三高、保持好體態與腎利人生的逆齡飲食

## 2.7.1 拒絕「油餘」人生，才能暢遊人生

我曾經是一個充滿活力的人，年輕時無論吃多少、喝多少飲料，體重都沒有太大改變。然而，隨著年齡的增長，一切出現了變化，我的體重開始悄然增加，但我卻選擇忽視，總以為不會有大問題。然而，事情並非我想的那麼簡單。肥胖開始影響我的生活品質，走樓梯變得吃力、簡單的家務也讓我氣喘吁吁，甚至身體變得沉重，連睡覺都成了一種負擔。我不再有體力陪伴家人，也不願再出門社交。過去的興趣愛好，如今都成了奢望。令我頭痛的是，我的健康也開始亮起了一個個紅燈。高血壓、高血糖或關節痛等問題一一找上門，醫生的警告聲此起彼落。我明白，這不是「健康老化」，而是我一直忽視了自己的身體。如今，我站在鏡子前，看著那個不再年輕的自己。我知道，改變的時候到了。再不行動，生活品質只會更加糟糕。這場與肥胖的戰鬥，雖然來得遲，但必須打贏。

千萬不要小看老化所帶來的肥胖問題！研究顯示在老化過程中，我們體內的脂肪細胞會開始大量堆積脂肪，甚至可能將脂肪「外流」到其他器官中，從而增加全身性疾病的風險，如：心血管疾病、關節炎、糖尿病，甚至癌症[1]。這些疾病就像未被邀請卻堅持參加派對的賓客，一個接一個地冒出來，不僅會讓你看起來「發福」，更讓我們的器官「受累」。值得一提的是，肥胖還可能讓我們的大腦變得「迷糊」。一項針對 28,000 多位 60 歲以上的台灣人所進行的調查發現，肥胖的人，特別是腹部肥胖者，往往較容易發生認知功能變差的問題[2]。可見，肥胖不僅讓褲子變緊，還會讓人「傷腦筋」！

## 肥胖為何找上門？解開肥胖的逆齡關鍵

為什麼老化過程中，我們的身體會開始傾向堆積大量的脂肪呢？首先，我們要先認識脂肪的運作狀況：我們的身體中有專門儲存脂肪的「倉庫」，那便是脂肪細胞；同時，為了避免過多脂肪的堆積，身體還在細胞中配置了「燃燒器」——粒線體，粒線體可以透過「脂肪氧化作用」將脂肪轉化為能量，支援我們的生理活動。在年輕時，我們的身體能夠有效地維持脂肪「倉庫」與「燃燒器」的平衡，使我們保持在健康的體重範圍內。

然而，隨著年齡的增長，這種平衡開始被破壞：脂肪細胞這個「倉庫」不斷擴大、裡面的脂肪愈積愈多；同時，粒線體這個「燃燒器」的數量卻逐漸減少，功能也變得愈來愈差，無法有效地將脂肪轉化為能量[1]。結果，多餘的脂肪不僅在脂肪細胞中累積，甚至在體內四處流竄，科學家將這個現象稱為「脂毒性」（lipotoxicity）。脂毒性是什麼？它就像是水桶裝滿水後水會四處外流一樣，當脂肪細胞的儲存空間已達飽和，過量的脂肪便會「溢出」到其他器官的非脂肪細胞中，例如肝臟、肌肉、心臟和腎臟，導致這些原本不應該儲存脂肪的細胞被迫吸收脂肪，造成了「脂肪過載」。

再加上隨著年齡增長，各個器官對脂肪的利用率下降，脂質代謝也不再那麼靈活，導致脂肪無法被消耗為能量，而是持續堆積在器官中。這些異常堆積的脂肪會引起發炎反應，發炎如同火苗般威脅著器官中的細胞，最終使這些細胞受損，無法正常運作，加速全身老化，並增加老化相關疾病的風險，如：心血管疾病、關節炎、糖尿病，甚至癌症[1]。簡而言之，老化過程中，脂肪會逐漸充滿「倉庫」（脂肪細胞），而「燃燒器」（粒線體）卻減少，導致脂肪堆積、器官功能受損，進而威脅全身健康。

所幸,許多研究顯示,透過保持健康的飲食型態,搭配良好的進食習慣與生活方式,不僅能避免攝取過多熱量、減少脂肪細胞「倉庫」的囤積,而且還有機會提升身體的熱量消耗,從而有效防止體重如失控列車般不斷上升。快讓我們一起往下了解如何有效地維持健康體重吧!

## 導致老化肥胖的因素

### ● 吃飯速度過快

在討論進食速度與肥胖之間的關係前,我們首先需要了解一個評估體位的指標——身體質量指數(body mass index, BMI)。BMI的計算方法是將體重(公斤)除以身高(公尺)的平方。透過BMI,我們可以評估是否有肥胖問題,從而了解身體的健康狀況。在台灣,BMI介於24～27被視為過重,BMI介於27～30為輕度肥胖,BMI介於30～35為中度肥胖,而BMI ≥ 35 則屬於重度肥胖。因此,若BMI有增加的趨勢,就表示肥胖問題愈來愈明顯[3]。一項針對日本中年人的研究顯示,進食速度較快的中年人,其BMI從年輕時(20歲)到中年時期的增加速度往往較快;因此,學者認為吃飯速度快可能對中年人的體重控制造成顯著的負面影響,甚至可以說「吃飯速度快」是導致肥胖的潛在原因[4]。學者認為「狼吞虎嚥」可能會改變我們體內神經傳導物質的運作,使大腦無法正常接收到「飽了」的訊號,結果在不知不覺中吃得過多,一口氣吃下大量熱量,長期下來,體重自然會上升[5]。因此,營養師建議大家放慢進食速度,這樣不僅能讓我們得以細細品嚐每一口食物的美味,還能幫助保持體型,何樂而不為呢?

### ● 久坐、活動量不足

「久坐會導致肥胖」這可不是嚇唬人的話,科學證據擺在眼前!研究顯示,60歲以上族群如果經常久坐,代謝症候群、腰圍變粗、體重增加和肥胖等問題就會悄然出現[6]。這是因為久坐不僅讓你懶得動、肌肉活動減少，還會影響血液循環，最終可能導致體重上升而增加許多疾病的風險，甚至可能罹患憂鬱症[7]。為了避免這些健康威脅，世界衛生組織建議成年人每週應進行150～300分鐘的中等強度有氧運動，或75～150分鐘的高強度有氧運動[8]。所以，下次當你看電視或滑手機時，不妨搭配一些簡單的運動，如：超慢跑、抬腿、深蹲或原地踏走，以增加活動量，免得變成沙發上的「圓滾滾馬鈴薯」！

● **一個人吃飯**

獨自吃飯聽起來像是享受個人時光，但對體重可不那麼友好！研究發現，經常獨自用餐的長者不僅蔬果的攝取量會減少，肥胖風險也會大大增加，尤其是男性。獨自吃飯的男士們要小心了，研究發現其發胖的機會可是比那些有飯友的人高出1.34倍呢[9]！為什麼一個人吃飯容易發胖呢？這可能是因為一個人吃飯的時候往往講求簡單與便利，因此傾向選擇加工食品，導致飽和脂肪和糖的攝取過多。此外，獨自進食時往往吃得更快，這會增加熱量攝取，進而提高肥胖風險[10]。考慮到這些健康威脅，早在2019年，加拿大政府就在飲食指南中鼓勵大家與人共餐[11]。目前，台灣有許多社區據點提供長輩們一起共餐的服務，此外，大家也可以考慮與家人朋友約定好每週固定聚餐1～2次，這樣不僅能享受美食，還能享受與人互動的愉悅。

● **更年期女性**

研究發現隨著雌激素的保護減少，更年期後的女性身體傾向將脂肪囤積於腹部，因此許多女性會發現自己的體重逐漸增加，身材曲線也開始變形。讓人頭痛的是，這些堆積在腹部的脂肪會導致發炎物質濃度飆升，進一步刺激體內的發炎反應，等同於再加劇女性體內「火災」狀況，使女性健康惡化。想要了解更多保護更年期女性的因子，詳見2.5.1〈甩開更年期症狀，女力再現！〉。

## 拒絕「油餘」人生的「慢老」元素

### ● 地中海飲食

七分飲食，三分運動！飲食內容會決定我們攝取多少的熱量與脂肪，特別是對於脂肪細胞容易堆積脂肪的中高齡者來說，飲食型態更是重要。想要控制體重？試試地中海飲食吧！學者追蹤了2,000多位平均年齡73歲的受試者，分析他們的飲食習慣和體脂肪，結果發現，那些飲食愈接近地中海風格的長者，體內脂肪通常更少[12]。這可能是因為地中海飲食強調多吃植物性食材，減少過度加工的食品，讓人們少吃精緻糖、多吃膳食纖維，自然更有飽足感，體重控制也變得容易！此外，地中海飲食鼓勵用海鮮取代紅肉，增加不飽和脂肪酸的攝取，避開不利於體重控制的飽和脂肪酸。更棒的是，地中海飲食還能增加腸道微生物的多樣性，提升益生菌數量，像是乳酸桿菌和雙歧桿菌[12]。當腸道裡的好菌增加，不僅能改善體內的發炎和氧化問題，還能提升整體代謝健康，達到協助體重控制的效果。這樣多重功效的飲食原則，怎麼可以輕易錯過呢？趕緊再多複習幾次我們在第一章整理的「地中海飲食原則」吧！

### ● 補充容易缺乏的營養素

冰凍三尺，非一日之寒！長期飲食不均衡不僅會導致肥胖，還可能讓肥胖者面臨營養素缺乏的困擾。為了了解肥胖者容易缺乏哪些營養素，學者針對60歲以上的美國人進行了調查，結果顯示，與體重健康的族群相比，肥胖者更容易缺乏維生素D、鈣和鎂[13]。這可能是因為肥胖者較少從事戶外活動，日曬不足導致維生素D缺乏。另外，隨著年齡增長，人體腸道對鈣和鎂的吸收能力下降，而尿液中的流失量增加[13]，這讓高齡肥胖者面臨雙重的營養挑戰：一方面是因為老化，另一方面是因為飲食不均衡，這兩者共同作用，自然不利於體內營養素的穩定。與美國情況類似，台灣的長者也面臨營養素缺乏的威脅。2017～2020年的台灣營養調查顯示，65歲以上的族群鈣和維生素D攝取不足，75歲以上的族群另外還有鎂攝取不足的隱憂。值得注意的是，許多研究已經證實維生素D、鈣和鎂這三者在人體內存在相互依賴、相互調節的關係，它們的平衡對於維持體內代謝的穩定以及控制體重都至關重要[14,15]。因此，營養師建議高齡者，尤其是有肥胖問題的，記得要多攝取富含維生素D、鈣和鎂的食物。

| 維生素 | 體內作用 | 來源 |
| --- | --- | --- |
| 維生素D[16] | 維生素D能夠調節細胞的發炎與氧化反應，同時還能影響與脂肪細胞生長相關的基因表現，從而在一定程度上對肥胖產生影響。 | • 適度的日曬是人體重要的維生素D來源，建議露出臉部、手臂等部位接受曝曬，但應避開日光直射時段，建議於每天上午10點以前或下午2點以後，陽光充足但不是最強烈的階段，不要擦防曬乳，大約曬太陽10到20分鐘，身體即可合成足量的維生素D。<br>• 攝取含維生素D的食物，如魚類、雞蛋、經日曬的香菇、黑木耳及強化維生素D之乳製品等，有助於達到每日維生素D建議攝取量。必要時可諮詢營養師或在醫師處方指導下，補充維生素D補充品。 |
| 鈣[14] | 鈣能調節腸道微生物群、減少脂肪合成並增加脂肪分解，因而具有減緩肥胖之效用。 | 鈣主要存在牛奶、起司、優格及優酪乳等乳品類中；不食用乳品類的人可以從黑芝麻、小魚乾、傳統豆腐、深綠色蔬菜（如：地瓜葉、莧菜）等食材獲得鈣。若有需要，可以依照醫師或營養師指導，使用鈣補充品。 |
| 鎂[15] | 鎂參與體內能量與脂肪代謝，且能夠調節細胞的發炎反應，從而在一定程度上對肥胖產生影響。 | 鎂主要存在於富含葉綠素的蔬菜中，如菠菜、莧菜和甘藍菜。此外，胚芽、全穀類的麩皮、堅果類、種子類和香蕉也是鎂豐富的飲食來源。 |

● **適當運動以避免肌肉流失**

運動可以幫助減重早就是大家熟悉的健康概念，不過營養師會鼓勵你運動不只是為了減重，更希望你可以遠離肌少症。你可能會想，體重過重或肥胖的人也會有肌肉流失引起的「肌少症」嗎？答案是肯定的！肌肉流失不僅是瘦子會面對的問題，體重較重的人也可能遇到，這種情況就叫「肥胖型肌少症」。需要注意的是，減重的過程中，減少的不只是脂肪，連肌肉也可能一同流失，而肌肉流失後，肌少症、衰弱、跌倒和骨折的風險都會增加。所以，對於想要減重的人，特別是有肥胖型肌少症的長者來說，如何在減重過程中保留更多的肌肉量是相當重要的[17]！根據「2023年台灣成人肥胖防治實證指引」，單靠飲食控制雖然可以幫助減重，但如果同時還想要減少肌肉流失、提升身體功能，那麼運動是必不可少的；特別是對於有肥胖問題的高齡者來說，若能搭配有氧運動和肌力訓練，更能有效地達到健康的體重。

值得一提的是，有氧運動可以提昇「脂肪燃燒器」粒線體的數量！研究發現進行有氧運動可以改善肌肉中粒線體數量減少的問題，並可能預防肌肉老化合併症，而且即使是年齡較大的族群，也可以透過有氧運動強化粒線體的健康[18]。

此外，為了促進年長者保留更多的肌肉量，世界衛生組織也建議，年長者每週至少進行2次肌肉強化運動，以獲得更多健康益處[8]。如果你想進行肌肉強化運動，不妨尋求物理治療師或專業健身教練幫忙，為你量身打造運動計畫，或者你也可以在家用彈力帶或啞鈴做些簡單的負重運動，讓自己的「肌力」持續增強！若想要更了解老化、肌少症及預防肌少症的飲食妙招，別忘了去複習一下 2.6.3〈肌不可失，逆轉肌肉流失的關鍵祕訣！〉。

### ● 其他與體重健康有關的營養因子

| 營養因子 | 功效／作用 | 來源 |
|---|---|---|
| 兒茶素[19] | 研究發現兒茶素可以減少腹部脂肪的堆積。 | 綠茶、黑巧克力、蘋果、蔓越莓及柿子等食材。 |
| 番茄紅素[20] | 具有抗發炎與抗氧化的作用，可以穩定脂肪的代謝。 | 主要存在於紅色的蔬果中，如番茄、紅色石榴、胡蘿蔔、紅色葡萄柚、西瓜等，都是番茄紅素豐富的來源。 |

最後，大家如果想要更進一步了解體重的健康狀態，可以到新陳代謝科或減重門診找醫生諮詢，並依據個人狀況，尋求專業營養師給予飲食建議，減少老化對體重健康的威脅。

## 進階常識

### ● 進食速度與肥胖之關係[21]

雖然我們還需要更多研究來確認進食速度與肥胖之間的具體關聯，但已有學者指出，進食速度可能會影響體內調節飽足感相關的荷爾蒙訊號，從而影響食慾、能量攝取和體重管理。舉例來說，在攝取相同食物的情況下，放慢進食速度可以提高 peptide YY 和 glucagon-like peptide-1 (GLP-1) 濃度，使大腦有更高的飽足感，從而幫助調節食慾。可見，進食速度可能在肥胖的發展過程中扮演重要角色。

**參考資料**

1. Chung, Ki Wung. "Advances in understanding of the role of lipid metabolism in aging." Cells 10.4 (2021): 880
2. Huang, Szu-Han, et al. "Metabolic syndrome and high-obesity-related indices are associated with poor cognitive function in a large Taiwanese population study older than 60 years." Nutrients 14.8 (2022): 1535.
3. 衛生福利部。肥胖是慢性疾病！調整飲食及運動生活是最佳處方。https://www.mohw.gov.tw/cp-3796-42429-1.html

## 2.7.1 拒絕「油餘」人生，才能暢遊人生

4. Otsuka, Rei et al. "Eating fast leads to obesity: findings based on self-administered questionnaires among middle-aged Japanese men and women." Journal of epidemiology vol. 16,3 (2006): 117-24. doi:10.2188/jea.16.117
5. Kolay, Ezgi, et al. "Self-reported eating speed is associated with indicators of obesity in adults: a systematic review and meta-analysis." Healthcare. Vol. 9. No. 11. MDPI, 2021.
6. Rezende, Leandro Fornias Machado de, et al. "Sedentary behavior and health outcomes among older adults: a systematic review." BMC public health 14 (2014): 1-9.
7. Wei, Wenming, et al. "Association between electronic device use and health status among a middle-aged and elderly population: a cross-sectional analysis in the UK Biobank." Journal of Public Health 32.6 (2024): 1039-1048.
8. WHO guidelines on physical activity and sedentary behaviour. World Health Organization, 2020.
9. Tani, Yukako et al. "Combined effects of eating alone and living alone on unhealthy dietary behaviors, obesity and underweight in older Japanese adults: Results of the JAGES." Appetite vol. 95 (2015): 1-8. doi:10.1016/j.appet.2015.06.005
10. Rah, Woongchan, et al. "Association between family dinner and BMI in adults: data from the 2013 to 2015 Korean National Health and Nutrition Examination Survey." Public health nutrition 22.4 (2019): 681-688.
11. 詳見「加拿大飲食指南」重點整理 https://www.台灣營養師.com/2020/11/2019_27.html
12. Cacciatore, Stefano, et al. "Lower adherence to a Mediterranean diet is associated with high adiposity in community-dwelling older adults: results from the longevity check-up (lookup) 7+ project." Nutrients 15.23 (2023): 4892.
13. Jun, Shinyoung et al. "Older adults with obesity have higher risks of some micronutrient inadequacies and lower overall dietary quality compared to peers with a healthy weight, National Health and Nutrition Examination Surveys (NHANES), 2011-2014." Public health nutrition vol. 23,13 (2020): 2268-2279. doi:10.1017/S1368980020000257
14. Zhang, Fenglin, et al. "Anti-obesity effects of dietary calcium: the evidence and possible mechanisms." International journal of molecular sciences 20.12 (2019): 3072.
15. Piuri, Gabriele, et al. "Magnesium in obesity, metabolic syndrome, and type 2 diabetes." Nutrients 13.2 (2021): 320.
16. Szymczak-Pajor, Izabela, et al. "The action of vitamin D in adipose tissue: is there the link between vitamin D deficiency and adipose tissue-related metabolic disorders?." International Journal of Molecular Sciences 23.2 (2022): 956.
17. Gill, Lydia E et al. "Weight management in older adults." Current obesity reports vol. 4,3 (2015): 379-88. doi:10.1007/s13679-015-0161-z
18. Broskey, Nicholas T et al. "Skeletal muscle mitochondria in the elderly: effects of physical fitness and exercise training." The Journal of clinical endocrinology and metabolism vol. 99,5 (2014): 1852-61. doi:10.1210/jc.2013-3983
19. Nagao, Tomonori et al. "A green tea extract high in catechins reduces body fat and cardiovascular risks in humans." Obesity (Silver Spring, Md.) vol. 15,6 (2007): 1473-83. doi:10.1038/oby.2007.176
20. Zhu, Ruyuan et al. "Lycopene in protection against obesity and diabetes: A mechanistic review." Pharmacological research vol. 159 (2020): 104966. doi:10.1016/j.phrs.2020.104966
21. Kokkinos, Alexander, et al. "Eating slowly increases the postprandial response of the anorexigenic gut hormones, peptide YY and glucagon-like peptide-1." The Journal of Clinical Endocrinology & Metabolism 95.1 (2010): 333-337.

## 2.7.2 危機「脂」步，小心血脂異常引爆健康危機

最近聚餐，發現朋友們都開始在討論自己的「血油」超標的問題，但大家一邊說著自己不及格的血油數值，一邊卻還是吃肉喝酒、再吃點甜點，然後決定⋯⋯「吃完這餐再控制飲食吧！」

這種場景是否很熟悉？那麼，究竟什麼是「血油」？你可能常在電視上聽到「血油」這個詞，其實指的就是我們血液中的脂肪，而且這些脂肪並非單一種類，而是由不同類型的脂質組成，我們都統稱為「血油」。當血脂出現問題時，醫學上稱之為「血脂異常」，這個名詞涵蓋了多種狀況，我們可以透過健康檢查報告中的四個主要指標，來了解自己是否有血脂異常的問題：

- 膽固醇：理想的總膽固醇應控制在 200 mg/dL 以下。如果數值介於 200 至 239 mg/dL，則需注意邊緣高膽固醇的風險；若超過 240 mg/dL 則屬於高膽固醇血症，必須特別留意[1]。
- 三酸甘油酯：正常範圍為數值小於 150 mg/dL，若達到 150 至 199 mg/dL，則為邊緣偏高；當超過 200 mg/dL 則屬於異常範圍[1]。
- 高密度脂蛋白膽固醇（俗稱好膽固醇）：男性若低於 40 mg/dL 或女性低於 50 mg/dL 時，就表示要注意[2]。
- 低密度脂蛋白膽固醇（俗稱壞膽固醇）：建議標準會因個人健康狀況而有所不同。一般人應將其控制在 130 mg/dL 以下；若患有冠狀動脈疾病或急性冠心症，建議控制在 70 mg/dL 以下。對於高風險冠心病患者，如曾有多次發生心肌梗塞或合併周邊動脈疾病者，則應將低密度脂蛋白膽固醇進一步控制在 55 mg/dL 以下[3]。

根據2017～2020台灣營養調查[4]，在台灣19歲以上的成人中，高膽固醇血症的盛行率為17.3%，而高三酸甘油酯血症更高達19.7%。此外，21.3%的人有低密度脂蛋白膽固醇過高的情況，還有超過四分之一的成人有高密度脂蛋白膽固醇過低的問題。整體來看，45歲以上的民眾血脂異常的情況明顯增加，無論男女皆是如此，特別是65歲以上的女性，其異常率甚至超過男性。值得注意的是，血脂異常並非只是抽血報告單上的紅色警示數字。剛開始，身體可能沒有任何感覺，但若放任不管，它會對我們的健康產生深遠影響，不僅會增加心血管疾病、腦血管疾病、糖尿病和高血壓等台灣十大死因的罹患風險，還可能引發其他意想不到的健康隱憂。

## 「脂」日可待，遠離血管卡油的逆齡關鍵

血脂異常在初期幾乎沒有明顯的症狀，但它對全身健康的威脅，卻像顆未爆彈般埋藏在無形之中。2015年美國心臟學會權威雜誌《循環》（*Circulation*）發表的一項研究提醒大家，即使我們自覺年輕、健康，並且對那略微升高的血脂數值不以為意，未來的心臟疾病風險也可能大幅增加。這項研究引用了享譽全球的「美國弗雷明漢心臟研究」世代數據（Framingham Offspring Cohort），分析了1,478位55歲前沒有心血管疾病的參與者，並進行了長達15年的追蹤調查。研究人員使用「非高密度脂蛋白膽固醇」（non-HDL cholesterol）作為該研究血脂異常的判定，也就是評估高密度脂蛋白膽固醇（好的膽固醇）以外的所有膽固醇濃度，當數值≥ 160 mg/dL，就定義為高脂血症；並分析這些參與者血脂異常的年數與冠心病發生的關聯性。結果顯示，血脂異常持續1至10年的人，日後罹患冠心病的機率為8.1%；如果血脂異常長達11至20年，風險會增加至16.5%。相比之下，血脂正常者，晚年罹患冠心病的風險僅為4.4%。更值得注意的是，血脂異常每增加10年，冠心病的風險就增加39%。也就是說，暴露在血脂異常的時間愈長，未來罹患冠

心病的風險也會愈高，即便把藥物治療等與冠心病發生相關的因素都考量進去，這關聯依然成立[5]。儘管本研究使用的血脂異常評估標準不同，其結果仍提醒大家應密切追蹤血脂數值的變化，並留意其對整體健康的影響。

一般來說，大家都比較關注血脂異常對心血管的影響，但卻輕忽血脂異常還可能損害大腦，增加老年時出現認知功能障礙的風險。一項彙整了芬蘭、美國、英國、瑞士、德國與日本等17篇世代研究的文獻回顧，涵蓋120萬名年齡介於42至57歲之間的參與者，總結了21.2年的追蹤數據。結果顯示，中年時期較高的總膽固醇與低密度脂蛋白膽固醇濃度，與失智症的發生率增加有關，當這兩項數值分別增加1 mmol/L，失智症的發生率會分別提高5%與8%。此外，總膽固醇偏高也會增加輕度認知障礙的風險，而好的膽固醇（高密度脂蛋白膽固醇）則有助於降低這些風險。阿茲海默症的發生，則與異常高的低密度脂蛋白膽固醇濃度有關，每增加1 mmol/L，而阿茲海默症的發生率將提高約17%[6]。

因此，年輕時顧好血脂健康，絕對是維持身體永保安康的逆齡關鍵。即使基因或年齡可能會讓我們的總膽固醇與低密度脂蛋白膽固醇隨時間升高，而高密度脂蛋白膽固醇有下降的趨勢，我們仍然可以透過調整飲食與生活方式，及早「截油」阻斷血脂堵塞晚年的健康。

## 導致高血脂的不良因素

### ● 三高問題與肥胖

隨著年齡增長，我們的血管就像河道一樣，會逐漸堆積「淤泥」——也就是膽固醇。當膽固醇愈堆愈多，血液就會變得混濁，血流速度也會變得不順暢；而這些「淤泥」，特別是低密度脂蛋白膽固醇，容易被自由基攻擊而氧化，進一步引發發炎反應，讓「淤泥」變得更黏、更容易卡在血管壁，導致血管粥狀硬化而發生損傷[7]。除了膽固醇，還有許多危險因子會加劇血管「卡東西」阻塞的風險，像是過重、肥胖以及三高問題（高血壓、高血脂與高血糖）。因此，營養師提醒大家，務必要維持理想體重，並定期監測血壓、血脂和血糖狀態。必要時，也要依醫師或營養師的建議進行飲食調整及藥物治療，確保血液流動順暢，降低相關健康風險發生。

● **酒精**

「舉杯同慶」的小確幸確實是許多現代人生活中的一部分，有些人甚至相信適度小酌能促進血液循環，對心血管健康有益。這樣的觀點是否完全正確呢？

首先，確實有部分研究顯示，適量飲酒可能有助於維持好的膽固醇（高密度脂蛋白膽固醇）的濃度。一項涵蓋約7萬名中國成年人的研究，透過問卷調查酒精攝取狀況，並分析參與者6年間高密度脂蛋白膽固醇的變化，發現與從不飲酒或大量飲酒的人相比，適量飲酒者（女性每天0.5～1份、男性1～2份酒精）的高密度脂蛋白膽固醇下降得較慢[8]。

看到這裡，許多人可能會把將喝酒當作維持身體好膽固醇的理由，但營養師還是要建議你先緩緩。首先，酒精在體內代謝後的「乙醛」，是世界衛生組織國際癌症研究署認定的一級致癌物，且與心血管疾病與失智症的風險增加有關。其次，根據美國史丹佛醫學院的研究，台灣人的酒精代謝基因缺陷率位居全球之首，近一半的台灣民眾缺乏乙醛去氫酶，這意味著，許多台灣人並無法有效清除酒精代謝後的毒性乙醛，進而使身體承受更大的健康危害[9]。另外，雖然許多研究發現酒精可能提高好的膽固醇，但同時也會增加高三酸甘油酯、高膽固醇以及壞膽固醇的濃度，進而提升高血脂的風險[10,11]。因此，如果你平時不喝酒，為了健康，請持續保持。如果已有飲酒習慣，也請遵循台灣衛生福利部的建議，男性每日最多2份、女性每日最多1份酒精。1份酒精大約是10公克，相當於250毫升的5%啤酒，或100毫升的12%葡萄酒，或30毫升的40%蒸餾酒。而如果你已經超量飲酒，現在正是減少或停止的好時機，因為這將幫助你降低暴露於血脂異常及其他的健康風險。

● **高糖飲食**

琳瑯滿目的手搖飲料店幾乎成為台灣的獨特風景，人手幾乎一杯的普及也成為國人普遍血脂超標的原因之一。大多數手搖飲料使用的糖，是一種名為高果糖糖漿（high fructose syrup, HFS）的原料，透過酵素將玉米澱粉中的葡萄糖部分轉化為果糖的混合物。由於高果糖糖漿的成本低且甜度高，因此逐漸取代傳統的蔗糖，廣泛應用於飲料和加工食品中。然而，隨著攝取頻率的增加，愈來愈多研究發現這種糖不僅會導致肥胖和痛風，還會對血脂健康造成不良影響。隨著健康意識抬頭，愈來愈多消費者認知到高果糖糖漿對健康的負擔。因此，部分手搖飲業者開始標榜使用「天然蔗糖」，宣稱比果糖更健康。然而，傳統蔗糖真的比較健康嗎？

事實上，無論是蔗糖還是果糖，兩者皆屬於額外添加的精緻糖，過量攝取都會危害健康。蔗糖或高果糖糖漿都是由「果糖」及「葡萄糖」組成。研究指出，當果糖與葡萄糖同時存在，會增加血脂的「生成」並減少脂肪的「代謝」，使血脂異常的風險上升。具體來說，這樣的糖類組合，會促使肝臟與腸道製造更多富含三酸甘油酯的脂蛋白，如乳糜微粒和極低密度脂蛋白，使得血中的三酸甘油酯濃度上升。此外，果糖還會加強肝臟合成脂肪的能力，增加脂肪肝的風險，同時使胰島素阻抗惡化，進而抑制脂蛋白脂解酶的活性，使富含三酸甘油酯的脂蛋白無法有效地被分解，導致血液中堆積更多脂肪，增加動脈粥狀硬化的發生機率[12]。

根據台灣衛福部的建議，每日添加糖的攝取量不應超過總熱量的10%。也就是說，若每日攝取2,000大卡熱量，添加糖的上限應為200大卡，相當於50公克糖也就是10顆方糖（1公克糖提供4大卡熱量）。然而，依據食藥署食品營養成分資料庫的數據，1杯700毫升的全糖珍珠奶茶，糖含量就高達61.6公克，相當於約12顆方糖，一天喝1杯就會超過每日建議的糖攝取上限。

## 掌握自我血脂健康的「慢老」元素

● **地中海飲食**

地中海飲食的好處早已廣為人知，但你知道它對於遺傳性疾病，如家族性高膽固醇血症的患者也有成效嗎？最新研究發現，地中海飲食不僅能改善家族性血脂異常，還能降低發炎指標。這項橫斷面研究於2021年發表，針對來自巴西和西班牙共190位家族性高膽固醇血症患者進行分析。研究發現，西班牙患者的地中海飲食遵從度普遍較高，相對於多數巴西患者偏低的遵從度，這樣的差異影響了患者壞膽固醇（低密度脂蛋白膽固醇）與發炎指標C-反應蛋白（C-reactive protein, CRP）的數值。研究進一步分析發現，這些患者的致病基因變異並無顯著差異；在調整社經因素、飲食總熱量及脂肪酸攝取、以及降血脂藥物影響後，較遵從地中海飲食的患者，其壞膽固醇與發炎指標顯著較低[13]。

這項研究說明了以豐富蔬果、全穀類、堅果、橄欖油和適量魚類為主的地中海飲食，不僅是一種美味的選擇，更是改善血脂異常和降低慢性發炎的重要策略，除了可能改善家族性高膽固醇血症患者的血脂組成，對於一般人而言也是一種維持心血管健康的飲食方針。

● **以植物性食材為主的飲食型態**

隨著民眾對健康與環境永續的關注日益提升，愈來愈多人選擇以「植物性食材」為主的飲食方式。植物性飲食的優勢在於其飽和脂肪與膽固醇含量較低，不飽和脂肪卻較豐富，這樣的油脂組成結構對降低血液中的三酸甘油酯尤其有效，並且能減少飲食中膽固醇的攝取和吸收。此外，植物性食材富含膳食纖維、植物固醇、抗氧化物與多酚類物質，這些成分對預防血脂異常有顯著的作用。特別是膳食纖維，能夠與膽酸結合，使一些膽酸不會從腸道再吸收回身體，促進體內膽固醇的代謝，從而降低血液中的膽固醇[14,15]。

但要注意的是，並非所有植物性食材都具備「刮油去脂」的效果。2021年發表於營養學權威期刊《Nutrients》的一項大型前瞻性研究指出，錯誤選擇植物食材，可能反而會增加血脂異常的風險[16]。該研究蒐集了4,507名40歲以上且無血脂異常及相關慢性疾病的韓國成人，在長達14年的追蹤中，研究者分析參與者的血液總膽固醇、三酸甘油酯、低密度脂蛋白膽固醇和高密度脂蛋白膽固醇的濃度變化，並透過半定量食物頻率問卷，評估其飲食攝取情況。

研究結果發現，在14年的追蹤期間，共有2,995例新發血脂異常個案。在調整了受試者的基本資料與生活型態等相關干擾因子後，發現與低分者相比，總植物性飲食指數較高者（即攝取較多種類的植物性食材），血脂異常的發生風險顯著降低了22%。而健康植物性飲食指數較高者（包括全穀類、水果、蔬菜、堅果種子、豆類、茶和咖啡），其風險降低幅度更顯著，達37%；相反的，不健康植物性飲食指數較高者（如精製穀物、醃漬蔬菜，以及含高糖但低纖維的飲品或甜點攝取較多），血脂異常風險則提高了1.48倍[16]。這說明了雖然植物性飲食有助於降低血脂異常的風險，但並非所有植物性食材都是健康的選擇，而是要選「原型」的植物性食材，才具有膳食纖維、植化素等降低血脂及保護心血管的營養物質。

根據台灣的飲食指南建議，較健康的植物性食物選擇包括當季新鮮蔬菜、水果，以及未加工的全穀雜糧與堅果種子類，而蛋白質食材則可以黃豆及其製品為主，才是降低血脂風險的關鍵。

● **益生菌**

許多人都知道益生菌有助於維持腸道健康。不過根據2015年一項與益生菌相關的醫學統合分析（meta-analysis）研究[17]，補充益生菌還可能有助於調節血脂，降低血脂正常以及輕度高膽固醇血症受試者血管的「油膩」風險。該研究彙整分析了11篇臨床試驗的結果，發現即使未使用降血脂藥物，與安慰劑組相比，補充益生菌雖對三酸甘油酯和好的膽固醇影響不顯著，但能顯著降低總膽固醇與壞膽固醇，尤其是補充時間超過4週以上，或是本身就有輕度高膽固醇血症的情況下，改善效果更為突出。在這些研究中，能夠調節血脂的益生菌種類包含乳酸桿菌（Lactobacillus）和雙歧桿菌（Bifidobacterium），而部分研究還包含嗜酸性乳酸桿菌（Lactobacillus acidophilus）。作者推測，益生菌能透過抑制膽固醇的吸收與生合成，或與膽酸結合，幫助膽固醇代謝，從而改善血脂組成。因此，營養師建議，如果你想從日常飲食中獲取這些好處，不妨從無加糖優酪乳、無加糖優格、韓國泡菜、納豆等食物中攝取益生菌；或依照個人的健康需求選擇合適的市售益生菌產品，補充好菌來幫助你遠離血脂異常的風險。

● **其他與血管暢通不卡油有關的營養因子**

| 營養因子 | 功效／作用 | 來源 |
| --- | --- | --- |
| 兒茶素[18] | ● 人體研究或動物實驗都發現，兒茶素能降低血中三酸甘油酯及總膽固醇含量。<br>● 人體研究發現，若連續喝6週富含兒茶素的烏龍茶，不但可以降低血脂肪濃度，還能使好膽固醇的濃度上升。 | 綠茶、烏龍茶、蔓越莓、蘋果、柿子等都富含兒茶素。 |
| 橙皮素[18] | 降低肝臟製造膽固醇酯，進而降低壞的膽固醇含量。 | 主要存在黃色和紅色的水果中，橘子、柳丁、檸檬、葡萄柚等，或是柑橘類的果皮與果肉都富含橙皮素。 |
| 山奈酚[18] | 為好的抗氧化劑，阻止壞的膽固醇氧化沾黏在血管壁上。 | 芥菜、青蔥、韭蔥、蘋果、葡萄、洋蔥、甘薯葉、花椰菜及柑橘類水果等都是好的攝取來源。 |
| 楊梅素[18] | 能刺激白血球吞食血管中壞膽固醇的能力，降低過多的壞膽固醇卡在血管壁上，造成血管硬化等問題。 | 莓類、葡萄、芹菜、菠菜、小白菜、萵苣、大蒜、甘薯葉、芭樂等。 |

| | | |
|---|---|---|
| 柚皮素[18] | 抑制血液中負責運送膽固醇的蛋白質（稱為 apo B）之合成，並會加速細胞降解膽固醇的作用。 | 主要存在黃色和紅色的水果中，橘子、柳丁、檸檬、葡萄柚等，柑橘類的果皮與果肉中都含量豐富。 |
| 紅麴[19] | 透過調節脂肪與膽固醇的代謝路徑，達到降血脂的效果。 | 紅麴米或是紅糟。 |

最後，我們建議大家應定期檢查血脂，若發現異常，請前往心臟內科、新陳代謝科、家庭醫學科或一般內科門診就診，醫師會先確認你是罹患哪一種血脂異常問題，依據其嚴重程度給予治療建議。此外，建議平常可以依據個人狀況，尋求專業營養師進行個人化的飲食諮詢，才能讓危機「脂」步，透過飲食調理，延緩與疏通血脂對健康造成的阻塞傷害。

### 進階常識

#### ● 一天可以吃多少顆蛋

根據食藥署的食品營養成分資料庫，一顆蛋黃約含有 200 毫克膽固醇，這也是為什麼過去，包括台灣在內的許多國家，都建議一天最多吃 1 顆蛋，以避免膽固醇的攝取量超過每日上限 300 毫克。然而，近年的研究顯示，人體內約三分之二的膽固醇是由自身合成的，飲食中的膽固醇影響僅占三分之一。因此，食物中的膽固醇並非血中膽固醇升高的主要原因。此外，許多研究還發現，對血液膽固醇影響較大的因素是「飽和脂肪酸」，而非食物中的膽固醇。過量攝取飽和脂肪會提升總膽固醇以及低密度脂蛋白膽固醇濃度。這意味著，血脂異常的風險不能只考量膽固醇的攝取量，而需全面檢視整體飲食結構以及個體差異。2018 年的一篇文獻回顧「The Impact of Egg Nutrient Composition and Its Consumption on Cholesterol Homeostasis」，整合了多項研究結果，提出以下建議[20]：

## 2.7.2 危機「脂」步，小心血脂異常引爆健康危機

1. 在討論一天可以吃多少顆蛋的同時，更應強調個別化飲食的重要性：大型流行病學研究顯示，蛋的攝取對兒童、年輕人、女性、男性及老年人等不同族群的血脂與心血管疾病風險有不同影響。有些研究指出，蛋的攝取可能會提高血中膽固醇，但對健康人群並不會增加心血管疾病風險。然而，也有研究發現，攝取過量的膽固醇（如天天食用蛋），可能會增加心血管疾病及糖尿病的風險。

2. 在採納這些研究建議時，應了解研究設計對結果的局限：在19項前瞻性研究中，有6項發現蛋的攝取與心血管疾病發生率或死亡率呈正相關。然而，另有11項研究未發現蛋的攝取對心血管疾病風險有顯著影響。對於特殊族群，如糖尿病患者、高膽固醇者或對飲食膽固醇敏感者，蛋的攝取可能會增加健康風險。但這些研究多為觀察性研究，缺乏長期且嚴謹的介入實驗設計，因此這類的結論不具絕對性。

整體而言，目前的研究趨勢顯示，健康人每日適量攝取雞蛋不會對健康造成明顯負面影響。縱使有些長期觀察性研究指出，過量攝取蛋或膽固醇可能會增加動脈粥狀硬化及心血管疾病的風險，但這些研究結果並非絕對結論。營養師建議，若按時服用降膽固醇或降血脂的藥物，每天吃1顆蛋，偶爾吃2～3顆，短期並不會對健康造成顯著負擔。不過每個人的健康狀態與體質都不一樣，建議定期檢查與追蹤抽血數據，便能了解自己是否可以每天吃蛋或攝取較多蛋量。但更重要的是，要全面檢視自身整體的飲食結構，除了關注蛋或膽固醇的攝取量，還需留意日常飲食膳食纖維的攝取是否充足，是否減少飽和性脂肪酸（如豬油、牛油等動物性油脂，肥肉、卵類或內臟類，甚至椰子油等植物性油脂）及精緻糖的攝取，才能有效控制血脂與膽固醇，維持心血管健康。

## ● 降血脂保健食品真的有效嗎？

市面上充斥各種宣稱降血脂的保健食品，種類繁多，讓人難以選擇。然而，最新一項刊登於《美國心臟病學院期刊》（Journal of the American College of Cardiology）的研究[21]，可能會顛覆大家對這些產品的期待。研究顯示，廣受推崇的魚油、肉桂萃取物、大蒜萃取物、薑黃、植物固醇和紅麴等成分，實際上在血脂調控方面並未帶來顯著的改善效果，其作用遠不如常規的降血脂藥物。

這項為期28天的研究，設計嚴謹，採用單中心、前瞻性、隨機分派且單盲的臨床試驗。受試者是年齡介於40至75歲且沒有動脈粥樣硬化性心血管疾病病史的健康成人，不過壞膽固醇濃度在70至189 mg/dL之間，經評估未來10年內有5～20%的風險罹患心血管疾病。為確保研究結果的準確性，所有參與者都未服用降血脂藥物或保健食品。在這項研究中，受試者每日服用5毫克降血脂藥物Rosuvastatin，並與安慰劑進行比較。此外，服用保健食品的組別劑量依照產品包裝上的建議服用，像是魚油每日2,400毫克，肉桂萃取物2,400毫克，大蒜萃取物中的有效成分蒜素（allicin）5,000微克／天，添加胡椒素的薑黃萃取物4,500毫克／天，植物固醇1,600毫克／天，以及紅麴2,400毫克／天，並透過計算剩餘量來評估實驗依從性。

共有190位參與者完成了整個試驗。結果顯示，相較於安慰劑與各種保健食品，藥物Rosuvastatin在降低總膽固醇、三酸甘油酯、壞膽固醇（低密度脂蛋白膽固醇）方面效果最為顯著。相較之下，魚油、肉桂、大蒜、薑黃、植物固醇及紅麴等保健食品降低壞膽固醇的效果甚至不如安慰劑。在此研究中還發現，大蒜萃取物還可能提高壞膽固醇，而植物固醇可能會導致好膽固醇下降。

這項研究提醒我們，廣告中所宣稱的保健食品「神效」未必真實，對於需要控制血脂的民眾而言，標準藥物治療仍是首選。因此，在選購保健食品前，不妨與

## 2.7.2 危機「脂」步，小心血脂異常引爆健康危機

醫師與營養師討論是否有需要，以避免過度依賴這些產品而忽略了有科學實證支持的藥物治療。此外，醫療專業人士也需同理病人尋求降低藥物使用頻率且又能改善血脂健康的期待，將其對改善血脂的動機視為契機，進一步強調透過健康生活方式來維持血脂健康的重要性，例如均衡飲食和規律運動，這些才是預防心血管疾病的根本基礎。

### 參考資料

1. 高美丁等（2022）。《膳食療養學六版修訂版》。華格那出版社。
2. 國民健康署（2023）。血脂異常一定就是膽固醇高嗎？
3. 2020台灣腦中風學會腦血管疾病血脂異常治療指引。
4. 衛生福利部國民健康署（2020），國民營養健康狀況變遷調查（106-109年）成果報告。
5. Navar-Boggan, Ann Marie, et al. "Hyperlipidemia in early adulthood increases long-term risk of coronary heart disease." Circulation 131.5 (2015): 451-458.
6. Wee, Jason, et al. "The relationship between midlife dyslipidemia and lifetime incidence of dementia: A systematic review and meta analysis of cohort studies." Alzheimer's & Dementia: Diagnosis, Assessment & Disease Monitoring 15.1 (2023): e12395.
7. 衛生福利部國民健康署（2023），慎選吃得巧、活躍新生活—老年期營養資源手冊。
8. Huang, Shue et al. "Longitudinal study of alcohol consumption and HDL concentrations: a community-based study." The American Journal of Clinical Nutrition vol. 105,4 (2017): 905-912.
9. 衛生福利部國民健康署（2015），喝酒取暖？小心黃湯下肚，致癌又傷心，喝酒會臉紅的人，尤其要注意。
10. Perissinotto, E et al. "Alcohol consumption and cardiovascular risk factors in older lifelong wine drinkers: the Italian Longitudinal Study on Aging." Nutrition, Metabolism, and Cardiovascular Diseases: NMCD vol. 20,9 (2010): 647-55.
11. Park, Hyejin, and Kisok Kim. "Relationship between alcohol consumption and serum lipid levels in elderly Korean men." Archives of gerontology and geriatrics vol. 55,2 (2012): 226-30.
12. Gugliucci, Alejandro. "Sugar and dyslipidemia: A double-hit, perfect storm." Journal of Clinical Medicine 12.17 (2023): 5660.
13. Antoniazzi, Luiza, et al. "Adherence to a Mediterranean diet, dyslipidemia and inflammation in familial hypercholesterolemia." Nutrition, Metabolism and Cardiovascular Diseases 31.7 (2021): 2014-2022.
14. Brown, Lisa, et al. "Cholesterol-lowering effects of dietary fiber: a meta-analysis." The American Journal of Clinical Nutrition 69.1 (1999): 30-42.
15. Satija, Ambika, and Frank B. Hu. "Plant-based diets and cardiovascular health." Trends in Cardiovascular Medicine

28.7 (2018): 437-441.
16. Lee, Kyueun, et al. "Association between different types of plant-based diets and risk of dyslipidemia: a prospective cohort study." Nutrients 13.1 (2021): 220.
17. Shimizu, Mikiko, et al. "Meta-analysis: effects of probiotic supplementation on lipid profiles in normal to mildly hypercholesterolemic individuals." PloS one 10.10 (2015): e0139795.
18. 吳映蓉、翁德志、李芷薇（2019）。《天然植物營養素，啟動健康正循環，打造人體最強防護力》。臉譜出版。
19. Shi, Yeu-Ching, and Tzu-Ming Pan. "Beneficial effects of Monascus purpureus NTU 568-fermented products: a review." Applied Microbiology and Biotechnology 90 (2011): 1207-1217.
20. Kuang, Heqian, et al. "The impact of egg nutrient composition and its consumption on cholesterol homeostasis." Cholesterol 2018.1 (2018): 6303810.
21. Laffin, Luke J., et al. "Comparative effects of low-dose rosuvastatin, placebo, and dietary supplements on lipids and inflammatory biomarkers." Journal of the American College of Cardiology 81.1 (2023): 1-12.

## 2.7.3 遠離沉靜殺手，不讓血壓壓垮生活品質

隨著年紀增長，我開始明白時間並不是無限的。以前總覺得身體強壯，什麼事都難不倒我，但現在卻截然不同了。幾年前的一次公司體檢，我開始注意到血壓不太對勁。起初我不以為意，認為只是一時壓力大，或是工作忙碌所致。可是，隨著時間推移，頭痛、頭暈的次數愈來愈多，心跳也常常無故加速。我不情願地去看了醫生，結果竟然診斷出我有高血壓。當時我沒多想，雖然醫師給了我高血壓的藥，但是我並沒有按照指示規律服藥，有想到才會吃，然後繼續照舊過著我的日子，彷彿什麼也沒發生過。然而，生活似乎並不打算讓我這麼輕鬆過日子，我逐漸感覺到身體變得虛弱。有時，因為高血壓引發的頭痛、頭暈，導致我連站起來倒杯水都變得小心翼翼，深怕摔倒。這些不適讓過去能輕鬆完成的家務和工作都成了一種負擔。這一切讓我感到無力，覺得自己正逐漸被這些高血壓所帶來的壓力壓垮。也許，是時候做一些改變了！

究竟血壓高到多少才算是高血壓呢？根據台灣心臟學會在2022年發布的「2022年台灣高血壓治療指引」[1]，高血壓的標準已經下修，若血壓超過130/80 mmHg就屬於高血壓。如果你還停留在舊標準的140/90 mmHg，記得更新知識哦！此外，根據2017～2020年台灣營養調查的資料顯示，台灣20歲以上族群的高血壓盛行率達到了27.3%，但自知率只有67.9%，這表示近三成的人根本不知道自己有高血壓[2]。

麻煩的是，高血壓之所以被醫界稱為「沉靜殺手」，是因為早期高血壓可能沒有明顯症狀。然而，當血壓長期過高或不受控制，那麼頭暈、頭痛、呼吸急促、心跳不規律、疲倦無力和煩躁等症狀便會找上門。最令人擔憂的是，很多人直到血壓異常導致身體產生嚴重併發症，如失明、中風、心臟病或腎功能損害，才發現

高血壓已經造成身體不可逆的傷害[3]。因此，千萬不要讓高血壓「有機可趁」壓垮你的健康，定期測量血壓，調整生活習慣與飲食，才是保護健康、避免血壓壓垮生活品質的最佳策略。

## 高血壓為何找上門，解開血壓高的逆齡關鍵

老化引起高血壓的生理機轉有非常多，其中，學者認為「氧化壓力所造成的血管受損」是長者出現高血壓的重要原因[4]。氧化壓力是什麼呢？想像一下，「自由基」就像是到處搗亂的不安分子，他們喜歡製造麻煩，攻擊細胞，讓血管和身體其他部位亂成一團。當自由基在體內搞破壞時，這種情況就叫做「氧化壓力」。幸運的是，身體有一支專門對付自由基的「鎮暴部隊」，也就是抗氧化系統，它們的任務就是清理這些搗亂分子，維持細胞的秩序。然而，隨著年齡增長，我們的鎮暴部隊「抗氧化系統」會變得有點疲憊，抗氧化能力下降，自由基卻愈來愈猖狂；最終，氧化壓力不斷上升而導致老化相關疾病出現[5]。

了解老化與氧化壓力之間的關係後，我們接著來揭祕老化、氧化壓力與高血壓之間的關聯。研究指出，老化所引起的氧化壓力會導致血管最內層的內皮細胞功能受損，進而引起高血壓問題[4]。血管的內皮細胞主要負責維持血管健康與調節血壓，擁有健康內皮細胞的血管就像是一根彈性很好的橡皮水管，當血液流經時可以靈活地擴張和收縮，幫助心臟把血液輕鬆地送到全身。然而，年齡增長或氧化壓力會導致血管內皮細胞功能受損，使血管這根「橡皮水管」不再有那麼好的彈性。最終，硬邦邦的血管沒辦法與心臟搭配合作，導致血液難以運送到全身，心臟就只好更用力地把血液「擠」出去。這樣一來，心臟的工作負荷增加，血壓也就跟著上升了。

更糟糕的是，受傷的血管內皮細胞不僅無法跟心臟好好合作，更無法正常合成一氧化氮[4]。一氧化氮就像是高速公路上有效調度車流的交通警察，當車流太壅擠

時，這位交通警察會特別開通路肩，疏散車流，讓車流比較順利通行。失去一氧化氮的血管，就像是沒有開通路肩的高速公路，無法快速疏散大量車流而塞車，結果是血液不流暢，讓高血壓的問題雪上加霜。

由此可知，老化會造成氧化壓力，進而導致血管的內皮細胞受損使血管失去彈性，且一氧化氮的合成量降低導致血流阻塞，多重作用下最終「壓垮」了我們的血壓健康。所幸，我們可以靠飲食和運動來加強鎮暴部隊「抗氧化系統」的戰鬥力，減少氧化壓力，並穩定血液中一氧化氮量，以幫助保護血管，讓血壓維持在健康的範圍內。

### 導致老化高血壓的因素

#### ● 老化引起交感神經過度興奮

除了前面我們討論的血管老化問題外，老化過程中荷爾蒙的變化也會影響血壓的穩定。愈來愈多研究發現隨著年紀增長，身體所分泌的荷爾蒙會出現變化，使器官與系統運作卡關。舉例來說，學者發現年長者體內的荷爾蒙「皮質醇」分泌量會顯著上升，過量的皮質醇會促使交感神經不斷作用，導致高血壓出現[6]。換句話說，如果可以穩定荷爾蒙皮質醇的分泌，就有機會避免交感神經過度興奮，從而改善血壓問題。想要穩定皮質醇與交感神經的人，別忘了複習 2.3.2〈遠離自律神經失調造成的身心失衡〉內容。值得一提的是，學者發現過量的皮質醇也會導致氧化壓力上升[7]，這也可能進一步加劇氧化壓力所引起的高血壓問題。

#### ● 更年期女性

不論男性或女性，隨著年齡增長都可能面臨高血壓的問題，不過，兩性之間的狀況可能會有些許不同。停經前，女性的血壓通常比男性低，這要歸功於女性體內的雌激素，它能幫助調節血壓。然而，隨著停經來臨，雌激素濃度下降，更年期女性便失去了這層天然的保護屏障，導致女性的血壓更容易攀升[8]。除此之外，更年期女性的交感神經系統容易出現變化，加上常見的情緒波動，如焦慮和憂鬱，也可能引發高血壓[8]。再加上，更年期女性還得面臨我們前面所討論的老化導致血管內皮細胞功能逐漸退化、一氧化氮生成減少及血管彈性下降之問題。多重夾擊之下，使更年期女性更難以維持健康的血壓。因此，停經後的女性需要特別關注自己的血壓管理。除了 2.5.1〈甩開更年期症狀，女力再現！〉中穩定雌激素的飲食原則，等等還將告訴你如何透過飲食來減少老化對血管的損傷，幫助你輕鬆控制血壓，保持健康！

### ● 阻塞型睡眠呼吸中止症

打呼可不是單純的「吵」而已，對許多長者來說，這可能是「阻塞性睡眠呼吸中止症」的警告訊號，且與高血壓有很大的關聯。阻塞性睡眠呼吸中止症是什麼？首先我們得先了解到，正常情況下，我們即使睡著也會順暢呼吸。然而，患有阻塞性睡眠呼吸中止症的人，在睡眠時會出現呼吸暫停或減弱的情況，導致空氣無法順利進入肺部，血液中的氧氣濃度下降，造成夜間睡眠品質變差，經常驚醒，且除了震天響的打呼聲，還可能會有白天嗜睡、早上口乾舌燥的狀況，甚至連同床的人都跟著睡不好[9]。此外研究還發現，許多患有阻塞性睡眠呼吸中止症的長者往往伴隨著高血壓問題。這是因為反覆的夜間缺氧會刺激身體產生發炎反應和氧化壓力，損害血管內皮功能，讓血管彈性降低，血壓更難控制[10]。所以，發現自己或家中長者打呼嚴重、容易半夜驚醒時，別忽視這些症狀，因為它可能影響到血管健康，進而影響心臟和大腦的運作。打呼的成因非常多，有這些困擾的人可以及早尋求耳鼻喉科醫師的幫助，了解成因且接受適當治療。同時，也要注意飲食習慣，避免不良的飲食加劇體內的發炎和氧化壓力，讓血壓更難以控制。

### ● 空氣污染

吸空氣可能會讓你高血壓？一項台灣的研究顯示，空氣污染與高齡者的高血壓問題有密切關聯。學者針對 20,000 多位 65 歲以上的台灣居民進行調查，結果發現暴露於空氣中污染物（如：PM10和PM2.5等）的長者常有高血壓的問題。這可能是因為長期接觸空氣污染會引發全身性發炎、氧化壓力以及內皮細胞功能失調，進而影響血壓控制[11]。

因此，建議在進行戶外活動前，先查看氣象局的空氣污染報告，若空氣品質不佳，建議優先選擇在室內運動。此外，2022年台灣高血壓治療指引也建議使用能過濾PM2.5的空氣淨化器，可能有助於降低空汙對血壓的影響[1]。值得一提的是，飲食也是對抗空汙的重要幫手，研究發現選擇具有抗氧化效果的地中海飲食，能幫助身體抵抗空氣污染對心血管健康的威脅[12]。

### ● 鈉攝取量過高

「吃太多鈉會導致高血壓」這件事大家應該都耳熟能詳。但隨著年齡增長，我們似乎更容易被鈉「牽著鼻子走」！研究發現老化會讓我們對鹹味的敏感度下降[13]，這意味著我們常常會不自覺地加更多鹽巴、醬油、味精或番茄醬等高鈉調味料，才能覺得食物夠味。更麻煩的是，隨著年紀增長，身體對鈉的耐受度也會降低，讓我們比起年輕人更容易被高血壓所困擾[14]。因此，營養師建議應減少高鈉食物的攝取，如：醃漬食品、加工肉類、泡麵和麻辣鍋等。另外，日常做菜時，可以用低鈉鹽進行調味，或是使用天然辛香料來替代高鈉調味品，比如用大蒜、薑、羅勒、迷迭香、胡椒或辣椒等，不僅能自然提升食物的風味，還能減少鈉的攝取。這樣不僅對心臟和血壓有益，還能品嚐到食材的原汁原味，真是一舉兩得！

## 拒絕血壓壓垮生活的「慢老」元素

### ● 地中海飲食

很多學者都在找辦法，看看怎樣才能保護長者不受氧化壓力帶來的血管損傷和高血壓問題。其中特別有趣的一項研究，針對平均年齡64歲的受試者進行測試，結果發現吃了6個月的地中海飲食後，受試者的血壓大幅下降，血管內皮細胞的功能也變得更好。地中海飲食的健康魔力，主要來自富含單元不飽和脂肪酸，還有滿滿的抗氧化營養素，這些都能有效保護血管細胞免受自由基的傷害[15]。

更棒的是，地中海飲食不只對血壓有幫助，還能降低與高血壓相關的心血管疾病風險！另一項針對50,000多名美國人的研究顯示，地中海飲食可以減少長期暴露於空氣污染物後因心血管疾病死亡率的風險。研究進一步指出，攝取更多單元不飽和脂肪酸、全穀類和蔬果的人，對抗空污引發的心血管疾病的能力更強。這項研究結果也再次強調了植物性食材和富含抗氧化物質的地中海飲食對血壓和心血管健康的保護效果[16]。所以，這樣好處滿滿的飲食模式，絕對不容錯過！快回頭複習一遍我們在第一章整理的「地中海飲食原則」吧！

## ● 得舒飲食

如果你問營養師還有哪種飲食型態可以幫忙穩定血壓，答案肯定是：得舒飲食！得舒飲食的命名來自其英文縮寫名稱「DASH」的發音，該詞是Dietary Approaches to Stop Hypertension的縮寫，也就是「利用飲食方式來防止高血壓」的飲食。強調多選用植物性食材的「得舒飲食」，可以讓人體獲得大量穩定血壓的鉀、鎂、膳食纖維與植化素，且減少飽和脂肪酸的攝取，有效促進我們的健康。因此，得舒飲食被美國心臟學會和學院認定為可降低血壓的飲食治療方法。想要降血壓的人，不妨將其融入日常的飲食習慣唷！

> **得舒飲食原則：**
> - 增加蔬果攝取量：每日攝取5份蔬菜（煮熟前的可食部分約100公克，或煮熟後直徑15公分盤1碟，或約大半碗的量）及5份水果（每份水果約為一個拳頭大）。
> - 多選擇全穀類食物：優先選擇未精製全穀類，如：糙米、燕麥、馬鈴薯、地瓜等，以取代白米、白吐司等精製穀物。
> - 每日攝取乳品：建議以「低脂」奶類作為乳品的優先選擇；乳醣不耐症患者則可以用無加糖優酪乳、起司等替換。
> - 限制肉量且以白肉取代紅肉：優先選擇魚類與家禽等白肉作為蛋白質來源，並減少肥肉、動物內臟、加工肉品及牛、豬等紅肉的攝取量。

## ● 大豆製品

介紹大豆製品的降血壓效果前，我們得先認識一下有哪些豆屬於大豆類呢？答案是：黃豆、黑豆與毛豆。大豆廣泛出現在亞洲人的飲食中，經常被製成各種不同的食品或調味料，如：豆腐、豆漿、韓式大醬（doenjang）、韓式辣醬（gochujang）或納豆。

一項研究指出，常攝取豆腐或豆漿等大豆製品，有助於中年族群降低血壓，並減少高血壓的發生率。其作用機制可能來自於大豆中的重要成分，如大豆蛋白、異黃酮素、植物固醇和卵磷脂，這些成分能透過促進體內一氧化氮生成、幫助血管擴張、清除自由基，並減輕氧化壓力來降低高血壓的風險[17]。值得一提的是，大豆的發酵製品也能幫助降血壓。韓國研究發現，常吃發酵大豆製品（如：韓式大醬和韓式辣醬）的停經後女性，其血壓比較低[18]。而同樣是發酵大豆製品的納豆，也受到了學者的高度關注。研究發現，納豆也具有穩定血壓的效果，主要是其所含的納豆激酶（nattokinase）可以有效降低血壓[19]。

不過，營養師提醒大家，大豆的發酵製品通常有較高的鈉含量，因此大家食用這類食品時，記得要避免同時食用其他重口味的食物；烹調時不妨利用發酵豆製品已有的鹹味為飲食增添風味，並減少烹調時加入醬油、鹽巴或味精等其他高鈉調味料，以避免攝取的總鈉量太高反而不利血壓控制。

## ● 含硝酸鹽的蔬菜

如果你一聽到「硝酸鹽」就感到恐懼，可能有些誤會了。其實，植物中的硝酸鹽對中年人的血壓健康有潛在的幫助。首先，硝酸鹽本身的致癌性其實非常低，而且，硝酸鹽更是強效血管擴張劑「一氧化氮」的重要來源，能穩定血壓[20]。不過，當硝酸鹽與體內的「游離胺類物質」結合時，才會生成真正的致癌物「亞硝胺」。簡單來說，硝酸鹽本來就是植物中的「好孩子」，幫助植物生長的同時，還能協助我們穩定血壓，但當它們與游離胺類物質混合時，就會被慫恿變成「壞孩子俱樂部」的一員，生成致癌物亞硝胺。好消息是，植物性食材中的胡蘿蔔素、維生素C和維生素E等營養成分，可以阻止硝酸鹽轉化為亞硝胺，大大減少致癌的風險。由此可見，蔬果等植物性食材本身所含的營養素可以降低亞硝胺的生成風險。

你可能會好奇為什麼植物性食材會有硝酸鹽呢？其實，植物在生長的過程中，會從土壤、水分或肥料中吸收硝酸鹽，以供應植物生長所需的營養[21]，因此當我們吃蔬菜時，也會攝取到硝酸鹽。一項研究追蹤了50,000多名平均年齡56歲的中年人長達23年，發現那些攝取較多蔬菜中硝酸鹽的人，血壓通常較低[22]。根據這項研究，學者建議我們每天攝取約60毫克來自蔬菜的硝酸鹽。雖然蔬菜中的硝酸鹽含量會因環境、農作方法等因素變動，但一般來說，綠葉蔬菜含量較高。大家可以參考後方表格[21]，多吃含硝酸鹽的蔬菜，幫助血壓保持穩定！

● **Omega-3 脂肪酸**

「Omega-3 脂肪酸對心血管有益」這個觀念大家應該都很熟悉，但你可能不知道，即使是面臨老化的長者，omega-3脂肪酸仍能有效保護他們的血管。有研究指出，增加魚油攝取量有助於改善年長者的血壓[23]；學者認為，魚油的健康效益主要來自其所含的omega-3脂肪酸，能減少氧化壓力，幫助血管保持健康，進而穩定血壓[24]。那麼，想要穩定血壓的人，每天應該攝取多少omega-3脂肪酸呢？為了找到答案，學者分析了多項研究後建議，最理想的攝取量是每天2至3公克[25]。你今天攝取足夠了嗎？不妨參考後方表格，確保自己每天都補充足量的omega-3脂肪酸吧！

## 2.7.3 遠離沉靜殺手，不讓血壓壓垮生活品質

### 常見蔬菜的硝酸鹽含量

|  | 每 100 公克蔬菜的硝酸鹽含量（毫克） | 提供 60 毫克硝酸鹽的蔬菜量（公克） |
| --- | --- | --- |
| 芝麻葉 | 259.7 | 23 |
| 菠菜 | 213.7 | 28 |
| 萵苣 | 189.3 | 32 |
| 蘿蔔 | 186.8 | 32 |
| 甜菜 | 145.9 | 41 |
| 大白菜 | 138.8 | 43 |
| 蕪菁 | 62.4 | 96 |
| 高麗菜 | 51.3 | 117 |
| 韭蔥 | 39.8 | 151 |
| 蔥 | 35.3 | 170 |
| 小黃瓜 | 24 | 250 |
| 紅蘿蔔 | 22.2 | 270 |
| 大蒜 | 18.3 | 328 |
| 青椒 | 11.1 | 541 |
| 洋蔥 | 8.7 | 690 |

### 常見食品的 omega-3 脂肪酸含量

| 食品（以常食用分量計算） | Omega-3 脂肪酸含量（公克） |
| --- | --- |
| 三盎司鮭魚（84.9 公克）[26] | 1.57-1.83 |
| 三盎司鯖魚（84.9 公克）[26] | 1.02 |
| 一盎司奇亞籽（28.3 公克）[26] | 5.06 |
| 一湯匙亞麻仁油（15 毫升）[26] | 7.26 |
| 一盎司核桃（28.3 公克）[26] | 2.57 |

| 食品（以常食用分量計算） | Omega-3 脂肪酸含量（公克） |
|---|---|
| 市售魚油補充品／保健食品[27] | 考量一般人仍會從其他日常飲食來源攝取到 EPA（eicosapentaenoic acid）及 DHA（docosahexanoic acid），因此規範魚油作為保健食品原料時，每日食用量以所含 EPA 及 DHA 總量計算，應為 2 公克以下。大家購買時不妨仔細閱讀標示，以確認所買產品實際的魚油含量。 |

● 鉀

學者們綜合分析了許多研究，發現增加鉀的攝取確實有助於降低長者發生高血壓和心血管疾病（特別是中風）的風險[28]。這是因為鉀可以調節鈉的代謝，減少鈉所帶來的負面影響，幫助維持健康的血壓穩定。大家不妨多多食用新鮮蔬菜、水果、堅果種子或未精製的全穀雜糧類（如：糙米、地瓜或燕麥）等食材，還可以用含鉀的低鈉鹽來烹調，都能獲得對心臟有益的礦物質鉀！但在此提醒部分慢性疾病患者（如慢性腎臟病），可能需要依照疾病狀況限制鉀的攝取量，因此必須密切諮詢營養師，學習如何在限鉀的狀況兼顧血壓健康。

● 輔酶 Q10

你可能沒聽過輔酶 Q10（coenzyme Q10），但是想要穩定血壓的人一定要好好認識它！輔酶 Q10 在人體內可以發揮多種功效，包括：抗發炎、抗氧化、保護 DNA 和維持能量代謝等功能，從而促進人體健康[29]。早已有多項臨床試驗發現輔酶 Q10 可以顯著降低高血壓患者的血壓，這對減少心臟老化和改善心血管健康具有重要意義[30]。由此可見，想讓身體更健康，我們非常需要輔酶 Q10 的幫助。牛肉、豬肉、雞肉、魚類、堅果、大豆油和橄欖油等食物都是輔酶 Q10 的良好來源。不過需要注意的是，輔酶 Q10 補充劑可能會與某些藥物產生交互作用，因此在使用前，建議先諮詢醫師或營養師的專業建議[31]。

● 運動

　想要穩定血壓嗎？那就快來養成運動習慣吧！規律進行有氧運動不僅能改善血壓，還能降低心血管疾病的死亡率，建議大家每週至少運動5到7天，每次從事30分鐘的中等強度運動[1]。該如何判斷中等強度運動呢？如果你持續某運動10分鐘以上，能順暢地聊天但無法唱歌，這就是你達到中等強度的運動強度啦！這時候，呼吸和心跳會比平常快一些，可能還會流一些汗，這都是正常的喔。如果你目前完全沒有運動習慣，很難達到上述的建議量，不妨可以先從少量多次開始，或者先從一些比較靜態的運動開始嘗試，比如太極和瑜伽，這些也有助於降低血壓[1]。另外，為了避免空氣污染帶來的負面影響，戶外運動的時候要注意空氣品質哦！當PM2.5濃度低於54.4 mg/m³時，可以進行中等強度運動，若空氣品質更好（PM2.5濃度低於15.4 mg/m³），則更可以自由選擇運動強度[1]。值得一提的是，運動不僅能促進心血管健康，還能提升體內的抗氧化能力！研究顯示，即使是已有高血壓的高齡人士，也能透過規律運動以增強身體的抗氧化防禦系統。這意味著運動有助於改善老化帶來的氧化壓力所造成的血管受損問題[32]。所以，無論年齡如何永遠不嫌晚，快開始動起來吧！運動不僅有助於改善血壓，還能讓你的整體健康品質提升，讓生活更加充滿活力！

● **其他與血壓健康有關的營養因子**

| 營養因子 | 功效／作用 | 來源 |
| --- | --- | --- |
| 益生菌 | 研究發現腸道菌相與血壓健康息息相關。 | 平常可以從韓式泡菜、納豆、優格或優酪乳獲得益生菌；若想要特別補充能輔助調節血壓的益生菌，也可選購經研究證實具有此功能的特定益生菌品種。 |
| 精胺酸 | 為體內合成一氧化氮的重要原料，從而可以保護血壓健康。 | 大豆、魚類、海鮮、蛋及肉品等富含蛋白質的食物或保健品都是精胺酸的來源。 |

| 番茄紅素[33] | 透過抗氧化、促進一氧化氮生成，而有助於血壓健康。 | 番茄、胡蘿蔔、紅葡萄與西瓜等紅色蔬果中皆含有番茄紅素。 |

最後，大家如果想要更進一步了解血壓的健康狀態，可以到新陳代謝科門診找醫生諮詢，並依據個人狀況，尋求專業營養師給予飲食建議，減少老化對血壓健康的威脅。

### 進階常識

#### ● 腸道菌與血壓之關係

為了更了解高血壓與腸道菌相的關係，近年來許多科學家積極投入相關研究，發現鈉攝取量較低與血壓較低的人，腸道中特定好菌「乳酸桿菌屬」的數量較高。此外，科學家將一般健康人與高血壓患者的腸道菌進行比較，發現高血壓患者的腸道菌相確實與一般健康族群不同。由此可知，吃太鹹不僅會引起高血壓，竟然也會養出一肚子壞菌。想了解更多關於腸道菌與血壓關係的人，可以參考《腸道菌對了身心就健康！營養學專家的護腸飲食全指南》一書中〈吃太鹹不只會高血壓，還會養出一肚子壞菌！〉一節。

#### ● 2022年台灣高血壓治療指引之建議[1]

除了前面討論過的使用空氣清淨機及運動建議外，2022年台灣高血壓治療指引也建議大家採用得舒飲食，並減少鈉的攝取量、戒菸、減少飲酒，再搭配維持健康體重（身體質量指數BMI控制在20～24.9 kg/m$^2$），並養成飲用紅茶或綠茶的健康生活習慣，以保持血壓健康。

## 2.7.3 遠離沉靜殺手，不讓血壓壓垮生活品質

**參考資料**

1. Wang, Tzung-Dau et al. "2022 Guidelines of the Taiwan Society of Cardiology and the Taiwan Hypertension Society for the management of hypertension." Acta Cardiologica Sinica vol. 38,3 (2022): 225-325.
2. 國民健康署。響應世界高血壓日 - 在家量血壓全民一起來。https://www.hpa.gov.tw/Pages/Detail.aspx?nodeid=4809&pid=18124
3. American Heart Association. Health Threats from High Blood Pressure. https://www.heart.org/en/health-topics/high-blood-pressure/health-threats-from-high-blood-pressure
4. Higashi, Yukihito, Yasuki Kihara, and Kensuke Noma. "Endothelial dysfunction and hypertension in aging." Hypertension Research 35.11 (2012): 1039-1047.
5. Hajam, Younis Ahmad, et al. "Oxidative stress in human pathology and aging: molecular mechanisms and perspectives." Cells 11.3 (2022): 552.
6. Yiallouris, Andreas, et al. "Adrenal aging and its implications on stress responsiveness in humans." Frontiers in endocrinology 10 (2019): 54
7. Polsky, Lilian R., Kelly E. Rentscher, and Judith E. Carroll. "Stress-induced biological aging: A review and guide for research priorities." Brain, behavior, and immunity 104 (2022): 97-109.
8. Lima, Roberta, Marion Wofford, and Jane F. Reckelhoff. "Hypertension in postmenopausal women." Current hypertension reports 14 (2012): 254-260.
9. 衛生福利部網站資料：https://www.mohw.gov.tw/cp-4256-47842-1.html
10. Zhao, LiBo, et al. "Factors influencing new onset hypertension in elderly patients with obstructive sleep apnea: A multicenter cohort study." Clinical and Translational Science 16.12 (2023): 2507-2518.
11. Chen, Szu-Ying et al. "Associations between long-term air pollutant exposures and blood pressure in elderly residents of Taipei city: A cross-sectional study." Environmental health perspectives vol. 123,8 (2015): 779-84.
12. Lim, Chris C et al. "Mediterranean diet and the association between air pollution and cardiovascular disease mortality risk." Circulation vol. 139,15 (2019): 1766-1775.
13. Sergi, Giuseppe et al. "Taste loss in the elderly: Possible implications for dietary habits." Critical reviews in food science and nutrition vol. 57,17 (2017): 3684-3689.
14. https://www.nia.nih.gov/health/heart-health/heart-health-and-aging#changes
15. Davis, Courtney R et al. "A Mediterranean diet lowers blood pressure and improves endothelial function: results from the MedLey randomized intervention trial." The American journal of clinical nutrition vol. 105,6 (2017): 1305-1313.
16. Chris C et al. "Mediterranean Diet and the association between air pollution and cardiovascular disease mortality risk." Circulation vol. 139,15 (2019): 1766-1775.
17. Wei, Jia-Liu et al. "Associations of soybean products intake with blood pressure changes and hypertension incidence: the China-PAR project." Journal of geriatric cardiology : JGC vol. 17,7 (2020): 384-392.
18. Yoo, Dohyun, and Yongsoon Park. "Association between the intake of fermented soy products and hypertension risk in postmenopausal women and men aged 50 years or older: The Korea National Health and Nutrition Examination

Survey 2013–2018." Nutrients 12.12 (2020): 3621.

19. Kim, Ji Young et al. "Effects of nattokinase on blood pressure: a randomized, controlled trial." Hypertension research : official journal of the Japanese Society of Hypertension vol. 31,8 (2008): 1583-8. d
20. Bondonno, Catherine P., et al. "Vegetable nitrate intake, blood pressure and incident cardiovascular disease: Danish Diet, Cancer, and Health Study." European journal of epidemiology36.8 (2021): 813-825.
21. Lidder, Satnam, and Andrew J. Webb. "Vascular effects of dietary nitrate (as found in green leafy vegetables and beetroot) via the nitrate nitrite nitric oxide pathway." British journal of clinical pharmacology 75.3 (2013): 677-696.
22. Bondonno, Catherine P., et al. "Vegetable nitrate intake, blood pressure and incident cardiovascular disease: Danish Diet, Cancer, and Health Study." European journal of epidemiology36.8 (2021): 813-825.
23. Clark, Christine M et al. "Omega-3 polyunsaturated fatty acid supplementation reduces blood pressure but not renal vasoconstrictor response to orthostatic stress in healthy older adults." Physiological reports vol. 6,8 (2018): e13674.
24. Niazi, Zahid Rasul et al. "EPA:DHA 6:1 prevents angiotensin II-induced hypertension and endothelial dysfunction in rats: role of NADPH oxidase- and COX-derived oxidative stress." Hypertension research : official journal of the Japanese Society of Hypertension vol. 40,12 (2017): 966-975.
25. Zhang, Xin, et al. "Omega 3 polyunsaturated fatty acids intake and blood pressure: a dose response meta analysis of randomized controlled trials." Journal of the American Heart Association 11.11 (2022): e025071.
26. National Institutes of Health. Omega-3 Fatty Acids. https://ods.od.nih.gov/factsheets/Omega3FattyAcids-HealthProfessional/#h3
27. 衛生福利部。公告訂定「食品原料魚油之使用限制」。https://www.mohw.gov.tw/cp-4624-57335-1.html
28. Goncalves, Carla, and Sandra Abreu. "Sodium and potassium intake and cardiovascular disease in older people: a systematic review." Nutrients 12.11 (2020): 3447.
29. Díaz-Casado, M. Elena, et al. "The paradox of coenzyme Q10 in aging." Nutrients 11.9 (2019): 2221.
30. Rosenfeldt, F., et al. (2007). "Coenzyme Q10 in the treatment of hypertension: a meta-analysis of the clinical trials." Journal of Human Hypertension, 21(4), 297-306.
31. Pravst, Igor, Katja Žmitek, and Janko Žmitek. "Coenzyme Q10 contents in foods and fortification strategies." Critical reviews in food science and nutrition 50.4 (2010): 269-280.
32. Prasertsri, Piyapong, et al. "Effects of long term regular continuous and intermittent walking on oxidative stress, metabolic profile, heart rate variability, and blood pressure in older adults with hypertension." Journal of Environmental and Public Health 2022.1 (2022): 5942947.
33. Przybylska, Sylwia, and Grzegorz Tokarczyk. "Lycopene in the prevention of cardiovascular diseases." International Journal of Molecular Sciences 23.4 (2022): 1957.

## 2.7.4 優化血糖數據，遠離動盪不安！

這幾年來，我一直覺得身體還不錯，偶爾有點疲倦，也沒太放在心上。直到最近，我的視力開始模糊，我以為只是老花眼，去眼科檢查後，醫生看著我說：「你最近血糖有檢查過嗎？」「血糖？」我愣了一下，這才想起自己很久沒做過全身健康檢查了。醫生告訴我，高血糖及糖尿病可能會引發視力問題，建議我趕快做個血糖檢測。結果，我的血糖高得嚇人。醫生警告說，如果不盡快控制，可能會對眼睛、心臟及腎臟造成嚴重損害，甚至會引發中風或需要洗腎。這話讓我驚覺，原來高血糖不只是個數字，而是會影響整個身體。我決定開始認真對待，調整飲食和生活方式，避免讓自己走到那一步。畢竟，我不想未來某天才後悔自己的疏忽。

糖尿病分為多種類型，其中最常聽到的有第 1 型糖尿病、第 2 型糖尿病及妊娠糖尿病。妊娠糖尿病是指懷孕期間出現的糖尿病症狀，而第 1 型糖尿病通常是因免疫系統攻擊胰臟，導致胰臟 β 細胞無法製造足夠的胰島素，多在患者較年輕時即發病。相較之下，第 2 型糖尿病則多於中高齡族群發生。研究發現，隨著年齡增長，第 2 型糖尿病的發病率也會跟著增加，因此許多學者紛紛呼籲長者要重視血糖的健康，以免面臨第 2 型糖尿病威脅[1]。第 2 型糖尿病初期症狀不明顯，許多人是在發現傷口難癒合、腎臟損傷出現蛋白尿（俗稱：泡泡尿）或視力模糊等併發症後，才發現血糖早已超標，確診為第 2 型糖尿病。

第 2 型糖尿病的成因複雜，包括老化、基因遺傳、不良飲食和生活習慣等問題，可能導致胰島素的作用不良。我們可以將胰島素想成一把「鑰匙」，而我們的細胞表面則有一個專門接受胰島素的受器，可以想成「門鎖」。正常情況下，胰島素的作用是打開細胞表面的「門鎖」，讓葡萄糖進入肌肉或脂肪細胞等細胞，好讓細胞們有葡萄糖可以運用以獲得能量。然而，當這些「門鎖」失效時，即會發生胰島素敏感度降低的問題，學者稱之為「胰島素阻抗」，此時，即使胰臟仍能製造足夠的「鑰匙」，葡萄糖也會因為胰島素阻抗而無法順利進入細胞，於是葡萄糖持續堆積在血液中，導致高血糖。麻煩的是，當「門鎖」出現問題、發生胰島素阻抗時，我們的「鑰匙製造工廠」胰臟β細胞因為感應到血糖過高的狀況，會誤以為是「鑰匙」不夠導致高血糖，進而努力製造更多的「鑰匙」，試圖透過增加胰島素分泌來克服胰島素阻抗，維持正常血糖。然而，長期過度分泌胰島素會使「鑰匙製造工廠」胰臟β細胞逐漸疲乏，導致其功能下降或凋亡，最終減少製造胰島素，血糖便會持續居高不下。可見，長期高血糖會損害胰臟β細胞的功能，且進一步減少胰島素的製造，形成「鑰匙不足、門鎖故障」的雙重危機。因此，儘早控制老化引起的高血糖對健康尤為重要。

### 糖尿病為何找上門？解開高血糖的逆齡關鍵

研究發現老化會傷害胰臟的健康——老化的胰臟β細胞常伴隨著高氧化壓力及粒線體損傷的現象，這不僅會損害胰臟β細胞的功能，甚至可能導致細胞死亡[2]。科學家透過動物實驗證實，老化帶來的氧化壓力改變了胰島細胞的正常運作，導致這些細胞無法如常製造足夠的「鑰匙」——胰島素[3]。

隨著年齡增長，除了「鑰匙」開始生產不足，細胞上的「門鎖」——胰島素受器也變得不靈敏，導致胰島素無法順利發揮作用[4]，尤其是老化的肌肉細胞會出現明顯的胰島素阻抗[5]。可見，老化過程中我們面臨雙重困難：胰臟β細胞無法製造足夠的胰島素，且胰島素阻抗問題導致細胞對胰島素的反應能力下降，最終導致高血糖問題。

更值得注意的是，胰島素阻抗不僅是糖尿病的成因，還與肌少症[6]、女性乳癌[7]及腦神經老化[8]有關。幸運的是，許多研究表明，我們可以透過改變飲食和生活習慣來改善這種現象，幫助控制血糖並減少相關健康風險。

## 導致老化高血糖的因素

● **肥胖**

　　隨著年齡增長，我們的脂肪細胞就像一個愈來愈大的「倉庫」，裡面的脂肪愈積愈多；但另一方面，負責把這些脂肪轉化為能量的「燃燒器」——粒線體，卻愈來愈少，工作效率也愈來愈差。結果，脂肪無法被有效利用，反而一直累積，讓肥胖問題隨著年齡愈來愈明顯[9]。這些多餘的脂肪不只是一點點小肉肉而已，還會分泌一些對身體不太好的物質，像是細胞激素（cytokines）、脂肪激素（adipokines）和發炎物質，這些東西對胰臟來說具有毒性，最終會讓胰臟無法正常製造胰島素[10]。更麻煩的是，肥胖會引發胰島素阻抗，就像我們的「門鎖」被脂肪卡住了，使「鑰匙」無法順利開門，讓我們的血糖更難控制[4]。尤其是那些腰圍偏大的朋友（女性腰圍超過80公分，男性超過90公分），通常代表體內有更多內臟脂肪，也更容易出現胰島素阻抗[11]。由此可知，控制體重和腰圍是穩定血糖的重要關鍵，保持健康生活方式真的很重要！想要更了解肥胖定義及防治肥胖方法的人，可以參考2.7.1〈拒絕「油餘」人生，才能暢遊人生〉。

● **久坐、活動量不足**

　　研究發現50歲以上的中年族群如果活動量比較低，罹患糖尿病的風險會更高[12]。尤其，久坐不動的人更要注意，坐太久就容易出現胰島素阻抗的問題，血糖也會變得不太好控制[13]。所以專家建議，不要連續坐超過30分鐘，動一動能對血糖有好處[14]。特別是對糖尿病患者來說，記得定時起來走一走，這樣不僅能穩定血糖，對健康也有很大的幫助哦！

● **添加糖的飲品及食物**

　　大家都知道「吃太甜會導致高血糖，所以要少吃糖！」但對於長輩來說，這點可能更具挑戰。隨著年齡增長，長輩的味覺逐漸退化，為了感受到同樣的甜味，他們往往會使用更多糖[15]。有些人可能會想：如果把甜飲料加水稀釋，是不是就不會引發高血糖呢？其實，雖然稀釋確實會降低感受到的甜度，但如果全部喝完，實際攝取的糖量並不會減少。無論飲料多稀，糖分仍會進入血液，導致血糖上升。

對糖尿病患者或血糖敏感的人來說，關鍵在於控制總糖攝取量，因此選擇低糖或無糖的飲品及食物才真正有助於健康。此外，如果想減少用糖，又想保留一點甜味，不妨考慮使用果寡糖或異麥芽寡糖，這兩種糖不僅提供甜味，還能發揮類似膳食纖維的作用，幫助腸道好菌生長，對健康更有益。

值得一提的是，水果的攝取量也是想控制血糖的人需要特別注意的！雖然水果富含維生素、礦物質和膳食纖維，但過量攝取可能引起高血糖。水果中的天然糖分——果糖，會在食用後會代謝為葡萄糖，進入血液中。因此，如果一次吃太多水果，糖分負擔增加，血糖也會隨之上升。尤其是水果乾和果汁，由於去除了水分或纖維，過量攝取更容易讓血糖快速飆升。因此，適量攝取水果，並減少其他含糖食物和飲料，才是維持健康的關鍵。對於健康人來說，一般會建議每日攝取2～3份水果，每份水果大概是1個拳頭大小；若已有高血糖問題的人，不妨向營養師諮詢更客製化的水果攝取量建議。

● **紅肉及加工肉品**

常常聽到營養師建議大家以黃豆、雞肉或海鮮來取代紅肉（如豬、牛、羊）以及加工肉品（如香腸、火腿、培根），這可不是沒有道理的！這樣的飲食原則能帶來許多健康益處，尤其是維持血糖穩定。舉例來說，少吃紅肉和加工肉品有助於改善胰島素阻抗，讓我們更容易管理血糖。有一項科學研究追蹤了一群健康的中年及老年女性長達8年，結果發現攝取較多紅肉和加工肉品的女性罹患糖尿病的風險更高，尤其是喜歡吃培根或熱狗等加工肉品的人，風險特別顯著[16]。另一項針對200萬名成年人的綜合研究顯示，每天攝取50公克加工肉品（約一根中等大小的香腸或2～3片培根）會使罹患糖尿病的風險增加15%。而每天攝取100公克的紅肉（約1塊小牛排），風險則增加10%[17]。此外，學者還指出，肉類在高溫烹調時會產生「糖化終產物」（advanced glycation end products, AGEs），這些物質會促進發炎反應，進而導致胰島素阻抗[17]。因此，想吃肉的話也要盡量避免高溫油炸或油煎的烹調方式，也應該盡可能縮短烹調時間，以減少糖化終產物的接觸。如果剛好才吃了紅肉或加工肉品，別太懊悔！接下來，讓我們一起了解如何替身體補充抗發炎的關鍵營養素，遠離「發炎」導致的血糖失衡問題。

## 拒絕「高血糖」人生的「慢老」元素

### ● 低發炎飲食

研究指出，發炎會加劇老化而產生的胰島素阻抗問題[18]，即使非糖尿病患者，也可能因發炎而出現胰島素阻抗，導致血糖容易失衡[19]。這些發現顯示，發炎對血糖健康有顯著的負面影響。幸運的是，我們可以透過改變飲食習慣來減少體內的發炎反應。為了更深入了解飲食、發炎與血糖之間的關聯，學者針對一群年齡介於39至72歲的受試者進行飲食分析，並計算其飲食的「發炎指數」。結果顯示發炎指數較低的受試者，罹患糖尿病的風險也較低。研究進一步指出，低發炎飲食能延遲第2型糖尿病的發病時間，即使是已有高血糖問題的糖尿病前期患者，也能透過這種飲食方式來延後病程發展[20]。由此可見，減少發炎與降低胰島素阻抗是改善高血糖問題的關鍵。想遠離發炎，應盡量避免攝取紅肉、加工肉品、內臟及含添加糖的食物或飲料，因為這些飲食因子被學者指出，容易引發體內「失火」般的發炎反應[20]。此外，增加抗發炎營養素的攝取（如：膳食纖維、植化素及維生素D）也是不可忽視的重要步驟。接下來，就讓營養師為大家介紹幾項抗發炎飲食因子吧！

### ● 地中海飲食

想要抗發炎、穩定血糖嗎？那「地中海飲食」絕對是營養師的首選！有一項長達22年的研究，追蹤了45～65歲的受試者，發現那些飲食模式接近地中海飲食的人，罹患糖尿病的風險比較低。特別是多吃蔬果、全穀、豆類、堅果和魚類，都有助於降低糖尿病風險[21]。研究還指出地中海飲食不僅能促進腸道健康，還能減少體內的氧化壓力和發炎，進而改善胰島素敏感度和免疫力，對抗糖尿病有不錯的效果[22]。因此，想要避免老年時受糖尿病困擾，記得要複習第一章介紹過的「地中海飲食原則」。

## ● 茶

喝茶可是許多人養生的小祕訣！不少人會用無糖茶取代含糖飲料，目的是為了更健康，而這確實是一個促進血糖健康的不錯方法。研究發現，每天喝茶的65歲以上長輩其空腹血糖更穩定[23]；而且，每日飲用茶類也確實能夠有效預防糖尿病的發生[24]。科學家指出，茶裡的兒茶素和多酚能抗氧化，保護細胞不受自由基的傷害，使細胞可以健康地持續運作[23]。而且，茶的好處不只這些哦！動物實驗顯示，紅茶、綠茶及烏龍茶都能提升胰島素的敏感度，避免胰島素阻抗的問題發生，特別是綠茶，其所富含的兒茶素還被證實能保護負責製造胰島素的胰臟β細胞之健康[25]。可見，喝茶真的有機會促進血糖健康，如果你以前只是偶爾喝茶，現在為了血糖健康，或許可以考慮天天喝！

## ● 膳食纖維

如果你覺得膳食纖維只是在幫助便便通暢，那就真的小看它了！研究早就證實，膳食纖維能延緩人體腸道吸收糖類的速度，讓餐後血糖不會快速飆升[26]。此外，最新的研究還發現，膳食纖維不但能改善因年齡增長出現的發炎問題，還可以透過調整腸道菌群，減少壞菌引發的發炎反應，避免胰島素阻抗問題出現[27]。由此可見，膳食纖維能透過多種機制保護我們的血糖健康。

想要攝取足夠膳食纖維，記得要多吃植物性食材，例如：未精製的全穀雜糧、蔬菜、水果和堅果類。日常選擇蛋白質時，若以黃豆、黑豆、毛豆等大豆類取代肉類，也能增加膳食纖維的攝取量。值得一提的是，美國糖尿病協會建議優先從食物中攝取膳食纖維，而不是依賴補充品[28]。因為植物性食材不僅富含纖維，還包含許多重要的維生素、礦物質以及植化素，甚至可能含有我們尚未發現的營養素！

● **維生素 D**

維生素 D 也會影響血糖健康！已有許多研究證實，老年人的糖尿病問題與維生素 D 不足有關[29,30]。換句話說，維生素 D 在人體內可不僅僅是保護骨頭而已，對於想要遠離老化高血糖困擾的人來說，維生素 D 也是不可或缺的重要幫手。值得注意的是，根據 2017～2020 年台灣營養健康狀況變遷調查報告，台灣 1 歲以上的所有族群血中維生素 D 皆不足，且飲食中維生素 D 攝取量也不足，這個狀況相當不利我們的血糖健康。考量這一情況，營養師建議大家適度日曬，以補強我們體內的維生素 D，也可以多食用富含維生素 D 的食物，如魚類、雞蛋、經日曬的香菇、黑木耳及強化維生素 D 之乳製品等，有助於達到每日維生素 D 建議攝取量，必要時可諮詢營養師或在醫師處方指導下，補充維生素 D 補充品。

● **適合的進食順序**

「先吃菜和肉，再吃飯，最後吃水果！」近年來的研究指出，進食順序對餐後血糖和食慾有明顯影響。研究建議，應該將富含碳水化合物的食物安排在一餐的最後進食，這樣可以有效減緩血糖上升的速度，並抑制飢餓素（ghrelin）的分泌。飢餓素是一種促進食慾的激素，因此當其濃度較低時，通常意味著食慾會受到抑制。換句話說，先吃蔬菜和含蛋白質的食物，再吃碳水化合物（如米飯、麵食及水果），不僅有助於控制餐後血糖，還有助於抑制食慾、避免過量進食。因此，下次吃飯時，先不要急著扒飯，不妨先來口蔬菜或肉，這樣對血糖健康更有利哦[31-33]！

● **戒菸並減少飲酒**

美國糖尿病學會建議所有糖尿病患者不要使用香菸、菸草製品或電子菸。關於酒精的建議，則是有糖尿病的成年人在飲酒時不要超過每日建議的限制量[14]。根據衛生福利部的建議，成年男性每日酒精攝取量應控制在20公克以下，成年女性則為10公克以下；以下的酒類分量所含之酒精約為10公克，大家不妨在飲酒前計算一下酒精之攝取量，避免超標：酒精濃度5%啤酒250毫升，或酒精濃度12%葡萄酒100毫升或酒精濃度40%蒸餾酒30毫升。

● **其他與血糖健康有關的營養因子**

| 營養因子 | 功效／作用 | 來源 |
| --- | --- | --- |
| 苦瓜苷[34] | 有研究發現苦瓜苷具有穩定血糖的效果。 | 可以從苦瓜或是市售保健品獲得。 |
| 花青素[35] | 具有優秀的抗氧化及抗發炎的作用外，近來亦發現花青素可以協助血糖調控。 | 藍莓、黑莓、黑覆盆莓、櫻桃、紫色甘藍、茄子及黑豆等食材都含有花青素。 |
| 白胺酸[36] | 動物實驗發現白胺酸可以促進胰島素分泌，且同時穩定胰臟β細胞的健康，而有協助調節血糖的潛力。 | 黃豆及其製品、魚與海鮮、蛋、肉或乳品類。 |

最後，大家如果想要更進一步了解血糖的健康狀態，可以到新陳代謝內分泌科找醫生諮詢，並依據個人狀況，尋求專業營養師給予飲食建議，減少老化對血糖健康的威脅。

**進階常識**

● **糖化終產物、老化與健康問題**

人體會自行合成糖化終產物（advanced glycation end products, AGEs），其主要是由高濃度葡萄糖、果糖或雙羰基物質（dicarbonyls）與蛋白質進行反應所產生的，該生成過程牽扯一系列複雜的連續反應，統稱為梅納反應（Maillard reaction）。此外，除了人體體內自行合成的內生性AGEs外，飲食來源也確實是另一個重要途

## 2.7.4 優化血糖數據,遠離動盪不安!

徑。特別是經過高溫烹調(如燒烤、油炸、烘焙)的食物中容易形成大量AGEs,這些外源性的AGEs也會在消化吸收後進入體內。研究證實,隨著年齡增長,體內的AGEs確實會增加,這些長期累積的AGEs會引發氧化壓力和慢性發炎,改變蛋白質的結構與功能,甚至與多種代謝性疾病有關,如肥胖、糖尿病和動脈粥樣硬化。此外,這些終產物也與神經退化性疾病(如阿茲海默症和帕金森氏症)有關,可能在促進疾病發展的過程中造成影響[37]。

所幸,已經有許多人體及動物研究證實,只要減少飲食中的AGEs攝取量,就有機會減少血液及組織中的AGEs濃度,從而減少發炎及氧化問題,進而避免胰島素阻抗、糖尿病、心臟疾病及腎臟疾病,達到促進健康的效果[38]。

想要減少飲食中AGEs攝取量的人可以把握以下幾個原則[39]:

1. 避免燒烤、油炸等高溫乾燥的烹調方式,改用低溫濕熱法,如:燉煮、燜煮、煮沸、蒸煮等方法。
2. 縮短烹調時間,並避免不必要的長時間加熱。
3. 避免AGEs含量高的食品,如:油炸食品、高度加工食品,並減少食用紅肉的頻率與量。
4. 搭配酸性食材烹調肉類:研究發現使用番茄汁、檸檬汁或醋或等酸性成分烹調肉類,可減少AGEs生成。不過,部分市售的番茄汁、檸檬汁或醋(尤其是水果醋)為了口感多會額外添加糖,反而對血糖健康不利;因此,營養師建議大家選購這類食材時,記得要仔細閱讀食品標示的成分欄,選擇無加糖的食材更健康。

● **地中海飲食與血糖健康**[22]

地中海飲食富含膳食纖維、不飽和脂肪酸、抗氧化物質、礦物質以及低升糖指數食物,許多研究已證實這些營養因子能透過以下幾種方式促進血糖健康:

1. 改善胰島素阻抗:幫助穩定血糖,防止血糖驟升。

2. 穩定 GLP-1 反應：GLP-1 是促進胰島素釋放的荷爾蒙，有助於血糖之控制。
3. 促進腸道健康：增強腸道免疫功能，減少腸漏症（gut leakiness）和腸道菌所分泌的內毒素，從而有助於預防發炎和代謝疾病。
4. 地中海飲食中的抗氧化物質能減少高血糖導致的自由基過量生成，降低慢性高血糖引發的細胞損害風險。
5. 有效減少血脂異常、肥胖及其引發的發炎狀態，進而降低糖尿病風險。

● **維生素 D 與血糖控制**[40]

　　研究指出維生素 D 缺乏會影響葡萄糖代謝，這可能是因為缺乏維生素 D 會導致胰臟 β 細胞功能受損、降低神經生長因子含量，從而引發神經功能障礙。此外，維生素 D 缺乏還會減弱抗發炎反應，導致體內發炎問題加劇。相反的，當體內的維生素 D 足夠時，能夠幫助體內的脂肪酸代謝，並促使細胞維持正常的胰島素敏感性，從而減少胰島素阻抗的問題。這些生理反應都在在顯示維生素 D 對於血糖健康的重要性。

**參考資料**

1. Bellary, Srikanth, et al. "Type 2 diabetes mellitus in older adults: clinical considerations and management." Nature Reviews Endocrinology 17.9 (2021): 534-548.
2. Eguchi, Natsuki, et al. "The role of oxidative stress in pancreatic β cell dysfunction in diabetes." International journal of molecular sciences 22.4 (2021): 1509.
3. Laurent, Gaëlle et al. "Oxidative stress contributes to aging by enhancing pancreatic angiogenesis and insulin signaling." Cell metabolism vol. 7,2 (2008): 113-24.
4. Tudurí, Eva et al. "The pancreatic β-cell in ageing: Implications in age-related diabetes." Ageing research reviews vol. 80 (2022): 101674.
5. Shou, Jian, Pei-Jie Chen, and Wei-Hua Xiao. "Mechanism of increased risk of insulin resistance in aging skeletal muscle." Diabetology & metabolic syndrome 12 (2020): 1-10.
6. Marcotte-Chénard, Alexis, et al. "Sarcopenia and type 2 diabetes: Pathophysiology and potential therapeutic lifestyle

## 2.7.4 優化血糖數據,遠離動盪不安!

interventions." Diabetes & Metabolic Syndrome: Clinical Research & Reviews (2023): 102835.

7. Stoll, B. A. "Western nutrition and the insulin resistance syndrome: a link to breast cancer." European journal of clinical nutrition 53.2 (1999): 83-87.

8. Cholerton, B. R. E. N. N. A., LAURA D. Baker, and S. U. Z. A. N. N. E. Craft. "Insulin resistance and pathological brain ageing." Diabetic Medicine 28.12 (2011): 1463-1475.

9. 詳見本書第二章2.7.1〈拒絕「油餘」人生,才能暢遊人生〉。

10. Castro, Ana Valeria B., et al. "Obesity, insulin resistance and comorbidities–Mechanisms of association." Arquivos Brasileiros de Endocrinologia & Metabologia 58.6 (2014): 600-609.

11. Wahrenberg, Hans, et al. "Use of waist circumference to predict insulin resistance: retrospective study." Bmj 330.7504 (2005): 1363-1364.

12. Tian, Ying et al. "The relationship between physical activity and diabetes in middle-aged and elderly people." Medicine vol. 102,6 (2023): e32796.

13. Parker, Kayla M., et al. "Relationship between Sitting Time and Insulin Resistance in 6931 US Adults: The Mediating Role of Abdominal Adiposity." Journal of Diabetes Research 2023.1 (2023): 5015572.

14. Facilitating positive health behaviors and well-being to improve health outcomes: standards of care in diabetes—2024. Diabetes Care, 2024, 47.Supplement_1: S77-S110.

15. Chan, Alice Kit Ying, et al. "Diet, Nutrition, and oral health in older adults: a review of the literature." Dentistry Journal 11.9 (2023): 222.

16. Song, Yiqing, et al. "A prospective study of red meat consumption and type 2 diabetes in middle-aged and elderly women: the women's health study." Diabetes care 27.9 (2004): 2108-2115.

17. Li, Chunxiao, et al. "Meat consumption and incident type 2 diabetes: an individual-participant federated meta-analysis of 1·97 million adults with 100 000 incident cases from 31 cohorts in 20 countries." The Lancet Diabetes & Endocrinology 12.9 (2024): 619-630.

18. Shou, Jian, Pei-Jie Chen, and Wei-Hua Xiao. "Mechanism of increased risk of insulin resistance in aging skeletal muscle." Diabetology & metabolic syndrome 12 (2020): 1-10.

19. Herder, Christian et al. "Biomarkers of subclinical inflammation and increases in glycaemia, insulin resistance and beta-cell function in non-diabetic individuals: the Whitehall II study." European journal of endocrinology vol. 175,5 (2016): 367-77.

20. Yang, Rongrong, et al. "A low-inflammatory diet is associated with a lower incidence of diabetes: role of diabetes-related genetic risk." BMC medicine 21.1 (2023): 483.

21. O'Connor, L. E., et al. "Adherence to a Mediterranean-style eating pattern and risk of diabetes in a US prospective cohort study. Nutrition and Diabetes 10: 8." Link: https://go.nature.com/2XwgcwC (2020).

22. Milenkovic, Tatjana, et al. "Mediterranean diet and type 2 diabetes mellitus: a perpetual inspiration for the scientific world. a review." Nutrients 13.4 (2021): 1307.

23. Panagiotakos, Demosthenes B., et al. "Long-term tea intake is associated with reduced prevalence of (type 2)

diabetes mellitus among elderly people from Mediterranean islands: MEDIS epidemiological study." Yonsei medical journal 50.1 (2009): 31.

24. Yang, Jian, et al. "Tea consumption and risk of type 2 diabetes mellitus: a systematic review and meta-analysis update." BMJ open 4.7 (2014): e005632.

25. Stote, Kim S., and David J. Baer. "Tea consumption may improve biomarkers of insulin sensitivity and risk factors for diabetes." The Journal of nutrition 138.8 (2008): 1584S-1588S.

26. Giuntini, Eliana Bistriche, Fabiana Andrea Hoffmann Sardá, and Elizabete Wenzel de Menezes. "The effects of soluble dietary fibers on glycemic response: an overview and futures perspectives." Foods 11.23 (2022): 3934

27. Niero, Michele, et al. "Impact of dietary fiber on inflammation and insulin resistance in older patients: a narrative review." Nutrients 15.10 (2023): 2365.

28. https://diabetes.org/food-nutrition/understanding-carbs/types-carbohydrates

29. Dominguez, Ligia J., et al. "Vitamin D and risk of incident type 2 diabetes in older adults: An updated systematic review and meta-analysis." Nutrients 16.11 (2024): 1561

30. Lucato, Paola, et al. "Low vitamin D levels increase the risk of type 2 diabetes in older adults: A systematic review and meta-analysis." Maturitas 100 (2017): 8-15

31. Shukla, Alpana P., et al. "Food order has a significant impact on postprandial glucose and insulin levels." Diabetes care 38.7 (2015): e98-e99.

32. Shukla, Alpana P., et al. "The impact of food order on postprandial glycaemic excursions in prediabetes." Diabetes, Obesity and Metabolism 21.2 (2019): 377-381.

33. Shukla, Alpana P., et al. "Effect of food order on ghrelin suppression." Diabetes Care 41.5 (2018).

34. Saeed, Farhan, et al. "Bitter melon (Momordica charantia L.) fruit bioactives charantin and vicine potential for diabetes prophylaxis and treatment." Plants 10.4 (2021): 730.

35. Tiwari, Vandita et al. "Effect of dietary anthocyanins on biomarkers of type 2 diabetes and related obesity: A systematic review and meta-analysis." Critical reviews in food science and nutrition vol. 64,21 (2024): 7517-7534.

36. Melnik, Bodo C. "Leucine signaling in the pathogenesis of type 2 diabetes and obesity." World journal of diabetes vol. 3,3 (2012): 38-53.

37. Chaudhuri, Jyotiska, et al. "The role of advanced glycation end products in aging and metabolic diseases: bridging association and causality." Cell metabolism 28.3 (2018): 337-352.

38. https://www.healthline.com/nutrition/advanced-glycation-end-products#how-much-is-too-much?

39. Uribarri, Jaime, et al. "Advanced glycation end products in foods and a practical guide to their reduction in the diet." Journal of the American Dietetic Association 110.6 (2010): 911-916.

40. Fei, Sijia et al. "Vitamin D deficiency increases the risk of diabetic peripheral neuropathy in elderly type 2 diabetes mellitus patients by predominantly increasing large-fiber lesions." Diabetes research and clinical practice vol. 209 (2024): 111585.

## 2.7.5 讓我腎利人生的逆齡關鍵

　　42歲的陳先生，平時無吸菸、酗酒等不良習慣，但特別偏好重口味與方便的即食商品。年輕時，他的血壓就已偏高，抽血報告中的血糖與血脂，也常呈現異常，但他總覺得年輕，沒什麼大礙。直到去年，陳先生開始覺得容易疲累，尿尿時也經常出現久久不散的泡沫，雙腳也逐漸腫脹，最終在就醫檢查中發現，腎功能已嚴重受損。

　　腎臟疾病在台灣是一個重要且嚴重的健康議題。根據2023年腎病年報數據顯示[1]，台灣有近90,000人接受透析治療，也就是大家熟悉的「洗腎」，而腎臟相關疾病也為2023年國人十大死因的第十名[2]。腎臟俗稱「腰子」，位於後腰部左右肋骨下面，形狀似蠶豆，大小約如拳頭，長約10〜12公分，重約150公克。腎臟是身體最重要的「污水處理廠」，腎臟約由100萬個「濾水器」組成，也就是醫學上所說的「腎元」，每個腎元由腎絲球、近曲小管、亨利氏管及遠曲小管連結起來，不斷地過濾血液中的物質，同時回收其中有用的成分，排出代謝廢物，不讓毒素累積在體內。此外，腎臟也擔負著維持身體水分、電解質與酸鹼平衡的責任。更讓我們想不到的是，腎臟也會分泌荷爾蒙（如腎素）來調節血壓，或是產生紅血球生成素刺激骨髓製造紅血球，還能協助維生素D調控鈣離子平衡，維持身體骨頭的健康[3]。由此可見，負責多重任務的腎臟是非常重要的器官，平日就應該好好愛護。

### 平時要謹「腎」！解開腎臟逆齡的關鍵

　　腎臟可說是吃苦耐勞的器官，因此在功能衰退的早期，可能會有血壓變高、尿量改變、出現血尿、蛋白尿或水腫等症狀，但往往不明顯，導致我們容易忽略。隨著腎臟功能持續惡化，身體內的代謝廢物與多餘水分開始累積，腎衰竭的症狀就會逐漸浮現，像是皮膚搔癢、寡尿，以及多種營養素代謝受到影響等。此刻，腎臟已有相當程度受損，嚴重的話，還可能需要進行透析或移植（也就是俗稱的換腎）等治療[3]。

隨著年齡增加，腎臟的結構和功能會自然地衰退老化，這是每個人都會經歷的過程。研究顯示，從30歲到80歲，每10年腎臟的重量會減少約10%，腎元的數量也會逐漸減少。此外，流經腎臟的血流量每10年會減少約10%，而40歲以後，腎功能也會以相似的速度衰退[4]。科學研究認為，這些變化可能與身體處於氧化壓力、發炎狀態有關，或是能量供應的粒線體出現受損與障礙導致細胞衰老，使腎臟無法像以前那樣有效率地執行功能與新陳代謝[5]。儘管我們無法逆轉年齡對腎臟的影響，但我們可以提前採取護「腎」行動，不論年齡多大，建立正確的腎臟健康管理觀念與知識，而年長者更應定期監測自己的腎功能狀態，這些都有助於逆轉「腎」，延緩腎功能走下坡的趨勢。

### 戒「腎」恐懼，腎臟老化的因素

- **三高**[3,6]

三高為腎臟功能變差的風險因子。這裡的三高，不是指高個子（高）、高收入（富）、高顏值（帥），而是指常見的三種慢性病：高血糖、高血壓與高血脂。由於三高在初期並不會有明顯的症狀，一般人也不會有明顯的不適感，因此很容易忽視其對健康的潛在危害，其中高血糖可能導致腎臟及血管病變，血壓控制不良會影響腎臟血管及腎絲球硬化，高血脂會造成血管阻塞，進而影響腎臟血液流動。長期下來，上述因素都可能導致腎臟損傷及功能衰竭，對身體造成永久性傷害。過去，三高一直被視為老年人的專利，然而，現代人隨著飲食與生活習慣的改變，三高年輕化的現象愈來愈值得重視。因此，營養師提醒大家，平時就應養成定期監測自身血液指標是否在理想的建議範圍內：血壓應控制在130/80 mmHg

以下,空腹血糖值應低於 100 mg/dL,而低密度脂蛋白膽固醇不建議超過 130 mg/dL。

● **超加工食品**[7]

　　超加工食品(ultraprocessed foods, UPFs),一般泛指食材經過極度加工處理,使得消費者難以從外觀看出食物的原始型態,並且添加了較多精緻糖、鹽分、油脂和食品添加物的食品,例如碳酸飲料、糖果、冰淇淋、糕餅、甜點和即食商品等。隨著全世界對超加工食品的消費量增加,科學家也觀察到,民眾食用超加工食品與肥胖以及多種慢性病有關;在多個國家進行的觀察性研究中也都發現,超加工食品的食用量增加,與慢性腎臟病甚至腎臟功能迅速衰退存在顯著的關聯。為何超加工食品與慢性腎臟病的發生風險與進展有關?這是由於超加工食品普遍存在以下成分或不當的烹調方式:

● 「高鹽分」:超加工食品中的高鹽分,容易使人養成高鈉的飲食習慣,這可能會增加腎臟和循環系統的負擔,進而破壞腎臟的正常功能。
● 「高溫烹調」或「高糖分」:超加工食品在「高溫油炸或烘烤」的生產過程中,會產生一種名為「糖化終產物」(advanced glycation end products, AGEs)的物質;此外,超加工食品往往含有過多的糖分,吃進身體也可能與體內蛋白質產生糖化終產物。體內過多的糖化終產物與發炎、氧化壓力、高血糖、高脂血症和血管內皮功能障礙密切相關。由於腎臟是糖化終產物主要的代謝器官,當過多的糖化終產物無法有效清除時,它們就會積聚在腎臟,導致腎臟組織損傷。
● 「高磷」和「高鉀」:超加工食品中通常會添加含磷或鉀的食品添加物,可能加劇慢性腎臟病患者高磷血症和高鉀血症的問題,進而提高心血管疾病的風險。

　　雖然以上的研究發現讓人擔憂超加工食品對健康可能造成的風險,不過食品加工技術和必要的食品添加物，也是保障食品衛生與安全的方式之一。因此，市售的包裝食品、加工食品或即食商品並不是不能吃，關鍵的是要掌握食用的頻率及分量。

## 超凡入「腎」的「慢老」元素

### ● 地中海飲食

地中海飲食被聯合國教科文組織登錄於人類無形文化遺產代表作名錄中，為一種義大利、摩洛哥、西班牙、葡萄牙、希臘及克羅埃西亞等國共同擁有之飲食型態。其特色在於以植物性原態食材為主，減少過度加工食品的攝取，同時強調以豐富的蔬果、全穀類、豆類與橄欖油，減少紅肉或加工肉品等動物性蛋白質的飲食型態，為最受實證醫學肯定的健康飲食型態之一。在2020年，學者Hansrivijit等人進行了四項大型研究的統合分析，在近8,500筆資料中發現，研究對象遵從地中海飲食的程度每增加一分，可顯著降低10.9%慢性腎臟病的發生勝算比[8]。此外，還有一項名為Seniors-ENRICA的研究，追蹤了西班牙975位年齡60歲以上的長者，探討地中海飲食與腎功能之間的關聯。在平均追蹤6.5年的時間內，發現「高度依從地中海飲食受試者」的腎功能比較好，比起飲食較不接近地中海飲食建議者，腎功能降低的風險少了48%[9]。以上研究成果都顯示，地中海飲食可能對腎臟具有臨床保護效益。

### ● 白藜蘆醇[5]

白藜蘆醇為一種屬於二苯乙烯類（stilbenes）的植化素，主要存在於葡萄、桑椹、藍莓等紅、紫兩色的水果中。除了具有抗氧化功效外，白藜蘆醇在眾多動物和細胞實驗中都顯示對腎臟健康有正面影響。研究發現，白藜蘆醇能夠減緩實驗動物急性腎損傷、慢性腎臟病、糖尿病引起的腎病變以及多囊性腎臟病等與腎臟相關的疾病發生和進展。此外，白藜蘆醇還能透過介入多個與衰老相關的訊息傳遞途徑、減少染色體損傷、改善粒線體功能、緩解發炎與氧化壓力等多種方式，展現出延緩腎臟老化的護腎作用。雖然目前還需要更多臨床研究來探討白藜蘆醇逆轉「腎」的效果，但將富含白藜蘆醇的食材納入日常飲食習慣中，或許可以作為維護腎臟健康的有益支持策略之一。

● **其他與腎臟健康有關的營養因子**[10]

| 營養因子 | 功效／作用 | 來源 |
| --- | --- | --- |
| 薑黃素 | 在多項與腎臟癌相關的細胞研究中展現良好的抗癌效果。 | 薑黃粉或咖哩粉中的主要成分。 |
| 花青素 | 具有抑制腎臟癌細胞轉移以及增殖的潛力。 | 主要存在紅色和黑色的蔬果中，如藍莓、黑莓、黑覆盆莓、櫻桃、草莓、葡萄、紫色高麗菜、茄子、紅色番石榴等。 |

最後要提醒大家，腎臟健康問題不單是腎臟本身而已，還涉及到腎功能指數、電解質失調、透析治療方式，以及因糖尿病、高血壓引發的腎臟病變等多個面向。若有上述相關問題，建議尋求腎臟科醫師診斷。若是牽涉到腎臟發炎引起的泌尿道感染或結石等問題，則應諮詢泌尿科醫師進行適當處理。這邊還要特別提醒大家極為重要的觀念：不同種類的腎臟疾病與病程階段都有不同的飲食建議，就算我們之前提到「地中海飲食」對於護腎可能有很好的幫助，但是地中海飲食強調攝取大量植物性食材，其中富含鉀離子等礦物質，而全穀、堅果類食物以及乳製品則富含磷，這些成分可能都與慢性腎臟病的飲食建議相牴觸。因此，慢性腎臟病的腎友要吃「地中海飲食」時，都需要營養師審慎評估，而腎友們在進行任何飲食調整之前，也「務必」要先接受營養師的諮詢指導，依循適合自我腎病狀態的攝取建議，才能迎向健康的「腎」利人生。

### 進階常識

● **慢性腎臟病患者執行地中海飲食的建議與提醒**

臨床上，慢性腎臟病可依據病人的腎絲球過濾率分為五個階段，其正常值約在 100 ml/min/1.73m² 左右，數值愈小表示腎功能愈差[3]。由於慢性腎臟病的進展、腎功能的殘留程度以及治療方式的不同，病人的飲食需求也會有所調整。在飲食與營養介入方面，腎友需注意每日總熱量與蛋白質攝取是否足夠，同時需要控制或限制礦物質鉀、磷和鈉的攝入量。

地中海飲食的特點在於豐富的植物性食材，包括穀物、豆類、堅果、水果、蔬菜和辛香料，同時建議減少紅肉的攝取，適量選擇魚類、海鮮、雞蛋、白肉和乳製品，並以橄欖油作為主要的脂肪來源。此外，地中海飲食還強調避免超加工食品，注重食物的季節性和當地性，被公認為對健康有益的飲食型態之一。有些研究指出，慢性腎臟病患者若遵循地中海飲食可能為健康帶來部分益處，包括降低心血管與癌症風險、減少全身性發炎、改善血脂組成與脂蛋白代謝、降低血壓、有利於血糖控制、減少高胰島素血症與胰島素阻抗、增加飽足感，同時還能減少氧化壓力，改善腸道菌群組成[11]。而美國國家腎臟基金會在2020年更新的慢性腎臟疾病營養照護指引中也提到，尚未接受透析治療或接受腎臟移植的慢性腎臟病患者，不論是否存在血脂異常，或許可以考慮採用地中海飲食改善血脂狀況[12]。此外，對於慢性腎臟病第1期至第4期的成人患者，蔬菜與全穀雜糧的食物攝取可增加膳食纖維，改善部分患者常見的便祕問題，甚至對於降低體重、血壓、延緩腎臟功能衰退等方面有所益處。

然而，地中海飲食中以大量攝取植物性食材為特色，這些食物中含有豐富的鉀離子等礦物質，而全穀、堅果類食物與乳製品則富含磷，都可能會增加慢性腎臟病的負擔。因此，2023年發表在權威期刊《Nutrients》的一篇回顧性文章就提醒，地中海飲食需根據慢性腎臟病患者不同階段的飲食限制進行內容與頻率的調整,以符合該疾病蛋白質、鉀、磷、鈉等營養素的攝取建議與限制[11]。對此有興趣或需求的讀者,可以進一步搜尋與閱讀相關資訊。以下僅列舉慢性腎臟病患者在遵循地中海飲食時的一些重要提醒:

1. 依據慢性腎臟病的不同階段調整蛋白質攝取量。此部分強烈建議與營養師諮詢,以了解每個疾病階段的合適蛋白質攝取。優質且適量的蛋白質,如新鮮魚肉及黃豆製品等,為蛋白質攝取的主要首選。
2. 當血鉀或血磷升高時,應限制高鉀或高磷食物,如加工或超加工食品。
3. 使用香料代替鹽來增添食物的風味,避免食用煙燻、醃製和加工肉類、罐頭食品,以及醃製的蔬菜和醬料等隱藏高鈉的食物。
4. 當血鉀升高時,使用浸泡、洗淨、煮熟等烹飪方法可減少蔬菜和豆類中的鉀含量。菜湯中的鉀含量較高,建議避免食用。

最後,還是要提醒大家,無論身處哪個階段或接受何種治療,患有慢性腎臟病的病人都應與營養師和醫生密切合作,依循符合自身營養狀況的最佳醫學營養治療建議,這樣有助於最小化腎臟疾病併發症的發生機率,並減少自身代謝變化對腎臟疾病進展與不良臨床結果帶來的風險。

**參考資料**

1. 國家衛生研究院(2024)。2023台灣腎病年報。
2. 衛生福利部(2024)。112年國人死因統計結果。取自 https://www.mohw.gov.tw/cp-6650-79055-1.html。
3. 衛生福利部國民健康署(2018)。慢性腎臟病管理手冊。
4. Chou, Yu-Hsiang, and Yung-Ming Chen. "Aging and renal disease: old questions for new challenges." Aging and disease 12.2 (2021): 515.
5. Uddin, Md Jamal, et al. "Prospective pharmacological potential of resveratrol in delaying kidney aging." International Journal of Molecular Sciences 22.15 (2021): 8258.

6. 衛生福利部國民健康署（2022）。預防「三高」有3個技巧。取自 https://www.mohw.gov.tw/cp-5268-69736-1.html。

7. Avesani, Carla Maria, et al. "Ultraprocessed food and chronic kidney disease-double trouble." Clinical Kidney Journal (2023): sfad103.

8. Hansrivijit, Panupong, et al. "Mediterranean diet and the risk of chronic kidney disease: A systematic review and meta analysis." Nephrology 25.12 (2020): 913-918.

9. Bayán-Bravo, Ana, et al. "The mediterranean diet protects renal function in older adults: a prospective cohort study." Nutrients 14.3 (2022): 432.

10. Bajalia, Essa M., et al. "Phytochemicals for the prevention and treatment of renal cell carcinoma: preclinical and clinical evidence and molecular mechanisms." Cancers 14.13 (2022): 3278.

11. Pérez-Torres, Almudena, Alberto Caverni-Muñoz, and Elena González García. "Mediterranean diet and chronic kidney disease (CKD): a practical approach." Nutrients 15.1 (2023): 97.

12. Ikizler, T. Alp, et al. "KDOQI clinical practice guideline for nutrition in CKD: 2020 update." American Journal of Kidney Diseases 76.3 (2020): S1-S107.

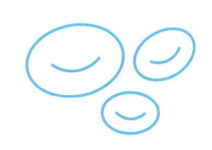

## 2.8 讓我明目聰達的逆齡飲食

## 2.8.1「睛」采人生，看得更遠、更清楚

　　早晨剛睜開眼睛的瞬間，即使還有點睡眼惺忪，你仍然可以透過早晨陽光帶來的光亮，快速地在床頭櫃上找到手機，而且準確地辨別螢幕上「關閉鬧鐘」的按鈕。一連串看似簡單的動作，卻相當依賴我們的視覺能力。

　　我們之所以能夠清晰地看見眼前的影像，可要歸功於我們眼睛裡直徑僅約 0.5 公分的「黃斑部」。它主要負責感應生活環境中的光源以形成影像訊號，再透過神經使影像訊息傳達至腦部，而呈現出我們所「看到的」畫面，同時黃斑部還負責協助我們辨識顏色。如此說來，我們可以將黃斑部比擬成電腦裡的「顯示卡」，它會將電腦主機的影像訊號傳送到電腦螢幕、電視或投影機，讓我們能清楚地看到影像。相反的，當顯示卡受損後，即使電腦主機可以正常運作，我們的電腦螢幕仍然會呈現黑壓壓的畫面。

　　因此，當眼睛裡的顯示卡黃斑部受傷了，患者自然會出現類似「螢幕無法顯示」的問題，如：視力減退、模糊、視覺中心出現黑色盲點或是無法辨識顏色等視覺異常狀況。尤其是，黃斑部與身體其他組織一樣，會因不良生活習慣或老化而逐漸受損，因此老年族群較容易發生黃斑部病變，也就是所謂「老年性黃斑部病變」。可怕的是，研究發現老年性黃斑部病變，是長者發生失明的重要原因[1]。視力衰退不僅會影響長者的生活自理能力，還可能增加意外跌倒、摔傷的風險，更會影響長者的心理健康與生活品質。因此想要持續享受「睛」彩「視」界的人，一定要好好保護黃斑部。

### 視力為什麼會衰退？解開眼睛逆齡關鍵

從目前的醫療發展來看，黃斑部病變經常是不可逆且無法「完全治癒」的，所以不論你今年幾歲，現在就要開始減少不良生活習慣，養護眼睛。營養師建議大家可多接觸護眼飲食，趨吉避凶遠離導致眼睛老化的不良習慣，才能照護好黃斑部、保護清晰的視力。

### 導致眼睛老化的因素

#### ● 眼睛過度暴露於陽光中

研究發現，陽光中的紫外線會為眼部帶來強烈的氧化傷害，加速黃斑部老化，使得老年性黃斑部病變的風險不斷上升[2]。為了保護眼睛的健康，建議大家外出時可以配戴具有抗紫外線功能的太陽眼鏡，特別是正中午時段或長時間進行戶外活動的時候，更要好好保護眼睛！值得一提的是，雖然目前沒有足夠的文獻證實3C產品的藍光會直接造成黃斑部病變，但長時間使用仍可能對眼睛造成傷害，所以使用3C產品時，最好每30至40分鐘就應閉眼休息，以避免過度用眼導致的不適感。

#### ● 肥胖

學者發現體重過重與肥胖會增加老年性黃斑部病變風險[1]，而腹部肥胖更是其危險因子之一[3]。許多研究發現，有肥胖問題的人，經常會伴隨氧化壓力與慢性發炎的狀況，這些負面因子可能干擾黃斑部的正常運作而不利視覺健康。大家可以把氧化與發炎因子想像成身體內的火苗，而這些火苗會隨著血液被運往全身每個角落，當火燒到眼睛時，黃斑部難以對抗體內「熊熊的」氧化與發炎因子，自然無法順利地運作，發揮呈現清晰視覺的功能。所以為了保持好視力，建議大家要定期追蹤體重與腰圍，維持健康體態，才能避免肥胖威脅我們的「睛」采人生。

● **西式飲食**

在人體內製造「熊熊大火」的氧化與發炎因子不僅與肥胖有關，不良的飲食習慣也是造成體內「火在燒」的一大因素。高油、高糖的西式飲食非常容易加劇體內的氧化與發炎問題，而這些「不安分子」——氧化與發炎因子會四處攻擊正常細胞，使得黃斑部容易發生老年性黃斑部病變。科學家針對老年性黃斑部病變個案的飲食內容進行分析，發現奶油、人造奶油、加工肉類（如：火腿、香腸、培根等）、紅肉（牛肉、羊肉、豬肉等）、點心、甜品、精製穀物及炸薯條等「高油與高糖」的西式飲食因子，與老年性黃斑部病變的罹患率有關[4]。

如果你才剛大飽口福地享受了一餐「西式飲食」也不必太緊張，儘管某些飲食可能對黃斑部健康不利，但在人類不斷追求健康的過程中，科學家已積極尋找解方，並確實發現以下有助於保護眼睛的飲食健康因子。

### 讓眼睛看得更遠、更清楚的「慢老」元素

● **地中海飲食**

研究發現飲食習慣愈接近地中海模式的人，老年性黃斑部病變的發生率較低[5]。地中海飲食有助於黃斑部健康，可能與此飲食型態富含植化素與大量使用單元不飽和脂肪酸的橄欖油有關——研究發現，橄欖油有助於降低老年性黃斑部病變的風險[6]。因此，你如果想要預防此問題，一定要實踐第一章介紹過的地中海飲食原則。

● **魚類與 omega-3 脂肪酸**

早在 2006 年就有研究發現魚類可以保護黃斑部健康，魚類攝取量較高的人，老年性黃斑部病變的發生風險較低[7]。學者推測，可能是因為魚類所含的 omega-3 脂

肪酸具有相當強的抗發炎與抗氧化功能，能減少在我們體內放火的氧化與發炎因子，保護眼部健康。這項推測科學家們在後來的新研究裡得到了證實[8-10]。因此，營養師建議高齡族群多食用魚類，以增加omega-3脂肪酸的攝取機會。如果本身不吃魚或對魚類過敏，也不用擔心，可以從亞麻仁、奇亞籽、芥花種子、核桃等植物性食材獲得omega-3脂肪酸這種「護眼營養素」。

● **維生素 D**

如果你以為維生素D只與骨骼健康有關，可就太小看它了！學者發現，老年性黃斑部病變與維生素D攝取量較低有關，且血液中的維生素D濃度，也會影響老年性黃斑部病變的發生[11]。值得注意的是，根據台灣的營養調查顯示，維生素D是我國民眾最普遍缺乏的維生素[12]。綜合這些資料，表示我們要多留意維生素D的攝取量是否足夠，以保護骨骼與眼睛的健康。想要有足夠的維生素D，建議於每天上午10點以前或下午2點以後陽光充足但不是最強烈的階段，不擦防曬乳，曬約10～20分鐘的太陽，並可食用富含維生素D的食物，如魚類、雞蛋、日曬過的菇類、黑木耳及強化維生素D之乳製品等。每日維生素D攝取量充足，相對就可以遠離老年性黃斑部病變的困擾。

● **鋅**

老年性黃斑部病變與人體體內高氧化壓力有關，氧化壓力就像不安分子，會破壞我們體內細胞的穩定，而加劇老化問題發生。此時，食物中的礦物質鋅可以扮演抗氧化的好幫手，確保體內去除自由基的酵素運作順暢，進而發揮清除不安分子自由基的效果，降低自由基傷害健康細胞的機率。一項於澳洲進行的世代研究，學者發現飲食中的鋅能保護眼睛，免於老年性黃斑部病變的威脅[13]。想要保護眼睛健康，就從海鮮、肉類、黃豆等食材獲取鋅吧！

● **類胡蘿蔔素家族**

研究發現類胡蘿蔔素家族中的β-胡蘿蔔素、葉黃素與玉米黃素，皆具有減緩老年性黃斑部病變的潛力。主要是因為類胡蘿蔔素本身具有清除自由基的作用，透過其抗氧化能力而有助於維持黃斑部的健康[14,15]。想要獲得這些護眼的營養素，可以多攝取深綠色蔬菜、南瓜、玉米、蛋黃等食材。營養師提醒大家，類胡蘿蔔素屬於脂溶性營養素，在料理時可使用油脂來烹調，促進人體的吸收！大家不妨選擇橄欖油、芥花油、酪梨油或玄米油來作為烹調用油，不僅能促進類胡蘿蔔素吸收，也可以獲得幫助身體抗發炎的不飽和脂肪酸。

● **花青素**

提到幫助眼睛抗老化的機能性成分，營養師還會推薦花青素。研究發現，藍莓的花青素可以提升抗氧化酵素清除自由基的能力，如此一來，就可以保護眼睛免於自由基的傷害，進而發揮減緩眼睛老化的效果[16]。除了藍莓，也可以選擇黑莓、黑覆盆莓、櫻桃、草莓、葡萄、紫色高麗菜、茄子或紅色番石榴等食材，同樣都能獲得護眼的花青素！

> **營養師小補充：一兼二顧，守護黃斑部健康的同時還能預防白內障**

除了老年性黃斑部病變之外，眼睛老化時容易發生的另一種疾病是白內障。白內障是全球致盲的常見原因，它與老年性黃斑部病變的危險因子及保護因子有所重疊，當我們把握上述的護眼原則，就有機會在守護黃斑部健康的同時，還能預防白內障。

## 白內障 [17,18]

| 危險因子 | 保護因子 ||
| --- | --- | --- |
|  | 營養素 | 食材來源 |
| 1 老化<br>2 發炎與氧化壓力<br>3 高血糖<br>4 眼部過度暴露於紫外線<br>5 腹部肥胖<br>6 高脂的飲食型態<br>7 高精緻糖的飲食型態<br>8 血中維生素 D 不足 | 維生素 A、葉黃素、玉米黃素 | 深綠色蔬菜、南瓜、玉米、蛋黃、胡蘿蔔。 |
| | Omega-3 脂肪酸 | 鮭魚、鯖魚、秋刀魚、亞麻仁、奇亞籽、芥花種子、核桃。 |
| | 維生素 C | 新鮮當季的水果，如芭樂、柑橘類、奇異果等。 |
| | 維生素 E | 葵花子、芝麻、杏仁、鯖魚、鮭魚、小麥胚芽。 |
| | 維生素 K | 深綠色蔬菜，如：菠菜、羽衣甘藍。 |
| | 前花青素 | 葡萄、藍莓、蘋果、蔓越莓、大小紅豆、部分堅果種子類及茶。 |

最後，大家如果想要更進一步了解自身眼睛的健康狀態，可以到眼科找醫生諮詢，並依據個人狀況，尋求專業營養師的飲食建議，提早延緩眼部黃斑部老化的發生。

### 進階常識

● **維生素 D 與老年性黃斑部病變** [19]

研究發現，維生素 D 可以透過以下機制，降低老年性黃斑部病變風險或減緩其發展：

1. 具有降低慢性氧化壓力與慢性發炎的效果。
2. 抑制細胞外類澱粉蛋白沉積（extracellular amyloid deposits），進而避免眼睛視網膜出現隱結（drusen）沉積物，減少隱結抑制營養素進入眼睛感光細胞的作用。

3. 透過抑制血管生成或免疫細胞異常活化，以降低新生血管型老年性黃斑部病變的風險或減緩其發展。

**參考資料**

1. Zhang, Qian-Yu, et al. "Overweight, obesity, and risk of age-related macular degeneration." Investigative ophthalmology & visual science 57.3 (2016): 1276-1283.

2. Deng, Yanhui, et al. "Age-related macular degeneration: Epidemiology, genetics, pathophysiology, diagnosis, and targeted therapy." Genes & diseases 9.1 (2022): 62-79.

3. Adams, Madeleine KM, et al. "Abdominal obesity and age-related macular degeneration." American journal of epidemiology 173.11 (2011): 1246-1255.

4. Chiu, Chung-Jung, et al. "The relationship of major American dietary patterns to age-related macular degeneration." American journal of ophthalmology 158.1 (2014): 118-127.

5. Merle, Bénédicte MJ, et al. "Adherence to a Mediterranean diet, genetic susceptibility, and progression to advanced macular degeneration: a prospective cohort study." The American journal of clinical nutrition 102.5 (2015): 1196-1206.

6. Cougnard-Gregoire, Audrey, et al. "Olive oil consumption and age-related macular degeneration: the ALIENOR Study." PLoS One 11.7 (2016): e0160240.

7. Chua, Brian, et al. "Dietary fatty acids and the 5-year incidence of age-related maculopathy." Archives of ophthalmology 124.7 (2006): 981-986.

8. SanGiovanni, John Paul, et al. "The relationship of dietary ω-3 long-chain polyunsaturated fatty acid intake with incident age-related macular degeneration: AREDS report no. 23." Archives of ophthalmology 126.9 (2008): 1274-1279.

9. SanGiovanni, John Paul, et al. "ω-3 Long-chain polyunsaturated fatty acid intake inversely associated with 12-year progression to advanced age-related macular degeneration." Archives of ophthalmology 127.1 (2009): 109-116.

10. Querques, Giuseppe, and Eric H. Souied. "The role of omega-3 and micronutrients in age-related macular degeneration." Survey of Ophthalmology 59.5 (2014): 532-539.

11. Garcia Layana, Alfredo, et al. "Vitamin D and age-related macular degeneration." Nutrients 9.10 (2017): 1120.

12. 2017-2020年國民營養健康狀況變遷調查

13. Tan, Jennifer SL, et al. "Dietary antioxidants and the long-term incidence of age-related macular degeneration: the Blue Mountains Eye Study." Ophthalmology 115.2 (2008): 334-341.

14. Chew, Emily Y. "Nutrition effects on ocular diseases in the aging eye." Investigative ophthalmology & visual science

54.14 (2013): ORSF42-ORSF47.
15. Age-Related Eye Disease Study 2 (AREDS2) Research Group. "Lutein+ zeaxanthin and omega-3 fatty acids for age-related macular degeneration: the Age-Related Eye Disease Study 2 (AREDS2) randomized clinical trial." Jama 309.19 (2013): 2005-2015.
16. Yang, Wenjuan, et al. "Structure and function of blueberry anthocyanins: A review of recent advances." Journal of Functional Foods 88 (2022): 104864.
17. Mares, Julie A., et al. "Healthy diets and the subsequent prevalence of nuclear cataract in women." Archives of ophthalmology 128.6 (2010): 738-749.
18. Sella, Ruti, and Natalie A. Afshari. "Nutritional effect on age-related cataract formation and progression." Current Opinion in Ophthalmology 30.1 (2019): 63-69.
19. Garcia Layana, Alfredo, et al. "Vitamin D and age-related macular degeneration." Nutrients 9.10 (2017): 1120.

## 2.8.2 耳聽八方，風吹草動都不錯過

根據世界衛生組織的統計，全球超過5%的人口（約4.66億人）面臨「重聽」，也就是聽力障礙的問題，預估這個數字在未來幾十年裡仍會不斷攀升，2050年將突破7億大關[1]！耳朵是負責我們聽覺的重要器官，現在，請大家閉上眼睛，專注一下周遭環境的聲音，不論是清晨窗外的鳥啼聲、上班路上車水馬龍的吵雜聲、咖啡館內的磨豆機與交談聲，甚至是睡前床頭滴答滴答的鬧鐘聲，耳朵就像是一台收音麥克風，清晰且靈敏地接收與傳送各種外界聲音訊號，使大腦的聽覺中樞能夠做出判斷與回應。因此，一旦我們的聽力受損，輕則覺得啟動「降噪模式」，需要花更多的專注力才能聽清楚與理解對方要表達的內容，嚴重時可能逐漸走向失聰，連帶出現反應遲鈍、心情低落、不願意外出等認知、情緒及社交行為障礙問題，對健康或是生活品質帶來不少衝擊[2]。

### 有聲勝無聲，解開聽力逆齡關鍵

「蛤？你說什麼？」許多人認為這是年長者才會出現的症頭，實際上，不同的年齡階段，都存在著聽力受損的風險因素[1]：

- 嬰幼兒期：若父母有聽力問題的家族史，或是母親懷孕時感染德國麻疹、巨細胞病毒等，抑或者寶寶出生時發生缺氧、嚴重黃疸、體重過輕等問題，都是增加聽力受損的高風險因素。雖然這些因素較難控制，但及早檢測和治療，都有助於減少聽力受損的發生機率。
- 兒童與青少年期：可能與耳朵進水、慢性中耳炎或細菌性腦膜炎等感染有關。
- 成人期：抽菸[3]、飲酒[4]等不良生活習慣，也可能造成聽力問題。

值得注意的是，不論年齡大小，現代生活中充斥著多種可能對耳朵造成傷害的聽力殺手。例如，你搭乘大眾交通工具時，是否會看到許多人戴著耳機聽音樂、追劇，卻能聽到他們的播放聲？又或者你或身邊的朋友長時間處於吵雜或聲量過大的工作環境？這些容易讓人「聽」而不聞的風險，都可能讓耳朵提早老化，使聽力無聲無息地退化與消逝。此外，許多人也經常忽略營養與聽力健康之間的密切關係，覺得年輕有本錢，而忽略日常飲食攝取到的營養素是否適量且足夠供應聽覺所需。換句話說，從現在開始，你我都需要重視正確的飲食與生活習慣，才能延緩或預防聽力老化的問題。

## 導致聽力老化的因素

### ● 膽固醇與飽和脂肪酸

控制飲食膽固醇與飽和脂肪酸的攝取，不僅有益於心血管健康，還可能保護耳朵內的細微血管，有助於聽力維持。澳洲一項針對近 3,000 位 50 歲以上年長者的聽力研究調查發現[5]，飲食膽固醇攝取愈多，聽力喪失的風險愈高；此外，本研究也發現較多的飽和脂肪酸攝取可能會相對提高聽力喪失風險，儘管這項關聯性在統計上未達顯著的差異。營養師在社區講座觀察到，現代人大多了解飲食應該避免攝取過多的膽固醇與飽和脂肪酸，不過有些食材，像是「霜降」牛肉、「梅花」豬肉以及帶皮的肉類或內臟，其實隱含了不少膽固醇和油脂，卻容易被忽略，不得不慎。

### ● 精緻糖

精緻糖通常是指吃起來具有甜味的葡萄糖、果糖等單醣，或是蔗糖這種雙醣，它們都是碳水化合物的一種，可作為飲食中的甜味來源。大家都知道，過多的精緻糖會增加額外的熱量攝取、增加肥胖風險，但大家或許不知道，精緻糖可能也是造成聽力受損的危險要素之一。近期一項義大利的大型研究發現[6]，有聽力退化問題的高齡者，相較於聽力正常者，有攝取較多果汁、高糖食物、高熱量飲料或汽水的飲食習慣。雖然目前還需要更多研究確立精緻糖對聽力健康的影響與詳細機轉，但掌握「適甜」不「嗜甜」的生活習慣，對於聽力與身體健康絕對有益。根據世界衛生組織建議，每天糖的攝取量低於總熱量的5%最為理想。若以成人每天攝取2,000大卡計算，來自精緻糖的熱量應低於100大卡，也就是每天糖攝取量不可超過25克（大約是5顆方糖）。

## 讓耳根子變硬，保護聽力的「慢老」元素

### ● 地中海飲食

如前所述，保護耳朵內細微的血管有助於聽力維持，因此對心血管健康有益的地中海飲食，可能也會幫助我們保持敏銳的聽力。根據2024年刊登於營養權威雜誌《美國臨床營養學期刊》（*The American Journal of Clinical Nutrition*）的研究[7]，研究團隊追蹤了參加「巴爾的摩老齡化縱向研究（Baltimore Longitudinal Study of Aging, BLSA）」的882位年齡超過45歲的中老年人，平均年齡67歲，55%為女性，使用食物頻率問卷評估參與者過去一年的飲食攝取情況，並根據地中海飲食標準進行評分。聽力測量採用純音聽力檢查（pure tone audiometry），這種黃金標準測量方法能了解受試者對不同頻率聲音的聽覺敏感度，數值愈低，表示受試者能聽到愈低的音量（即聽力閾值），代表有較好的聽力。結果顯示，經過8年追蹤後，地中海飲食分數較高的參與者在500～4,000 Hz及4,000～8,000 Hz頻率範圍內的聽力損失明顯較少，也就是說，遵循地中海飲食與較佳的聽力狀況呈現顯著關聯。雖然目前證據尚不足以證實地中海飲食能直接改善聽力，但作者們認為，地中海飲食強調蔬菜、水果和堅果、全穀類、魚類、豆類，以及健康脂肪的比例，對血壓、血脂以及體重管理均有保護效益，進而可能對耳朵的微血管產生保護效應，減少聽力損失的風險。

● **Omega-3 脂肪酸**

澳洲一項針對近3,000名50歲以上的參與者進行為期5年的追蹤研究發現，每週攝取145～290公克魚的受試者，聽力衰退現象比每週攝取少於145公克魚的人低；而每週攝取至少290公克魚的人，未來發生聽力喪失的風險更顯著降低了42%[8]。研究人員推測，這可能是因為魚類中豐富的omega-3能夠保護耳朵內的血管健康，藉此來達到維持聽力的效果。營養師推薦，鮭魚、秋刀魚、鯖魚等魚類，都是獲得omega-3脂肪酸的不錯選擇。

● **葉酸與維生素 B12**

早期的研究就發現，聽力受損的高齡者，血液中葉酸及維生素B12的含量明顯較低[9]。當體內長期缺乏葉酸與維生素B12時，會導致「同半胱胺酸」這種促發炎物質在身體中大量堆積，對大、小血管造成傷害，進而對心血管與聽力帶來負面影響。因此，大家平日就需留意是否有攝取到富含葉酸與維生素B12的食物，才能有效降低同半胱胺酸對聽力的傷害。一般來說，葉酸主要存在於深綠色蔬菜中，而維生素B12主要廣泛存在於動物性食品，例如肝臟、肉類、奶類和蛋類等。此外，部分藻類（如海帶、紫菜）、天貝、酵母也能提供維生素B12。然而，有愈來愈多研究認為，人體可能無法有效地利用植物性來源的維生素B12，因此純素食者較容易面臨維生素B12缺乏的風險。營養師建議純素食者應該密切關注自身血液中的維生素B12濃度，發現有短缺問題時，可以透過強化食品或補充品來獲得足夠的維生素B12。

## ● 其他與聽力健康有關的營養因子 [2]

| 營養因子 | 功效／作用 | 來源 |
| --- | --- | --- |
| 維生素 A | 可維持上皮細胞的完整性，減少氧化壓力並調節免疫反應，從而預防因發炎過程引起的聽力障礙。 | 動物性來源的豬肝、魚肝油或是植物性來源的紅蘿蔔、南瓜、菠菜等都是不錯的食材選擇。 |
| 碘 | 流行病學研究顯示，碘缺乏導致甲狀腺腫的患者，通常聽力表現較差。 | 海鮮是碘的豐富來源，選用標示「碘酸鉀」或「碘化鉀」的加碘鹽，也是簡便的補碘方式。 |

雖然聽力退化是一種自然老化的過程，但是若沒有及時保養好自己的聽力，「有聽沒有到」的問題就可能提早出現。建議大家要定期接受聽力檢查，如有發現聽力問題與疑慮，可以諮詢聽力師、耳鼻喉科醫師或助聽器廠商，也可以隨時向營養師請教，透過飲食調整來延緩聽力退化。

### 進階常識

#### ● 酒精與聽力喪失

2023年一篇探討酒精攝取與聽力喪失的統合分析（meta-analysis），彙整與分析18篇涵蓋28,000位參與者的觀察型研究資料發現，與不喝酒的人相比，飲酒者聽力喪失的風險顯著提高了1.22倍 [4]。該篇作者整理了過去的研究資料，提出可能的解釋如下：

1. 飲酒者的維生素B12濃度較低：維生素B12不僅參與體內多項生化反應，更是維持血管健康與協助神經髓鞘（myelin）形成的重要營養素。髓鞘為一種包圍在神經軸突外的物質，當合成不足或受損時，神經細胞就無法正確地將聽覺神經的訊號傳至大腦。科學家也發現，當維生素B12缺乏時，可能會導致耳朵內微小血管功能受損，進而影響耳內血流的正常供應量，引起缺氧或缺血性損傷，造成聽覺功能無法正常運作。
2. 酒精會干擾神經訊息傳遞的正常運作：人體的神經細胞會透過不同的神經傳導物質傳遞「興奮」或「抑制」訊號，維持神經系統的正常運作與溝通。大家可以想像，神經傳導物質就像郵差，將訊號送達到下一個細胞，因此當神經傳導物質平衡受到破壞時，神經網絡的溝通運作就會受到影響。科學家發現，酒精會抑制「刺激性」神經傳導物質，增加「抑制性」神經傳導物質的分泌，進而擾動並影響耳蝸內毛細胞（hair cell）正常接收聲音訊號的能力，造成聽力鈍化。

### ● 高膽固醇與聽力受損

動物實驗發現，高膽固醇飲食可能造成實驗動物耳朵內微小血管的內皮細胞出現大量囊泡（pinocytotic vesicles），進而干擾耳朵內的血液循環[10,11]；其次，高膽固醇飲食也會導致發炎反應，使耳朵內動脈血管出現粥狀硬化與阻塞，進而減少內耳的血流供應量，導致氧氣、養分傳送與廢物排泄減少，使耳朵更容易受到其他因素（如噪音暴露和老化過程）的損傷[12,13]。

**參考資料**

1. World Health Organization, 2023. Deafness and hearing loss. Available online: https://www.who.int/news-room/fact-sheets/detail/deafness-and-hearing-loss (accessed on 06 March 2023).
2. Puga, Ana M., et al. "Interplay between nutrition and hearing loss: state of art." Nutrients 11.1 (2018): 35.
3. Nomura, Kyoko, Mutsuhiro Nakao, and Takeshi Morimoto. "Effect of smoking on hearing loss: quality assessment and meta-analysis." Preventive Medicine 40.2 (2005): 138-144.
4. Qian, Peiyi, et al. "Alcohol as a risk factor for hearing loss: A systematic review and meta-analysis." PloS one 18.1 (2023): e0280641.
5. Gopinath, Bamini, et al. "Dietary intake of cholesterol is positively associated and use of cholesterol-lowering medication is negatively associated with prevalent age-related hearing loss." The Journal of Nutrition 141.7 (2011):

1355-1361.

6. Sardone, Rodolfo, et al. "Relationship between inflammatory food consumption and age-related hearing loss in a prospective observational cohort: Results from the Salus in Apulia Study." Nutrients 12.2 (2020): 426.
7. Jin, Yichen, et al. "Associations between dietary indices and hearing status among middle-older aged adults–results from the Baltimore Longitudinal Study of Aging." The American Journal of Clinical nutrition 119.5 (2024): 1338-1345.
8. Gopinath, Bamini, et al. "Consumption of omega-3 fatty acids and fish and risk of age-related hearing loss." The American Journal of Clinical Nutrition 92.2 (2010): 416-421.
9. Houston, Denise K., et al. "Age-related hearing loss, vitamin B-12, and folate in elderly women." The American Journal of Clinical Nutrition 69.3 (1999): 564-571.
10. Kashiwado, I., Y. Hattori, and Y. Qiao. "Functional and morphological changes in the cochlea of cholesterol fed guinea pigs." Nihon Ika Daigaku Zasshi 61.4 (1994): 321-329.
11. Guo, Yunkai, et al. "Morphological and functional alterations of the cochlea in apolipoprotein E gene deficient mice." Hearing Research 208.1-2 (2005): 54-67.
12. Syka, Josef, et al. "Atorvastatin slows down the deterioration of inner ear function with age in mice." Neuroscience Letters 411.2 (2007): 112-116.
13. Chang, Ning Chia, et al. "Hyperlipidemia in noise induced hearing loss." Otolaryngology–Head and Neck Surgery 137.4 (2007): 603-606.

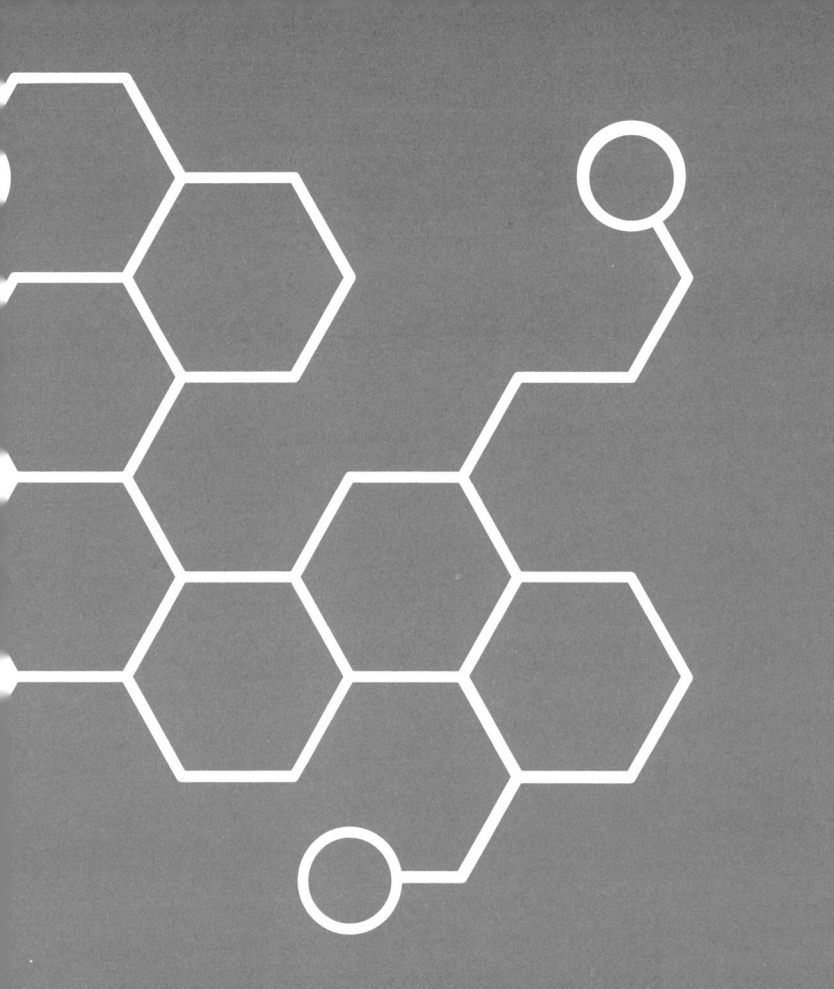

Part 3

# 50 大逆齡營養元素的
# 科學解析與提醒

# 3.1 植化素

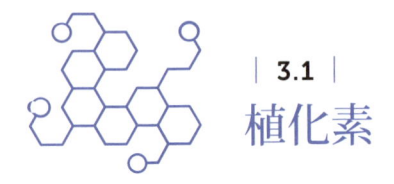

## 3.1.1 類黃酮素

類黃酮素（flavonoids）是植化素裡的一個大家族，大家所熟悉的花青素或兒茶素，其實都是類黃酮素的成員。類黃酮素能讓植物顯現出不同的美麗色彩，也能使植物免於昆蟲及微生物的侵害。近來科學家更發現，存在於不同植物性食材中的各種類黃酮素能有效促進人體健康。

● **類黃酮素有哪些抗老化的功效？**

具有多重保護力的類黃酮素，不僅能預防老化對於血管的威脅[1]，對於心血管疾病風險高的更年期女性來說，更是不可或缺的機能元素[2]。為何類黃酮素能有這些抗老功效呢？因為類黃酮素是很強的抗氧化劑，可以減少體內不斷作亂的自由基，而且還具有抗發炎的作用，幫助維持血管正常功能，並且能抑制血小板異常聚集和血栓形成，從而降低血管阻塞風險。因此，不要忘記從飲食中攝取足夠的類黃酮素喔！

● **我們可以從哪裡獲得類黃酮素？**

類黃酮素廣泛存在於「植物性」食材中，我們可以藉由食用未精製全穀雜糧類、蔬菜、水果、堅果種子、大豆類、茶及咖啡等食材獲得類黃酮素[3]。本書大力推廣地中海飲食，正是因為地中海飲食原則能讓你蒐集到超級多的植物性食材，自然可以幫身體累積許多類黃酮素。

- **我們應該要攝取多少類黃酮素？**

　　雖然目前沒有精確的類黃酮素每日建議量，但專家一致認為，將富含類黃酮素的植物性食材納入日常飲食，能幫助你更自然地獲取這些抗老化的好處。值得一提的是，類黃酮素家族中的前花青素、異黃酮素、花青素、兒茶素及橙皮素又各自有著不同的健康保護力，對於全身不同器官的抗老化有所幫助。因此，我們在後面特別將這幾種類黃酮素家族中的植化素們另外拿出來討論，大家不妨繼續往下閱讀，進一步認識前花青素、異黃酮素、花青素等植化素的健康功效吧！

- **攝取注意事項**

　　建議大家可以優先從食物中攝取類黃酮素，而不是依賴補充品。因為含有類黃酮素的植物性食材不僅富含類黃酮素，還包含許多重要的維生素、礦物質以及多元的植化素，甚至可能含有我們尚未發現的營養素！

**參考資料**

1. 詳見本書第二章〈2.1.1 阻止血管老化，血流順暢不卡卡！〉。
2. 詳見本書第二章〈2.5.1 甩開更年期症狀，女力再現！〉。
3. 更多關於類黃酮素的介紹可以參考《天然植物營養素，啟動健康正循環，打造人體最強防護力》一書中第二章之內容。

## 3.1.2 前花青素

　　前花青素（proanthocyanidin）是類黃酮素家族中的「抗氧化小天才」，它的強大抗氧化力讓細胞在面對老化傷害時更加堅韌。前花青素存在於許多植物中，本身是一種無色的物質，但是經過特定的溫度及酵素作用，可以轉成紅藍色，也就是大家熟悉的花青素（anthocyanin）。前花青素為我們的身體提供天然防護，對抗自由基，延緩衰老。快來點含前花青素的食物，讓細胞活力up，一起健康美麗不NG！

● **前花青素有哪些抗老化的功效？**

前花青素可謂是抗老化的全方面能手，它可以協助胃[1]、血管[2]、眼睛[3]、關節[4]與腸道[5]遠離老化的威脅。這樣多功效的防禦機制主要歸功於前花青素的抗發炎與抗氧化功能，能夠消滅人體內的發炎物質及氧化壓力，使我們的細胞保持最佳的健康狀態。

● **我們可以從哪裡獲得前花青素？**

前花青素多存在於紅色和黑色的蔬果中，如葡萄、藍莓、蘋果、草莓、蔓越莓等。此外，茶、大小紅豆及榛果、核桃與杏仁等堅果種子類亦含有前花青素[6]。

● **我們應該要攝取多少前花青素？**

目前雖然沒有精確的前花青素每日建議量，但專家一致認為，將富含前花青素的植物性食材納入日常飲食，是獲得抗老化好處的關鍵。前花青素廣泛存在於各種植物性食材中，想補充更多的人可以複習第一章的地中海飲食原則，能讓你輕鬆網羅大量植物性食材，為身體累積滿滿的前花青素。

● **攝取注意事項**

建議大家可以優先從食物中攝取前花青素，而不是依賴補充品。因為植物性食材不僅富含前花青素，還包含許多重要的維生素、礦物質以及多元的植化素，甚至可能含有我們尚未發現的營養素！

**參考資料**

1. 詳見本書第二章〈2.2.2 好的食物「胃」健康加分〉。
2. 詳見本書第二章〈2.1.1 阻止血管老化，血流順暢不卡卡！〉。
3. 詳見本書第二章〈2.8.1「睛」采人生，看得更遠、更清楚〉。
4. 詳見本書第二章〈2.6.2 遠離關節卡卡，腿腳有力有妙招！〉。

5. 詳見本書第二章〈2.2.3 腸若好，人不老〉。
6. 更多關於前花青素的介紹可以參考《天然植物營養素，啟動健康正循環，打造人體最強防護力》一書中第二章之內容。

## 3.1.3 異黃酮素

聽過「大豆異黃酮素」嗎？那麼，恭喜你已經認識了異黃酮素（isoflavone）家族的明星成員！異黃酮素這個家族成員眾多，然而大豆異黃酮素（soy isoflavone）最為人熟知，尤其對女性朋友來說，這些小小的植物化合物可是大大的健康守護者！令人驚豔的是，異黃酮素不僅有助於女性更年期的健康，同時也是協助男性抗老化的重要元素。

● **異黃酮素有哪些抗老化的功效？**

已經有相當多的研究發現，異黃酮素可以協助女性遠離更年期症狀的困擾[1]，同時還可以預防老化對於骨密度[2]及血管[3]的威脅。對於男性朋友來說，異黃酮素也是預防攝護腺老化的重要元素[4]。異黃酮素之所以能為我們提供如此全面的保護，正是因為它擁有強大的抗發炎與抗氧化力，能幫助我們甩開多種老化的威脅，延續青春，擁有健康的生活。

● **我們可以從哪裡獲得異黃酮素？**

異黃酮素中的大豆異黃酮素是近年來被熱烈研究的類黃酮素之一，可以從豆漿、豆腐、納豆、味噌、毛豆及黃豆等食材中獲得[5]。而在大豆異黃酮素中，對人體最有健康功效的是金雀異黃酮苷素（genistein）及大豆異黃酮苷素（daidzein）兩種植化素，又稱為「植物雌激素」（phytoestrogens），對於抗老化、心血管健康、骨骼保護及更年期保健等具有重要作用。

- **我們應該要攝取多少異黃酮素？**

目前雖然沒有精確的異黃酮素以及大豆異黃酮素每日建議量，但專家一致認為，將富含大豆異黃酮素的大豆及其製品納入日常飲食，是獲得其抗老化好處的關鍵。

- **攝取注意事項**

市面上有許多含大豆異黃酮素的保健品，但考量到大豆異黃酮素具有植物雌激素的特性，可能與某些藥物產生交互作用，建議有特殊生理狀況的人在使用前先諮詢醫師或營養師，以獲得適合自己的食用建議喔！

參考資料

1. 詳見本書第二章〈2.5.1 甩開更年期症狀，女力再現！〉。
2. 詳見本書第二章〈2.6.1 提升骨密度，防止骨質不斷流失〉。
3. 詳見本書第二章〈2.1.1 阻止血管老化，血流順暢不卡卡！〉。
4. 詳見本書第二章〈2.5.2 保養攝護腺，「男」言之隱不要來〉。
5. 更多關於異黃酮素的介紹可以參考《天然植物營養素，啟動健康正循環，打造人體最強防護力》一書中第二章之內容。

## 3.1.4 花青素

花青素（anthocyanin）是大自然的抗老祕密武器，這種強效抗氧化物不只讓莓果呈現迷人紫色，還有助於對抗自由基，延緩細胞老化，延續青春的功效。從每天的食物中獲得花青素，讓身體內外都年輕！

- **花青素有哪些抗老化的功效？**

具有多重保護力的花青素，不僅能預防老化對於血管[1]、眼睛[2]、心臟[3]、大腦[4]、腎臟[5]、血糖[6]健康的威脅，對於心血管疾病風險高的更年期女性來說，花青素更是守護健康不可或缺的元素[7]。花青素之所以能保護我們遠離多種疾病困擾，主要是因為它不僅是一種強效抗氧化劑，還能幫助減少體內發炎，從而達到促進健康的效果。

● **我們可以從哪裡獲得花青素？**

花青素存在於紅色、紫色及黑色的植物性食材中，例如：藍莓、黑莓、黑覆盆莓、櫻桃、紫色甘藍、茄子及黑豆等食材都含有花青素[8]。然而，紅色、紫色、黑色等食材卻常常在我們的餐盤中缺席，就算我們注意到，刻意攝取這些顏色的食材，常又因為高溫烹煮而破壞了對熱敏感的花青素。因此，盡量善用含有花青素的食材於沙拉中，或是直接攝取含花青素的水果，才能充分獲得其對健康的益處喔！

● **我們應該要攝取多少 0 花青素？**

雖然目前還沒有明確的花青素每日建議量，但專家都支持將富含花青素的食材融入日常飲食，這可是獲得抗老化效果的絕佳方式！不僅如此，這些紅色、紫色、黑色食材也讓餐盤瞬間變得繽紛多彩，為眼睛帶來愉悅的視覺享受，心情變好、健康加分。

**參考資料**

1. 詳見本書第二章〈2.1.1 阻止血管老化，血流順暢不卡卡！〉。
2. 詳見本書第二章〈2.8.1「睛」采人生，看得更遠、更清楚〉。
3. 詳見本書第二章〈2.1.2 養出強心臟，保持活力根源這樣做〉。
4. 詳見本書第二章〈2.3.1 讓大腦青春永駐，維持思緒清晰、反應靈敏〉。
5. 詳見本書第二章〈2.7.5 讓我腎利人生的逆齡關鍵〉。
6. 詳見本書第二章〈2.7.4 優化血糖數據，遠離動盪不安！〉。
7. 詳見本書第二章〈2.5.1 甩開更年期症狀，女力再現！〉。
8. 更多關於花青素的介紹可以參考《天然植物營養素，啟動健康正循環，打造人體最強防護力》一書中第二章之內容。

## 3.1.5 兒茶素

「兒茶素」（catechin）這個名字，大家應該都耳熟能詳，但你知道它到底是什麼嗎？它可不只是健康的助力，還蘊藏著多種與抗老化、延續青春相關的魔力。現在，就讓我們一起來重新發掘這個感覺熟悉又充滿驚喜的小分子吧！

### ● 兒茶素有哪些抗老化的功效？

兒茶素能有效對抗老化造成血脂[1]、自律神經[2]、牙口[3]及體重[4]的影響；此外，含有兒茶素的綠茶更被證實還能幫助保護胃部[5]與大腦[6]健康，並穩定血糖[7]。研究顯示，兒茶素可降低血液中的三酸甘油酯與總膽固醇，從而降低罹患高血脂的風險。此外，兒茶素能減少老化過程中壓力荷爾蒙「皮質醇」的過量生成，有助於維持自律神經平衡，避免壓力引發的失調反應。更重要的是，兒茶素還可以抗氧化、抗發炎、減少腹部脂肪堆積，亦能抑制口腔中壞菌的生長等，透過多種方式維持人體的多個器官健康。

### ● 我們可以從哪裡獲得兒茶素？

綠茶是大家最熟悉的兒茶素來源，所以想要獲得兒茶素的健康功效，不妨來杯綠茶吧，但記得餐後不要喝太濃的茶，以免干擾礦物質吸收！此外，研究發現黑巧克力、蘋果、蔓越莓及柿子等食材，也是兒茶素的來源[8]。所以，黑巧克力其實是青春抗老的點心選擇之一，但太甜的牛奶巧克力就不是囉！

### ● 我們應該要攝取多少兒茶素？

雖然目前還沒有針對兒茶素的明確每日建議攝取量，但研究顯示，適量攝取富含兒茶素的食材，對抗老化有顯著的助益。大家不妨在日常生活中多創造一些接觸兒茶素的機會，例如，口渴時選擇無糖綠茶取代含糖飲料，或食用黑巧克力替代其他含糖量較高的零食，為健康加分！

● **攝取注意事項**

建議大家可以優先從食物中攝取兒茶素,而不是依賴補充品,因為含有兒茶素的植物性食材不僅富含兒茶素,還包含許多重要的維生素、礦物質以及多元的植化素,甚至可能含有我們尚未發現的營養素!

**參考資料**

1. 詳見本書第二章〈2.7.2 危機「脂」步,小心血脂異常引爆健康危機〉。
2. 詳見本書第二章〈2.3.2 遠離自律神經失調造成的身心失衡〉。
3. 詳見本書第二章〈2.2.1 牙口健康,享受美味不掉牙!〉。
4. 詳見本書第二章〈2.7.1 拒絕「油膩」人生,才能暢遊人生〉。
5. 詳見本書第二章〈2.2.2 好的食物「胃」健康加分〉。
6. 詳見本書第二章〈2.3.1 讓大腦青春永駐,維持思緒清晰、反應靈敏〉。
7. 詳見本書第二章〈2.7.4 優化血糖數據,遠離動盪不安!〉。
8. 更多關於兒茶素的介紹可以參考《天然植物營養素,啟動健康正循環,打造人體最強防護力》一書中第二章之內容。

## 3.1.6 橙皮素

當我們咬下清甜多汁的橘子或柳丁時,除了感受那撲鼻而來的香氣和甜美滋味,其實不經意間還能攝取到一種名叫「橙皮素」(hesperetin)的植化素。這種物質不僅賦予柑橘類水果特殊的風味,還對健康有多方面的益處,但我們在飲食中卻常忽略它的存在,非常可惜。現在,就讓我們一起來了解橙皮素讓心血管系統變年輕的魔法,並試著好好善用含有橙皮素的食材吧。

● **橙皮素有哪些抗老化的功效?**

橙皮素對於心血管健康的守護可說是相當「全方位」,對維持血管彈性[1]、保護心臟健康[2]以及調節血脂[3]有極大的幫助。首先，橙皮素具備強大的抗發炎功效，可以有效降低體內的慢性發炎反應，減輕心臟的負擔。除此之外，橙皮素對於穩定血糖與血脂也發揮了重要作用，從而幫助心臟維持健康的狀態。研究更發現，橙皮素還能幫助調節血脂，降低肝臟中膽固醇酯的合成，進一步防止血管因脂肪堆積而「卡油」，發生心血管疾病。因此，日常生活中多攝取富含橙皮素的食物，等於是為心血管系統披上一層防護罩，讓心臟與血管常保年輕。

● **我們可以從哪裡獲得橙皮素？**

橙皮素廣泛存在於我們熟悉的黃色與紅色水果中，特別是橘子、柳丁、檸檬和葡萄柚等柑橘類水果。無論是果皮、果肉還是果汁，都蘊含豐富的橙皮素。這些水果不僅是健康的天然食物，也是地中海飲食提倡攝取多元且豐富植物性食材的好選擇[4]。因此在餐桌上不要忘記這些柑橘類水果，為我們的青春抗老加把勁！

● **我們應該要攝取多少橙皮素？**

目前，橙皮素的每日建議攝取量尚未被正式訂定。不過，營養專家認為，與其等待明確的攝取標準，不如在日常飲食中多增加橙皮素的攝取機會。像是在依循地中海飲食建議時，把富含橙皮素的黃色和紅色水果融入三餐或點心中，不僅能增添飲食的美味，更是簡單有效延緩心臟和血管老化的好方法。

● **攝取注意事項**

建議想要攝取橙皮素的人，應優先選擇天然食物，而非僅依賴補充品。富含橙皮素的植物性食材，不僅提供橙皮素，還同時富含多種重要的維生素、礦物質及多元的植化素，這些成分能協同為健康帶來更全面的益處，是單一補充劑無法達到的效果。

**參考資料**

1. 詳見本書第二章〈2.1.1 阻止血管老化，血流順暢不卡卡！〉。

2. 詳見本書第二章〈2.1.2 養出強心臟，保持活力根源這樣做〉。
3. 詳見本書第二章〈2.7.2 危機「脂」步，小心血脂異常引爆健康危機〉。
4. 更多關於橙皮素的介紹可以參考《天然植物營養素，啟動健康正循環，打造人體最強防護力》一書中第二章之內容。

## 3.1.7 薑黃素

薑黃素（curcumin）是一種存在於薑黃（turmeric）的植化素，這種植物自古以來廣泛應用於印度、南亞和中東的飲食與傳統醫療中，具有獨特的香味與金黃色澤，也是咖哩中的主要成分。在亞洲熱帶地區，薑黃常與其他草藥一起被用於扭傷、肝病、眼疾和牙痛等問題的治療，而這些優異的保健功能都與薑黃素密不可分。近期研究更發現，薑黃素在血管、胃部、關節和腎臟的抗老防護上有著全方位的防護作用。現在，就讓我們深入探索這個來自老祖宗智慧的養生祕訣吧！

● **薑黃素有哪些抗老化的功效？**

作為一種優異的抗氧化劑，薑黃素能減少壞膽固醇（低密度脂蛋白膽固醇）的氧化，防止氧化型壞膽固醇卡在血管壁，進而降低動脈粥樣硬化的風險；它也能抑制血小板凝集，促進血液順暢流動，全面保護血管健康[1]。在胃部方面，薑黃素可改善消化不良、腹瀉及減少胃食道逆流的發生，同時保護胃黏膜組織，對抗胃幽門螺旋桿菌感染，進一步降低胃潰瘍風險[2]。對於關節健康，薑黃素能促進軟骨細胞增生、抑制軟骨細胞凋亡，並減少發炎對軟骨的傷害，幫助關節維持靈活與健康狀態[3]。值得一提的是，研究發現薑黃素在腎臟癌防治方面展現良好抗癌效果，為腎臟健康提供額外保障[4]。由此可見，在日常生活納入富含薑黃素的食材，就像為全身披上一層「黃金防護罩」，讓血管、胃部、關節與腎臟等眾多器官保持健康與年輕活力。

- **我們可以從哪裡獲得薑黃素？**

薑黃素常見的來源包含薑黃粉或咖哩粉。每100公克薑黃粉中約含0.58到3.14公克薑黃素，而咖哩粉中則含有約0.05到0.58公克薑黃素[5]。營養師建議大家在實踐地中海飲食原則時，不妨善用薑黃粉或咖哩粉，不僅能增添料理風味，還能發揮薑黃素的抗氧化與抗發炎功效，進一步提升地中海飲食的健康抗老防護！

- **我們應該要攝取多少薑黃素？**

目前，薑黃素的每日建議攝取量尚未正式制定。不過，根據我國衛生福利部食品藥物管理署參考世界衛生組織的建議，薑黃素的每日攝取量以每公斤體重0至3毫克為基準，且以不超過每日200毫克為宜[6]。以體重60公斤的人為例，建議每天的薑黃素攝取應控制在180毫克以下。這意味著，相較於補充劑形式，善用薑黃粉或咖哩粉作為薑黃素的來源於烹調，不僅能讓餐點更加美味健康，獲得薑黃素的抗氧化與抗發炎益處，還能有效避免可能因攝取過量而引發的健康風險。

- **攝取注意事項**

特殊族群要注意：高濃度的薑黃素可能會增加血液無法正常凝集的風險，因此服用抗凝血劑的患者需要特別謹慎。不過，若僅從咖哩等日常飲食中攝取，由於薑黃素的含量較低，通常不會對健康造成明顯影響。

**參考資料**
1. 詳見本書第二章〈2.1.1 阻止血管老化，血流順暢不卡卡！〉。
2. 詳見本書第二章〈2.2.2 好的食物「胃」健康加分〉。
3. 詳見本書第二章〈2.6.2 遠離關節卡卡，腿腳有力有妙招！〉。
4. 詳見本書第二章〈2.7.5 讓我腎利人生的逆齡關鍵〉。
5. 更多關於薑黃素的介紹可以參考《天然植物營養素，啟動健康正循環，打造人體最強防護力》一書中第二章之內容。
6. 衛生福利部食品藥物管理署（2019）。正確使用薑黃素，聰明食用免傷身。

## 3.1.8 β-胡蘿蔔素

β-胡蘿蔔素（β-carotene）是一種天然色素，讓蔬果散發迷人的橘黃光彩，不僅可作為食品外觀的天然著色劑，近年的研究更發現它具備多重的抗老功效。現在，就讓我們深入了解 β-胡蘿蔔素如何成為口腔與視力健康的守護者。

● **β-胡蘿蔔素有哪些抗老化的功效？**

隨著年齡增長，氧化壓力就像看不見的敵人，悄悄侵蝕我們牙齒與眼睛的健康。不過，β-胡蘿蔔素就像一把強大的抗氧化盾牌，能有效清除氧化壓力，守護牙齒與牙周的健康[1]。不僅如此，它還能清除那些損害黃斑部的自由基，降低老年性黃斑部病變的罹患風險，幫助我們保持視力清晰[2]，抵抗歲月痕跡、延續我們青春的保鮮期。

● **我們可以從哪裡獲得 β-胡蘿蔔素？**

想讓 β-胡蘿蔔素成為健康的後盾嗎？其實，它就存在我們日常的飲食中，像是胡蘿蔔、南瓜、番薯、番茄、紅鳳菜、香椿、紅辣椒、花椰菜、菠菜、萵苣、芒果、哈密瓜等蔬果，都是營養師極力推薦的理想選擇[3]。讓 β-胡蘿蔔素成為日常餐桌的一部分，不僅能兼顧美味與營養，還能為健康抗老！

● **我們應該要攝取多少 β-胡蘿蔔素？**

目前，科學家尚未為 β-胡蘿蔔素設定明確的每日建議攝取量，但千萬別讓這理由成為大家行動的阻礙！只要在日常飲食中，主動選擇富含 β-胡蘿蔔素的食材，像是在依循地中海飲食的健康理念時，可將富含 β-胡蘿蔔素的植物性食材融入餐盤中，不僅能讓菜餚色彩更加豐富，也能幫助延緩眼睛和牙齒的老化，實現內外兼顧的健康目標。

● **攝取注意事項**

1. 有油脂更好吸收：β-胡蘿蔔素是一種脂溶性營養素，料理時若能搭配油脂，可大幅提升吸收效率。建議選用健康植物油如橄欖油、芥花油、酪梨油或玄米油來烹調富含 β-胡蘿蔔素的食材，不僅能增加這種抗氧化營養素的吸收，還可同時攝取到不飽和脂肪酸，進一步降低發炎反應，讓健康益處加倍！

2. 特殊族群要注意：雖然 β-胡蘿蔔素具有多種保健功能，但過量補充可能帶來健康風險。研究發現，吸菸者若補充高劑量 β-胡蘿蔔素營養劑，可能提高肺癌的罹患率。因此，β-胡蘿蔔素最理想的攝取方式是透過天然飲食，而非依賴營養補充劑。

**參考資料**
1. 詳見本書第二章〈2.2.1 牙口健康，享受美味不掉牙！〉。
2. 詳見本書第二章〈2.8.1「睛」采人生，看得更遠、更清楚〉。
3. 更多關於 β-胡蘿蔔素的介紹可以參考《天然植物營養素，啟動健康正循環，打造人體最強防護力》一書中第二章之內容。

## 3.1.9 蘿蔔硫素

「蘿蔔硫素」（sulforaphane）乍聽其名，很多人可能會以為它和我們日常熟悉的蘿蔔有關，其實不然！蘿蔔硫素是一種由十字花科蔬菜中的含硫配醣體「蘿蔔硫苷」，經過酵素或腸道細菌作用後所形成的植化素。科學研究指出，蘿蔔硫素是優異的抗氧化與防癌物質，因此我們應該好好善用含有蘿蔔硫素的食材。現在，就讓我們深入了解蘿蔔硫素的抗老魔法吧！

● **蘿蔔硫素有哪些抗老化的功效？**

近年研究發現，蘿蔔硫素除了能夠延緩胃[1]與攝護腺[2]的老化，在防癌方面也具有不可忽視的功效[3]，這些多重效益可說是抗老化的守護者。

蘿蔔硫素能有效對抗胃幽門螺旋桿菌，降低消化性潰瘍的發生機率，其效果甚至超越部分抗生素。科學家亦發現，餵食具有攝護腺腫瘤的動物蘿蔔硫素後，其腫瘤的大小與數量均明顯減少。以上研究結果都表示，日常多吃富含蘿蔔硫素的食物，或許能有效強化胃部與攝護腺的健康。除此之外，蘿蔔硫素還是一種強效抗氧化劑，能清除體內的自由基，保護染色體DNA免受損害，從而降低細胞癌變的風險。不僅如此，蘿蔔硫素還能誘發肝臟的解毒酵素，幫助身體加速排出致癌物質。

● **我們可以從哪裡獲得蘿蔔硫素？**

蘿蔔硫素隱藏在我們熟悉的十字花科蔬菜之中，常見的綠色花椰菜、孢子甘藍、芥藍、芥菜、高麗菜、大白菜、小白菜、豆瓣菜、白色花椰菜等，都是營養師極力推薦的好選擇[3]！

● **我們應該要攝取多少蘿蔔硫素？**

目前尚未有關於蘿蔔硫素的明確每日建議攝取量。不過，與其等待建議值，不如在日常飲食中多增加接觸蘿蔔硫素的機會。像是在依循地中海飲食的健康理念時，可將綠色花椰菜、高麗菜等十字花科蔬菜加入日常餐點，不僅能提升菜色的美味，也能有效延緩胃與攝護腺的老化。

● **攝取注意事項**

1. 需注意烹調對蘿蔔硫素的影響：蘿蔔硫素的含量會因加工與烹調方式的不同而改變！研究顯示，短時間的微波加熱或蒸煮，能最大程度保留蘿蔔硫素，而煮沸或燙煮則會讓其中的營養流失[4]。

2. 特殊族群要注意：十字花科蔬菜含有「甲狀腺腫促發劑」（goitrogens），可能干擾碘的吸收。不過，只要經過加熱，這類物質就會失去活性。因此建議甲狀腺功能異常者，應將此類蔬菜煮熟後再食用，並避免大量生食。

| 3.1 | 植化素

**參考資料**

1. 詳見本書第二章〈2.2.2 好的食物「胃」健康加分〉。
2. 詳見本書第二章〈2.5.2 保養攝護腺,「男」言之隱不要來〉。
3. 更多關於蘿蔔硫素的介紹可以參考《天然植物營養素,啟動健康正循環,打造人體最強防護力》一書中第二章之內容。
4. Sun, Jing et al. "The effect of processing and cooking on glucoraphanin and sulforaphane in brassica vegetables." Food chemistry vol. 360 (2021): 130007.

# 3.1.10 番茄紅素

　　番茄紅素（lycopene）,正是賦予番茄鮮紅色澤的祕密所在。俗話說得好:「番茄紅了,醫生的臉就綠了。」正是因為番茄紅素是公認的優秀抗氧化劑,能阻止自由基傷害細胞,使細胞不會「誤入歧途」走向癌變之路。而近年許多研究更證實,番茄紅素在心血管健康、攝護腺保健以及延緩老化肥胖等方面表現亮眼[1-4],堪稱是不可忽視的抗老神器。

● **番茄紅素有哪些抗老化的功效?**

　　番茄紅素的強大抗氧化能力,能清除體內有害的自由基,並促進一氧化氮的生成,幫助穩定血壓,為心臟健康提供有力的支持[1,4]。不僅如此,番茄紅素還具有穩定脂肪代謝的能力,能有效減少因老化而引發的肥胖問題,進一步展現它在延緩老化中的重要性[3]。最讓男性朋友關注的是,飲食中攝取足夠的番茄紅素,還可顯著降低攝護腺癌的風險[2]。由此可見,將番茄紅素納入日常飲食絕對是抗老的有效策略!

● **我們可以從哪裡獲得番茄紅素?**

　　想要讓番茄紅素成為日常飲食的主角,其實並不難,像是番茄、紅石榴、西瓜、紅葡萄柚，以及胡蘿蔔等蔬果都是豐富的來源[5]。不妨將這些食材融入沙拉、湯品或主餐中，不僅提升餐桌的色彩與風味，還能為健康加分。

● **我們應該要攝取多少番茄紅素？**

目前，科學家尚未制定番茄紅素的每日建議攝取量，但這並不代表我們需要等待標準才能行動！專家建議，將富含番茄紅素的食材融入日常飲食，是最簡單有效的健康策略。像是在依循地中海飲食的健康理念時，可將富含番茄紅素的植物性食材入菜，不僅能提升餐桌的視覺美感，更能有效延緩上述介紹的健康問題。抗老生活就從每天的餐桌開始！

● **攝取注意事項**

搭配油脂烹調效果更好：番茄是番茄紅素的最佳來源，但生吃並不能讓身體吸收到最多的番茄紅素。研究發現，將番茄煮熟後，搭配橄欖油、芥花油、酪梨油或玄米油等健康植物油，不僅能釋放番茄細胞壁中的番茄紅素，還能大幅提升吸收效率。同時，植物油中的不飽和脂肪酸，還能幫助對抗體內發炎反應，為健康帶來雙重效益！

**參考資料**
1. 詳見本書第二章〈2.1.2 養出強心臟，保持活力根源這樣做〉。
2. 詳見本書第二章〈2.5.2 保養攝護腺，「男」言之隱不要來〉。
3. 詳見本書第二章〈2.7.1 拒絕「油餘」人生，才能暢遊人生〉。
4. 詳見本書第二章〈2.7.3 遠離沉靜殺手，不讓血壓垮生活品質〉。
5. 更多關於番茄紅素的介紹可以參考《天然植物營養素，啟動健康正循環，打造人體最強防護力》一書中第二章之內容。

## 3.1.11 木酚素

　　木酚素（lignan）是一種植物中的多酚類物質，常因名字與木質素（lignin）相似而被混淆。但事實上，兩者在功能上截然不同！木酚素具有植物性荷爾蒙的特性，而木質素則屬於非水溶性的膳食纖維。值得注意的是，木酚素本身屬於非活性物質，但在腸道微生物的作用下，可轉化成結構類似雌激素的植物性雌激素，在低濃度的情況下，能模仿雌激素的功能，為身體帶來多種健康益處，例如降低結腸與直腸癌發生風險，以及緩解更年期不適與骨質疏鬆問題，是熟齡階段的朋友一定要認識的健康寶藏。

● **木酚素有哪些抗老化的功效？**

　　木酚素以其強大的抗氧化與抗發炎特性，為健康提供全方位的抗老保護。研究顯示，木酚素能誘導癌細胞凋亡，並抑制結腸與直腸癌的轉移，是預防這兩類癌症的重要幫手[1]。此外，多項動物實驗也證實，木酚素能有效改善更年期女性常見的健康問題，包括骨質疏鬆與心血管疾病[2,3]。基於這些研究成果，學者們將木酚素視為一種極具潛力的抗老營養素，對於熟齡族群而言，更是不可或缺的健康夥伴。

● **我們可以從哪裡獲得木酚素？**

　　木酚素廣泛存在於各種五顏六色的蔬菜、水果、豆類與穀類中，其中亞麻籽、芝麻，以及高纖維的穀類麩皮和豆類是木酚素的最佳來源，而十字花科蔬菜也含量豐富[4]。將這些食材納入日常飲食，不僅能為餐桌增添美味與營養，還能提前為熟齡生活做好準備，對抗腸道老化以及緩解更年期階段的身體變化。

● **我們應該要攝取多少木酚素？**

　　目前，學界尚未針對木酚素制定明確的每日建議攝取量。不過，營養師建議大家可以將富含木酚素的植物性食材融入日常飲食，尤其是在採用地中海飲食原則時，透過多樣化的食材組合，不僅能獲得充足的木酚素，還能促進腸道健康、維持骨骼穩定，並幫助身體順利應對停經前後的不適變化。

● **攝取注意事項**

以天然食物作為木酚素的主要來源，是最安全的攝取策略。若考慮使用木酚素補充劑，由於木酚素具有植物性荷爾蒙的特性，請務必在購買前諮詢醫師或營養師，確保劑量與使用方式符合個人的健康需求與狀態。

**參考資料**
1. 詳見本書第二章〈2.2.3 腸若好，人不老〉。
2. 詳見本書第二章〈2.5.1 甩開更年期症狀，女力再現！〉。
3. 詳見本書第二章〈2.6.1 提升骨密度，防止骨質不斷流失〉。
4. 更多關於木酚素的介紹可以參考《天然植物營養素，啟動健康正循環，打造人體最強防護力》一書中第二章之內容。

## 3.1.12 香豆雌酚

隨著女性邁入熟齡階段，體內雌激素濃度會快速下降，更年期不適症狀的困擾與骨質疏鬆的風險將隨之而來。香豆雌酚（coumestrol）是一種植物性雌激素，愈來愈多的研究證實，它不僅能舒緩更年期的不適，還能在骨骼健康的維護上發揮重要作用。現在就讓我們一起探索這個天然的抗老夥伴，如何幫助我們應對熟齡階段。

● **香豆雌酚有哪些抗老化的功效？**

在一項模擬更年期婦女的動物實驗中，研究人員透過移除小鼠的卵巢來模擬雌激素缺乏的狀況。實驗結果顯示，香豆雌酚能幫助調節體內雌激素代謝，對於舒緩更年期症候群帶來了正向效果[1]。不僅如此，香豆雌酚還能抑制蝕骨細胞的活性，減緩骨質流失的速度，進一步維持骨骼的健康[2]。以上的研究發現都在在說明，香豆雌酚從舒緩停經不適到延緩骨骼流失，能為熟齡生活注入更多健康的可能。

### ● 我們可以從哪裡獲得香豆雌酚？

香豆雌酚主要存在於黃、綠色的豆類，尤其是其發芽組織，如苜蓿芽（alfalfa）和豆芽中。此外，開心果、杏仁等堅果中也含量豐富[3]。將這些天然食材融入日常飲食，不僅能增添美味與營養，還能為延緩更年期不適做好超前部署，幫助身體從容應對熟齡階段的變化。

### ● 我們應該要攝取多少香豆雌酚？

目前，科學家尚未為香豆雌酚制定明確的每日建議攝取量。不過，這並不妨礙我們透過日常飲食獲得其健康益處。與其等待建議值，不如主動選擇富含香豆雌酚的植物性食材，像是在遵循地中海飲食的健康理念下，將這些天然食材融入餐點中，不僅可以幫助身體輕鬆補充植物性雌激素，還能緩解熟齡階段的相關問題，為整體健康加分。

### ● 攝取注意事項

雖然香豆雌酚有許多健康益處，但仍建議以天然食材作為主要來源，因為這是最安全且均衡的方式。若考慮使用補充劑，由於香豆雌酚是一種植物性雌激素，在購買或服用前務必先諮詢專業醫師或營養師，確保劑量適合個人的健康需求。

#### 參考資料

1. 詳見本書第二章〈2.5.1 甩開更年期症狀，女力再現！〉。
2. 詳見本書第二章〈2.6.1 提升骨密度，防止骨質不斷流失〉。
3. 更多關於香豆雌酚的介紹可以參考《天然植物營養素，啟動健康正循環，打造人體最強防護力》一書中第二章之內容。

## 3.1.13 白藜蘆醇

　　白藜蘆醇（resveratrol）是一種屬於二苯乙烯類（stilbenes）的植化素，近年來因其在抗老化領域的潛力而備受矚目。研究顯示，白藜蘆醇對於維持血管彈性[1]、保護心臟健康[2]以及維持腎臟功能[3]具有顯著效益，因此被譽為心血管與腎臟系統的「逆齡魔法」。

● **白藜蘆醇有哪些抗老化的功效？**

　　白藜蘆醇透過多重機制展現強大的抗老化效益。首先，它能抑制壞的膽固醇（低密度脂蛋白膽固醇）的氧化堆積，從而防止動脈粥狀硬化的形成。此外，它還能減少血小板凝集，降低血栓風險，進一步守護心血管健康[1,2]。不僅如此，白藜蘆醇還可減緩急性腎損傷、慢性腎臟病及糖尿病腎病變的進展；其抗氧化與抗發炎特性也能減少染色體損傷、改善粒線體功能，進一步延緩腎臟老化[3]。這些功效讓白藜蘆醇成為心血管與腎臟系統健康的天然守護者。

● **我們可以從哪裡獲得白藜蘆醇？**

　　白藜蘆醇廣泛存在於紅色與紫色水果中，例如葡萄、桑椹與藍莓。此外，花生與紅酒也含有豐富的白藜蘆醇。不過需要特別注意的是，台灣人的酒精代謝基因缺陷率高，許多人無法有效清除酒精代謝的毒性產物「乙醛」，可能導致健康風險增加。因此，透過天然食物而非飲酒獲得白藜蘆醇，才是安全且明智的選擇[4]。

● **我們應該要攝取多少白藜蘆醇？**

　　目前，科學家尚未為白藜蘆醇設定每日建議攝取量，但這並不代表我們要停下腳步等待標準的制定。2020年一篇系統性回顧研究發現，白藜蘆醇的補充可以改善心臟代謝健康，減少血脂異常、胰島素阻抗等心血管疾病相關危險因子[5]。也就是說，我們應主動透過飲食來增加白藜蘆醇的攝取機會。比如在遵循地中海飲食的原則時，可將富含白藜蘆醇的植物性食材融入三餐或點心中，不僅讓餐桌更繽紛，更是對抗心血管與腎臟老化的美味祕訣。

● **攝取注意事項**

營養師提醒，天然食材永遠是獲得白藜蘆醇的首選！部分研究發現，高劑量攝取白藜蘆醇（每日 1,000 毫克）可能會對身體產生不良影響，包括代謝狀態失衡、血管內皮健康受損、引發發炎反應及心血管指標異常。此外，過量攝取可能與某些藥物發生交互作用，甚至引起腸胃不適或潛在的腎毒性問題[6]。因此，相比之下，來自天然植物性食材的白藜蘆醇更為安全，且還能同時攝取到多種維生素、礦物質以及其他重要的植化素，協同保護我們的健康，帶來多元且全面的保護效益。

**參考資料**

1. 詳見本書第二章〈2.1.1 阻止血管老化，血流順暢不卡卡！〉。
2. 詳見本書第二章〈2.1.2 養出強心臟，保持活力根源這樣做〉。
3. 詳見本書第二章〈2.7.5 讓我腎利人生的逆齡關鍵〉。
4. 更多關於白藜蘆醇的介紹可以參考《天然植物營養素，啟動健康正循環，打造人體最強防護力》一書中第二章之內容。
5. Sergi, Consolato, et al. "Usefulness of resveratrol supplementation in decreasing cardiometabolic risk factors comparing subjects with metabolic syndrome and healthy subjects with or without obesity: meta-analysis using multinational, randomised, controlled trials." Archives of Medical Science-Atherosclerotic Diseases 5.1 (2020): 98-111.
6. Shaito, Abdullah, et al. "Potential adverse effects of resveratrol: A literature review." International Journal of Molecular Sciences 21.6 (2020): 2084.

## 3.1.14 葉黃素

提到葉黃素（lutein），多數人第一反應可能是「護眼神器」。但如果你以為葉黃素的作用僅限於保護眼睛，那可就太低估它了！這個天然色素不僅是眼睛健康的守護者，還在抗氧化、防止細胞老化等方面發揮著重要作用。今天就帶你跳脫「護眼」的框架，認識更多葉黃素的抗老魅力！

● **葉黃素有哪些抗老化的功效？**

研究發現，葉黃素不僅可以預防眼睛受到老化之威脅[1]，同時還可以保護血管[2]及心臟[3]免於老化帶來的傷害。葉黃素有益於多種器官的健康，主要是依賴葉黃素的抗發炎及抗氧化功能，不僅可以避免自由基及發炎物質傷害我們的眼睛、血管及心臟細胞，使器官能夠穩定運作，而且還能防止壞的膽固醇氧化卡於血管壁，保護血管健康。更有研究指出，飲食中葉黃素攝取量較高的人，以及血液中葉黃素濃度較高的人，通常心臟比較健康。在在顯示，葉黃素是我們抗老化的重要幫手！

● **我們可以從哪裡獲得葉黃素？**

平時除了可以從蛋黃獲得葉黃素之外，其實葉黃素主要存在於綠色蔬菜中，特別是深綠色的蔬菜，如綠色花椰菜、菠菜、蘆筍、綠色萵苣等。由此可知，若遵循本書大力推廣的地中海飲食，你就可以攝取到相當多綠色蔬菜，自然可以幫身體累積好多的葉黃素。此外，市面上也有葉黃素補充品可供有需求的族群補充食用。

● **我們應該要攝取多少葉黃素？**

在均衡飲食的基礎上，我們可以透過天然食物來攝取葉黃素。至於補充品的選擇，部分研究顯示，每日攝取10毫克葉黃素有助於維持健康[4]。為確保安全，台灣衛生福利部食品藥物管理署規定，葉黃素補充品的每日建議攝取量不得超過30毫克[5]。因此，市面上的保健產品大多建議每日攝取量在30毫克以下。如果有特殊需求需要增加攝取量，建議先諮詢醫師或營養師，以確保安全且符合自身需求。

● **攝取注意事項**

1. 有油脂更好吸收：葉黃素是一種脂溶性營養素，與飲食中的油脂一起攝取時，更有助於腸道吸收。因此，建議若選擇補充葉黃素保健品，可以在飯後食用，以提升吸收效果。
2. 特殊族群要注意：有特殊健康狀況、使用藥物、吸菸者，在補充前應諮詢醫師或營養師，以確保產品適合自身需求。

**參考資料**

1. 詳見本書第二章〈2.8.1「睛」采人生，看得更遠、更清楚〉。
2. 詳見本書第二章〈2.1.1 阻止血管老化，血流順暢不卡卡！〉。
3. 詳見本書第二章〈2.1.2 養出強心臟，保持活力根源這樣做〉。
4. Power, Rebecca et al. "Supplemental retinal carotenoids enhance memory in healthy individuals with low levels of macular pigment in a randomized, double-blind, placebo-controlled clinical trial." Journal of Alzheimer's disease : JAD vol. 61,3 (2018): 947-961.
5. 食品添加物使用範圍及限量暨規格標準—葉黃素 https://consumer.fda.gov.tw/Law/FoodAdditivesListDetail.aspx?nodeID=521&id=296

## 3.1.15 玉米黃素

每當提到護眼植化素，您是否立刻聯想到葉黃素？其實，類胡蘿蔔素家族的另外一位重要成員「玉米黃素」（zeaxanthin），同樣也是延緩眼睛老化的關鍵營養素。現在就來認識玉米黃素是如何讓我們「睛」采奪目，看得更清晰、更遠。

● **玉米黃素有哪些抗老化的功效？**

研究發現，玉米黃素特別在與葉黃素搭配攝取時，兩者能共同降低白內障與黃斑部退化的風險，而這些病變正是老年人視力退化的主要元凶。此外，玉米黃素還能透過其強大的抗氧化能力，清除自由基，保護眼睛組織免受氧化壓力的損害，讓我們的雙眼更加明亮有神[1]。

## ● 我們可以從哪裡獲得玉米黃素？

想要為雙眼注入玉米黃素的抗老能量，其實一點都不難！玉米黃素廣泛存在於綠色和黃色植物性食材中，像是南瓜、甜玉米、柳橙等，都是絕佳的選擇。而這些植物性食材往往也富含葉黃素，讓我們能一次攝取到「護眼雙傑」，雙重守護視力健康[2]。根據2021年的一篇統合分析研究，攝取葉黃素與玉米黃素，能增加視網膜中的黃斑色素密度，維持眼睛健康。其中，每日葉黃素與玉米黃素總攝取量達10毫克以上時，效果最為顯著[3]。大家不妨每天為餐點增添這些食材，不僅讓料理更加美味，還能提早為視力健康打下良好基礎！

## ● 我們應該要攝取多少玉米黃素？

因為人體無法自行合成玉米黃素，我們必須從飲食中獲得這種護眼營養素。然而，目前尚未有針對玉米黃素的明確每日建議攝取量。不過，與其等待科學界提出標準，不如主動在日常飲食中增加玉米黃素的攝取來源。例如在依循地中海飲食的健康理念時，將富含玉米黃素的植物性食材融入日常餐點中，不僅能讓餐桌色彩繽紛，還能有效延緩眼睛老化，為視力健康加分！

## ● 攝取注意事項

1. 有油脂更好吸收：玉米黃素是脂溶性營養素，搭配油脂一起攝取吸收效果會更好。建議在烹調富含玉米黃素的食材時使用橄欖油、芥花油或玄米油等健康植物油，不僅能提升玉米黃素的吸收率，還能補充不飽和脂肪酸，有助於降低體內發炎反應，實現雙重保健效益。

2. 特殊族群要注意：雖然玉米黃素適量攝取時幾乎沒有安全顧慮，但由於玉米黃素屬於類胡蘿蔔素的一種，過量攝取可能會導致胡蘿蔔素血症，使皮膚短暫泛黃。因此，若有計畫透過營養補充劑補充，務必在購買或使用前諮詢醫師或營養師，確認適合的劑量與使用方式，才能讓補充更安心。

**參考資料**

1. 詳見本書第二章〈2.8.1「睛」采人生,看得更遠、更清楚〉。
2. 更多關於玉米黃素的介紹可以參考《天然植物營養素,啟動健康正循環,打造人體最強防護力》一書中第二章之內容。
3. Wilson, Lisa M., et al. "The effect of lutein/zeaxanthin intake on human macular pigment optical density: a systematic review and meta-analysis." Advances in Nutrition 12.6 (2021): 2244-2254.

## 3.2 維生素

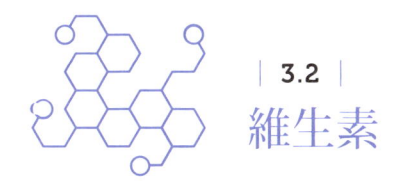

### 3.2.1 維生素 A

維生素 A 是抗老化的重要營養素，對於維持身體多個器官的健康有著關鍵作用，尤其是在保護肺部、眼睛和耳朵方面。隨著年齡增長，我們的視力、聽力和呼吸功能可能會逐漸退化，所幸，維生素 A 能為我們提供從內而外的支持，使我們持續保持活力與年輕。

- **維生素 A 有哪些抗老化的功效？**

維生素 A 可以避免老化對於肺部[1]、眼睛[2]與耳朵[3]的威脅！研究發現，維生素 A 能幫助維護肺部上皮與黏膜細胞的完整性，抵禦致病菌入侵機會，還能調節免疫平衡、抗發炎且降低發炎反應，從而為肺、眼睛及耳朵健康提供多層次的全方位防護。

- **我們可以從哪裡獲得維生素 A？**

除了動物性來源的豬肝、魚肝油與鮭魚都含有維生素 A 外，紅蘿蔔、南瓜、菠菜及紅肉地瓜等植物性食材也都含有維生素 A，因此，只要注意攝取這些食材，遵循地中海飲食的原則，不僅能為餐盤增色，更能輕鬆獲取維生素 A。此外，必要時可諮詢營養師或在醫師處方指導下，安全使用維生素 A 補充品。

- **我們應該要攝取多少維生素 A？**

台灣衛生福利部「膳食營養素參考攝取量（DRIs）」第八版建議的維生素 A 攝取如下頁表格所示[4]。根據 2017～2020 年台灣營養健康狀況變遷調查報告，台灣人平均維生素A攝取量均有達到建議量。為了我們的健康，大家要記得繼續保持唷！

|  | 成年男性 | 成年女性 |
|---|---|---|
| 每日建議量 | 600 微克 (µg RE) | 500 微克 (µg RE) |

● **攝取注意事項**

1. 有油脂更好吸收：維生素A是一種脂溶性營養素，與飲食中的油脂一起攝取時，更有助於腸道吸收。因此，建議若選擇補充維生素A保健品，可以在飯後食用，以提升吸收效果。
2. 留心上限攝取量：「膳食營養素參考攝取量（DRIs）」第八版的維生素A成人上限攝取量為3,000微克 (µg RE)[4]。
3. 特殊族群要留心：建議吸菸者、孕婦或有其他特殊生理狀況者諮詢醫師或營養師，以獲得最適合自己的建議劑量。

**參考資料**

1. 詳見本書第二章〈2.1.3 重拾肺活量，中氣十足沒問題！〉。
2. 詳見本書第二章〈2.8.1「睛」采人生，看得更遠、更清楚〉。
3. 詳見本書第二章〈2.8.2 耳聽八方，風吹草動都不錯過〉。
4. 衛生福利部國民健康署。國人膳食營養素參考攝取量第八版。

## 3.2.2 維生素 B1

我們常在電視上看到廣告，強調某些產品富含維生素B1，可以幫助抗疲勞、舒緩痠痛。你知道為什麼維生素B1有這些效果嗎？作為人體不可或缺的水溶性維生素，維生素B1其實還是心臟的「抗老好幫手」。現在就讓我們來深入了解維生素

B1的強大保護力，為自己的心臟與體力加點活力能量！

● **維生素 B1 有哪些抗老化的功效？**

維生素B1，又稱硫胺（thiamin）或抗神經炎素，是第一個被發現的水溶性維生素。科學家發現，維生素B1具有特殊的硫胺結構，在體內可以擔任輔酵素的角色，因此參與了三大營養素（碳水化合物、脂肪和蛋白質）的能量代謝轉換，同時能有效調節神經系統的訊息傳導，維持其正常運作。當維生素B1缺乏時，可能導致神經炎，讓人更容易感到疲勞。此外，近期研究顯示，維生素B1也與中高齡族群心臟健康密切相關，有助於降低相關疾病的風險[1]。也就是說，足夠的維生素B1攝取，不僅能維持心臟健康，還能提升體力，讓我們遠離疲憊，保持充沛活力，讓身心回歸年輕狀態。

● **我們可以從哪裡獲得維生素 B1 ？**

2017～2020年台灣的營養調查資料顯示，台灣人普遍皆能達到維生素B1的攝取建議量。若能依循地中海飲食強調的多樣性與天然食材原則挑選食物，則可進一步獲得更多健康益處。地中海飲食提倡適量攝取全穀類、堅果與高品質蛋白質，這些正好涵蓋了維生素B1豐富的來源。其中，小麥胚芽的維生素B1含量最為豐富，而堅果類、瘦豬肉、肝臟、大豆及其製品、奶粉等也是不錯的維生素B1食物來源。

● **我們應該要攝取多少維生素 B1 ？**

為了獲得維生素B1對心臟與體力的抗老效果，台灣衛生福利部「膳食營養素參考攝取量（DRIs）」第八版給大家的建議如下頁表格所示[2]。雖然目前並無足夠數據來訂定維生素B1的上限攝取量，但需注意的是，當維生素B1攝取超過身體需求時會隨尿液排出，並無額外益處，適量攝取即可。

|  | 成年男性 | 成年女性 |
| --- | --- | --- |
| 每日建議量 | 1.2 毫克 | 0.9 毫克 |

● **攝取注意事項**

1. 留意加工對維生素 B1 的影響：穀物在精製的過程中，維生素 B1 含量豐富的麩皮、米糠往往會被去除，進而降低精製穀物的營養價值。因此，營養師建議，日常飲食中的主食應至少有三分之一來自未精製的全穀雜糧類，以充分獲得維生素 B1 對健康的益處。

2. 特殊族群要注意：隨著年齡增長，許多高齡長者可能因食慾減退、維生素 B1 吸收減少，或因自身慢性疾病及某些藥物使用而加速消耗維生素 B1，增加缺乏風險。此外，喜歡喝酒的人也需格外留心，酒精會加劇體內發炎反應，增加心臟疾病風險，並加速維生素 B1 的消耗，對心臟健康更為不利。建議這些族群與營養師或醫師討論，獲得合適的維生素 B1 攝取建議，以維持良好的自我保護狀態並延緩老化。

**參考資料**

1. 詳見本書第二章〈2.1.2 養出強心臟，保持活力根源這樣做〉。
2. 衛生福利部國民健康署。國人膳食營養素參考攝取量第八版。

## 3.2.3 維生素 B6

　　當提到抗老化，維生素 B6 常常被忽略。這個默默參與體內代謝的營養素，不僅能幫助維持年輕活力，還是身體健康的關鍵。然而，現代人因飲食不均衡、壓力過大或老化過程中對於維生素吸收不良等問題，都可能導致我們體內維生素 B6 不足。今天就讓我們一起了解維生素 B6，看看它如何為抗老化助一臂之力！

● **維生素 B6 有哪些抗老化的功效？**

研究顯示，維生素 B6 能減輕老化對免疫系統[1]和自律神經[2]的影響，並有助於降低老年憂鬱的風險[3]。這種多元的健康效益，源於維生素 B6 在體內扮演的重要角色：它不僅能調節免疫細胞的活性，還參與壓力與情緒調節相關荷爾蒙的生成，例如：幫助放鬆的 GABA（γ-胺基丁酸）及與快樂情緒相關的血清素，從而穩定自律神經功能，提升情緒健康。

● **我們可以從哪裡獲得維生素 B6？**

維生素 B6 廣泛存在於動、植物食材中，又以肉類含量最為豐富。若遵行地中海飲食的原則，就可以輕鬆獲得維生素 B6 喔！此外，有補充維生素 B6 需求的族群也可以考慮使用市售的維生素 B6 補充品。

● **我們應該要攝取多少維生素 B6？**

為了避免維生素 B6 攝取不足導致缺乏，台灣衛生福利部訂有「膳食營養素參考攝取量（DRIs）」第八版，建議大家的維生素 B6 攝取量如下方表格[4]。需要特別留意的是，中高齡族群的維生素 B6 建議量較年輕的成年人高，這是因為許多研究指出，中高齡族群可能有較高的維生素 B6 缺乏風險。原來，隨著年齡增長，身體對於維生素 B6 的吸收能力下降，且人體利用維生素 B6 的能力也變得較差。再加上老年人普遍進食量較少，也會進一步增加缺乏的可能性[5]。因此，對於飲食中無法獲得足夠維生素 B6 的長者，適量使用市售維生素 B6 補充品，或許是維持健康的有效選擇。

|  | 19～50 歲族群 | 51 歲以上族群 |
| --- | --- | --- |
| 每日建議量 | 1.5 毫克 | 1.6 毫克 |

● **攝取注意事項**

1. 留心上限攝取量:「膳食營養素參考攝取量（DRIs）」第八版中，成年人的每日維生素 B6 上限攝取量為 80 毫克[4]。建議大家注意避免過量攝取，以免對健康造成影響。
2. 建議有特殊生理狀況者諮詢醫師或營養師，以獲得最適合自己的建議劑量！

**參考資料**

1. 詳見本書第二章〈2.2.4 讓免疫系統防禦力滿分的逆齡飲食與祕訣〉。
2. 詳見本書第二章〈2.3.2 遠離自律神經失調造成的身心失衡〉。
3. 詳見本書第二章〈2.4.2 好的食物讓人無「憂」老化〉。
4. 衛生福利部國民健康署。國人膳食營養素參考攝取量第八版。
5. Kjeldby, Ida K., et al. "Vitamin B6 deficiency and diseases in elderly people–a study in nursing homes." BMC geriatrics 13 (2013): 1-8.

# 3.2.4 維生素 B12

在抗老化的營養世界裡，有些微量元素雖然看似不起眼，卻對維持活力與青春有著至關重要的作用，維生素 B12 正是其中之一。儘管人體對它的需求量極少，卻絕對不可或缺！如同一顆微小卻珍貴的鑽石，維生素 B12 能使我們在歲月流轉中依然綻放健康與活力。

● **維生素 B12 有哪些抗老化的功效？**

研究發現，維生素 B12 可以保護耳朵[1]與自律神經[2]免於老化的健康威脅。原來，當體內長期缺乏維生素 B12 時，會導致「同半胱胺酸」這種促發炎物質在身體中大量堆積，對血管造成傷害，進而對聽力帶來負面影響。此外，維生素 B12 還參與神經傳導物質的合成作用，可以促進 GABA（γ-胺基丁酸）這種能使我們休息、放鬆的神經傳導物質合成，藉此減少自律神經因為老化問題而過度興奮，從而穩定我們的身心平衡。

● **我們可以從哪裡獲得維生素 B12？**

維生素 B12 主要存在於動物性食品中，如：肝臟、肉類、奶製品和蛋類。雖然，一些植物性來源如海帶、紫菜、天貝和酵母也含有維生素 B12，但是愈來愈多研究指出，植物性來源的維生素 B12 可能無法被人體充分利用，因此純素食者更容易面臨缺乏的風險。專家建議，純素食者應定期監測血液中的維生素 B12 濃度，若出現不足，應透過強化食品或補充品來補足需求。

● **我們應該要攝取多少維生素 B12？**

為了避免維生素 B12 攝取不足導致缺乏，台灣衛生福利部訂有「膳食營養素參考攝取量（DRIs）」第八版，建議量如下[3]：

|  | 成年男性 | 成年女性 |
| --- | --- | --- |
| 每日建議量 | 2.4 微克 | 2.4 微克 |

● **攝取注意事項**

除了純素食者需要特別關注維生素 B12 的攝取外，胃、腸或胰臟功能不佳的人，或是長期使用某些藥物者，也可能會遇到維生素 B12 吸收或利用不良的問題。因此，建議以上特殊族群應向醫師或營養師諮詢，必要時調整飲食，增加維生素 B12 的攝取量，或透過補充品來確保維生素 B12 的充足。

**參考資料**

1. 詳見本書第二章〈2.8.2 耳聽八方，風吹草動都不錯過〉。
2. 詳見本書第二章〈2.3.2 遠離自律神經失調造成的身心失衡〉。

3. 衛生福利部國民健康署。國人膳食營養素參考攝取量第八版。

## 3.2.5 葉酸

許多人可能認為葉酸（folate、folic acid）主要是孕婦與胎兒健康的必需營養素，然而，葉酸的作用遠不止於此。其實，隨著年齡增長，我們的細胞更需要葉酸的支持以對抗、延緩衰老，才能保持青春力量。快讓我們來深入了解葉酸如何成為抗老化的重要夥伴。

● **葉酸有哪些抗老化的功效？**

研究發現，葉酸可以使我們遠離老化而引起的免疫系統[1]、自律神經[2]或耳朵[3]功能異常的問題。葉酸之所以具有這麼多元的保護力，是因為葉酸不僅能調節免疫細胞的活性，還參與了幫助放鬆的神經傳導物質GABA（γ-胺基丁酸）的合成，從而穩定自律神經功能，避免老化帶來的壓力壓垮我們的健康。此外，研究發現當體內長期缺乏葉酸時，會導致「同半胱胺酸」這種促發炎物質在身體中大量堆積，對血管造成傷害，進而對聽力帶來負面影響。

● **我們可以從哪裡獲得葉酸？**

葉酸廣泛存在於多種天然食材中，例如深綠色蔬菜、穀物、動物內臟和蛋黃。不過要留意，葉酸在食品加工過程中很容易被破壞，因此經常食用加工食品的人，可能會面臨葉酸攝取不足的問題。而地中海飲食中攝取大量綠色沙拉，就是很好的葉酸來源，提供我們延續青春的元素。

如果擔心葉酸不足，可以諮詢營養師，或者在醫師建議下選擇適合的葉酸補充品。此外，市面上也有許多添加葉酸的強化食品，像是早餐穀片等。下次逛超市時，記得多留意成分標示，只要在成分欄看到「葉酸」就表示該產品有額外添加葉酸，能幫助我們輕鬆補充所需。

● **我們應該要攝取多少葉酸？**

台灣衛生福利部「膳食營養素參考攝取量（DRIs）」第八版建議的葉酸攝取量如下方表格所示[4]。根據2017～2020年台灣營養健康狀況變遷調查報告，近年來台灣人葉酸缺乏狀況有上升的趨勢。為了我們的健康，大家要記得多留心葉酸攝取是否足夠。

|  | 成年男性 | 成年女性 |
| --- | --- | --- |
| 每日建議量 | 400 微克 | 400 微克 |

● **攝取注意事項**

1. 留心上限攝取量：「膳食營養素參考攝取量（DRIs）」第八版的成人每日葉酸的上限攝取量為1,000微克[4]，建議大家使用補充品時不要超過。
2. 特殊族群要留心：建議有特殊生理狀況或使用藥物者諮詢醫師或營養師，以獲得最適合自己的建議劑量。

**參考資料**

1. 詳見本書第二章〈2.2.4 讓免疫系統防禦力滿分的逆齡飲食與祕訣〉。
2. 詳見本書第二章〈2.3.2 遠離自律神經失調造成的身心失衡〉。
3. 詳見本書第二章〈2.8.2 耳聽八方，風吹草動都不錯過〉。
4. 衛生福利部國民健康署。國人膳食營養素參考攝取量第八版。

## 3.2.6 維生素 C

維生素C，又名「抗壞血酸」，除了常被聯想到與膠原蛋白有關之外，還因其強大的還原劑特性，以及作為多種酵素的輔因子，參與人體內許多關鍵的生化反應。舉例來說，它能幫助鐵等金屬離子的吸收，參與神經傳導物質、膽固醇及荷爾蒙的生合成，並透過清除自由基來降低氧化傷害。換句話說，缺乏維生素C不僅可能讓我們失去這些健康守護力，還可能使老化問題提早上門，讓我們身體逐漸「C」（失）去青春。因此，認識維生素C的強大功能，是我們延緩老化的重要關鍵！

● **維生素 C 有哪些抗老化的功效？**

維生素C可全方位守護肺部、牙齒、皮膚及眼睛的健康。以肺部為例，維生素C能調節免疫系統，協助身體對抗致病菌，降低感染風險；同時，它還能消除氧化壓力，讓肺部保持最佳功能狀態[1]。不僅如此，維生素C還與牙口健康息息相關。一項針對日本老年人的研究發現，攝取較高量的抗氧化營養素（如維生素C），能顯著降低因牙周病引發的掉牙風險[2]。此外，想讓肌膚看起來年輕又緊緻？維生素C絕對是不二之選。這是因為它不僅能抵禦自由基對皮膚的傷害，還能促進傷口癒合與肌膚再生[3]。最後，維生素C還能有效降低老年性黃斑部病變的發生風險，幫助我們遠離因年齡增長而帶來的視力問題[4]。

● **我們可以從哪裡獲得維生素 C？**

新鮮的蔬菜與水果是維生素C的最佳來源，這也與地中海飲食提倡大量攝取新鮮蔬果的理念不謀而合。不過，需要注意的是，維生素C不耐熱又易受到氧化破壞，長時間烹煮或浸泡會導致大量流失。因此，新鮮水果就成為我們獲得維生素C的最佳方式，像是台灣的番石榴（俗稱芭樂），其維生素C含量居眾果之首。此外，柳橙、橘子、葡萄柚、柚子、檸檬、奇異果、番茄、草莓、鳳梨、甜柿等含

## ● 我們應該要攝取多少維生素 C？

想要充分發揮維生素 C 的抗老效益，台灣衛生福利部「膳食營養素參考攝取量（DRIs）」第八版給大家的建議如下方表格所示[5]。一般健康人只要遵循每日「三蔬二果」的飲食原則，就能輕鬆達到每日維生素 C 的需要量。

|  | 成年男性 | 成年女性 |
| --- | --- | --- |
| 每日建議量 | 100 毫克 | 100 毫克 |

## ● 攝取注意事項

1. 留心攝取上限：維生素 C 雖然對身體有諸多好處，但過量攝取也可能帶來隱憂。一般來說，從食物攝取的維生素 C 不會導致危害，但市面上有許多高劑量的補充劑需特別留心，若長期超過建議的每日上限 2,000 毫克，可能導致尿中草酸排泄量增加，進而提升腎結石或尿道結石的風險。

2. 特殊族群要注意：若有血色素沉著症、蠶豆症及腎臟疾病者，對維生素 C 的需求與耐受程度跟一般人有所不同。建議應與營養師與醫師討論符合個人健康狀態的維生素 C 攝取建議。

**參考資料**
1. 詳見本書第二章〈2.1.3 重拾肺活量，中氣十足沒問題！〉。
2. 詳見本書第二章〈2.2.1 牙口健康，享受美味不掉牙！〉。
3. 詳見本書第二章〈2.5.3 讓我膚如凝脂、容光煥發的逆齡祕訣〉。
4. 詳見本書第二章〈2.8.1「睛」采人生，看得更遠、更清楚〉。
5. 衛生福利部國民健康署。國人膳食營養素參考攝取量第八版。

## 3.2.7 維生素 D

維生素D不僅是「陽光維生素」，它影響的範圍之廣，更是健康的隱藏助力！它幫助鈣質吸收，支持骨骼和協助體內的代謝系統穩定，讓身體更強壯。現代人往往因為少曬太陽而缺乏維生素D，這不僅影響骨骼健康，還可能連帶加速身體的老化。讓我們來了解維生素D的重要性和如何透過飲食補充，讓健康更上一層樓吧！

● **維生素 D 有哪些抗老化的功效？**

研究顯示，維生素D具有多方面的保護作用，能有效減緩老化對肺部[1]、免疫系統[2]、攝護腺[3]、骨骼[4]、關節[5]、血糖[6]、體重[7]、睡眠[8]及眼睛[9]的健康威脅。此外，維生素D還能支持更年期女性的健康[10]，並有助於情緒調節，減少老年憂鬱的困擾[11]。這些效果的關鍵在於維生素D能調節發炎反應、協助荷爾蒙平衡，並參與細胞生長的調控，從而促進多個器官的整體健康。

● **我們可以從哪裡獲得維生素 D？**

適度的日曬是人體重要的維生素D來源，建議露出臉部、手臂等部位接受曝曬，但應避開日光直射時段，建議於每天上午10點以前或下午2點以後，陽光充足但不是最強烈的階段，不要擦防曬乳，大約曬太陽10到20分鐘，身體即可合成足量的維生素D。

此外，建議可多食用富含維生素D的食物，如魚類、蛋黃、經日曬的香菇、黑木耳及強化維生素D之乳製品等，有助於達到每日維生素D建議攝取量。必要時亦可諮詢營養師或在醫師處方指導下，補充維生素D補充品。

● **我們應該要攝取多少維生素 D？**

根據2017～2020年台灣的營養健康狀況變遷調查報告，1歲以上的所有族群，血中維生素D皆不足，且飲食中維生素D攝取量也不足，這個狀況相當不利於我們的健康。從預防維生素D缺乏的角度來看，台灣衛生福利部公布的「膳食營養素參考攝取量（DRIs）」第八版建議給大家的維生素D攝取為[12]：

|  | 50歲以下族群 | 51歲以上族群 |
| --- | --- | --- |
| 每日建議量 | 10微克（400 IU） | 15微克（600 IU） |

● **攝取注意事項**

1. 有油脂更好吸收：維生素D是一種脂溶性營養素，與飲食中的油脂一起攝取時，更有助於腸道吸收。因此，建議若選擇補充維生素D保健品，可以在飯後食用，以提升吸收效果。

2. 維生素D3更有利人體健康：與維生素D2相比，維生素D3在人體的轉換效率較高，較能有效提升人體內具有活性作用的維生素D濃度；因此，選擇補充品時，可以優先選購維生素D3形式之補充品。

3. 留心上限攝取量：「膳食營養素參考攝取量（DRIs）」第八版的維生素D上限攝取量為：一歲以下族群每日25微克（1,000 IU）；其餘年齡層每日50微克（2,000 IU）[12]。

4. 建議有特殊生理狀況者諮詢醫師或營養師，以獲得最適合自己的建議劑量。

**參考資料**

1. 詳見本書第二章〈2.1.3重拾肺活量，中氣十足沒問題！〉。
2. 詳見本書第二章〈2.2.4讓免疫系統防禦力滿分的逆齡飲食與秘訣〉。
3. 詳見本書第二章〈2.5.2保養攝護腺，「男」言之隱不要來〉。
4. 詳見本書第二章〈2.6.1提升骨密度，防止骨質不斷流失〉。
5. 詳見本書第二章〈2.6.2遠離關節卡卡，腿腳有力有妙招！〉。
6. 詳見本書第二章〈2.7.4優化血糖數據，遠離動盪不安！〉。
7. 詳見本書第二章〈2.7.1拒絕「油餘」人生，才能暢遊人生〉。

8. 詳見本書第二章〈2.4.1 向夜難眠、數綿羊說掰掰！〉。
9. 詳見本書第二章〈2.8.1「睛」采人生，看得更遠、更清楚〉。
10. 詳見本書第二章〈2.5.1 甩開更年期症狀，女力再現！〉。
11. 詳見本書第二章〈2.4.2 好的食物讓人無「憂」老化〉。
12. 衛生福利部國民健康署。國人膳食營養素參考攝取量第八版。

## 3.2.8 維生素 E

提到維生素E，許多人第一個想到的應該是它常作為保養品的成分之一，但其實，維生素E也是維持人體健康不可或缺的脂溶性維生素。早期研究就發現，缺乏維生素E可能引發多種健康問題，例如生殖能力受損、肌肉萎縮以及神經系統異常。近年來學者更發現，無論從牙口到免疫，甚至延伸到眼睛，維生素E優異的抗氧化能力，讓它成為了健康老化的守護者。現在就讓我們「E」起來揭開維生素E的抗老面紗吧！

● **維生素 E 有哪些抗老化的功效？**

以口腔健康為例，維生素E能減少牙齦發炎，促進牙周組織的修復與再生，讓牙齒更堅固。一項針對日本老年人的研究發現，攝取較高量的維生素E能有效對抗氧化壓力，降低因牙周病而導致的掉牙風險[1]。此外，維生素E還能穩定細胞膜，防止自由基侵害，同時維持黏膜屏障的完整性，進一步增強自然殺手細胞的活性，讓免疫系統保持最佳狀態[2]。不僅如此，維生素E在延緩眼部老化方面也發揮了重要作用，適量攝取維生素E可有效降低白內障等眼部退化性疾病的風險，幫助我們維持清晰明亮的視力[3]。

● **我們可以從哪裡獲得維生素 E？**

維生素E是地中海飲食中不可或缺的重要營養素，而植物性食材則是最佳來源。其中，深綠色蔬菜富含最多的維生素E，而植物油、堅果種子、豆類和全穀類食物也是極佳的選擇。換言之，依循地中海飲食原則，選擇以植物性為主的多樣化食物，不僅可以獲得維生素E，還能延緩身體眾多器官的老化速度，為我們的青春與健康奠定良好基礎！

● **我們應該要攝取多少維生素 E？**

為了充分發揮維生素E在牙口健康、免疫系統穩定以及視力保護方面的抗老效果，台灣衛生福利部「膳食營養素參考攝取量（DRIs）」第八版給大家的建議如下方表格所示[4]。然而，根據2017～2020年台灣營養健康狀況變遷調查報告，除了1至6歲的幼兒攝取量達標外，其他年齡層的維生素E攝取普遍僅達建議量的6至7成，顯示大多數的國人應積極將富含維生素E的食材納入日常飲食中。

|  | 成年男性 | 成年女性 |
| --- | --- | --- |
| 每日建議量 | 12毫克 | 12毫克 |

● **攝取注意事項**

1. 有油脂更好吸收：維生素E是一種脂溶性營養素，與飲食中的油脂一起攝取時，能更有效地被腸道吸收。不過值得注意的是，當飲食中多元不飽和脂肪酸攝取量增加時，身體對維生素E的需求量也會隨之增加。因此，若有調整飲食油脂攝取比例或進行特殊飲食規畫時，建議先諮詢營養師，以獲得合適自身的攝取建議。

2. 留心上限攝取量：雖然維生素E對健康有多種益處，但攝取過量也可能帶來健康風險。研究指出，超高劑量的維生素E可能導致凝血異常及增加出血風險。根據「膳食營養素參考攝取量（DRIs）」第八版建議，成人每日維生素E的上限攝取量為1,000毫克。

3. 特殊族群要注意：早產兒或患有脂肪吸收不良問題者，不僅是維生素E缺乏的高風險族群，也常出現血清維生素E濃度偏低及紅血球溶血等問題。建議應在營養師和醫師的專業指導下，制定合適自身所需的維生素E攝取建議。

**參考資料**
1. 詳見本書第二章〈2.2.1 牙口健康，享受美味不掉牙！〉。
2. 詳見本書第二章〈2.2.4 讓免疫系統防禦力滿分的逆齡飲食與祕訣〉。
3. 詳見本書第二章〈2.8.1「睛」采人生，看得更遠、更清楚〉。
4. 衛生福利部國民健康署。國人膳食營養素參考攝取量第八版。

## 3.2.9 維生素K

維生素K是人體健康不可或缺的脂溶性維生素，但許多人可能對它很陌生。維生素K參與凝血功能的運作，缺乏時可能導致凝血時間延長，出現皮下出血或瘀青等問題。不僅如此，維生素K還是延緩骨骼老化的守護者，更是維持年輕視力的重要夥伴。現在就讓我們一起來認識維生素K讓健康都OK的祕密吧！

● **維生素K有哪些抗老化的功效？**

在骨骼健康方面，維生素K能活化骨鈣蛋白，參與骨骼的生成與礦物化過程，幫助維持與提升骨密度，讓骨骼更加堅固[1]。此外，科學研究也發現，維生素K還與降低白內障等眼部老化疾病的問題有關，幫助我們保持視力清晰明亮，有效「KO」眼睛老化的威脅提早到來[2]。以上發現都顯示維生素K對於骨骼與眼睛的抗老效果十分重要。

● **我們可以從哪裡獲得維生素K？**

維生素K主要來自植物性食物，特別是綠葉蔬菜，如莧菜、青江菜、菠菜和地瓜葉等，每100公克含量就超過300微克，是每日攝取的絕佳選擇。此外，油菜籽油、大豆油和橄欖油等植物油，也都富含維生素K。將豐富的綠葉蔬菜與高品質的植物油搭配食用，不僅符合地中海飲食的健康理念，更是攝取維生素K的最佳策略，同時有助於保護骨骼與視力健康。

● **我們應該要攝取多少維生素 K？**

為了充分發揮維生素K對骨骼與視力的抗老效益，台灣衛生福利部「膳食營養素參考攝取量（DRIs）」第八版給大家的建議如下方表格所示[3]。目前尚無研究證實從食物或補充劑中大量攝取維生素K會對人體或動物造成不良影響，但由於維生素K屬於脂溶性維生素，長期過量攝取仍可能堆積在體內，因此營養師建議大家，應以天然食物作為維生素K的主要來源，既能滿足每日需求，又能避免因過量攝取而可能引發的健康疑慮。

|  | 成年男性 | 成年女性 |
| --- | --- | --- |
| 每日建議量 | 120 微克 | 90 微克 |

● **攝取注意事項**

1. 有油脂更好吸收：維生素K與飲食中的油脂一起攝取時，能更有效地被腸道吸收。因此，食用富含維生素K的綠葉蔬菜時，建議搭配少量植物油或其他含油脂的食物，既能提升菜餚風味，也能幫助腸道更充分地吸收維生素K。

2. 特殊族群要注意：一般人發生維生素K缺乏的情況並不常見。若需要長期服用抗凝血藥物（如Warfarin），由於這類藥物為維生素K的拮抗劑，可能導致維生素K缺乏，建議應與醫師討論適當的維生素K補充策略。此外，由於維生素K難以通過胎盤，新生兒（尤其是早產兒）在出生時，可能面臨維生素K不足的風險，從而增加出生後第一週出血的可能性。醫學上建議，新生兒

| 3.2 | 維生素

應於出生後進行肌肉注射或口服補充維生素 K，以預防出血性等嚴重問題發生。

**參考資料**
1. 詳見本書第二章〈2.6.1 提升骨密度，防止骨質不斷流失〉。
2. 詳見本書第二章〈2.8.1「睛」采人生，看得更遠、更清楚〉。
3. 衛生福利部國民健康署。國人膳食營養素參考攝取量第八版。

## 3.3 礦物質

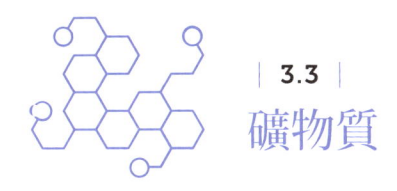

### 3.3.1 鉀

鉀，這個常被忽略的礦物質，其實是健康的「隱形功臣」！它在體內負責調節水分平衡、維持正常的肌肉與神經功能，還可以幫助穩定血壓。現代人飲食中容易攝取過多的鈉，但鉀的攝取卻常常不足，這樣的失衡可能會讓健康亮紅燈。讓我們來了解鉀的抗老化能力，以及如何輕鬆透過食物補充，讓健康維持在最佳狀態吧！

● **鉀有哪些抗老化的功效？**

研究發現，「鉀」就像是我們的守門員，可以阻擋老化與鈉對於心臟[1]與血壓[2]的攻擊。高血壓與心臟病是威脅長輩健康的兩大凶手，而「減少鈉攝取量」早已是大家所熟悉的健康法則。偏偏，老化讓我們更容易被鈉所操控。研究顯示，隨著年齡增長，身體對飲食中的鈉愈來愈敏感，使長輩比起年輕人更容易出現高血壓。因此，營養師建議減少高鈉食物的攝取量與頻率，如：醃漬食品、紅肉加工品、泡麵和麻辣鍋等。但僅僅避開鈉並不足以保護心臟與血管，我們還需要礦物質鉀的「趨吉」協助。鉀可以調節鈉的代謝，減少鈉所帶來的負面影響，幫助維持健康的血壓穩定。因此，要抗老化，一定要注意我們攝取的鉀是否足夠。

● **我們可以從哪裡獲得鉀？**

想要獲得保護血管與心臟健康的鉀，不妨多吃新鮮蔬菜、水果、堅果種子，以及未精製的全穀雜糧（如糙米、地瓜或燕麥）等食材，這些都是富含鉀、能護心的天然來源！值得一提的是，本書之所以大力推廣地中海飲食，是因為地中海飲食原則能輕鬆攝取多種含鉀的食材，自然就能為身體累積豐富的鉀。日常烹調時也可以選擇低鈉鹽，因為它以鉀取代部分的鈉，不僅有助於減少鈉的攝取，還能提升鉀的攝取量，一舉兩得！

● **我們應該要攝取多少鉀？**

鉀攝取增加不僅有助於減少心血管疾病的風險及降低血壓，從而保護血管與心臟健康。為了得到鉀對健康的多元保護力，台灣衛生福利部「膳食營養素參考攝取量（DRIs）」第八版成人的鉀建議量如下方表格所示[3]。根據2017～2020年台灣營養調查資料顯示，我國成年男性每日鉀的攝取量落在2,666～3,016毫克，女性則為2,160～2,702毫克。該報告的結果顯示，我們的鉀攝取量雖然尚算充足，但同時也揭露了蔬菜與水果攝取量普遍不足的問題。考量到蔬果是鉀的重要來源，鼓勵大家要讓飲食盡量達到衛福部的建議目標：「每日至少食用3個拳頭大小的蔬菜，以及2個拳頭大小的水果」，更能有助於鉀的攝取及健康益處喔！

|  | 成年男性 | 成年女性 |
| --- | --- | --- |
| 每日建議量 | 2,800 毫克 | 2,500 毫克 |

● **攝取注意事項**

1. 需注意烹調對鉀的影響：因鉀離子可溶於水中，清洗及水煮食材皆可能造成鉀的流失。因此，建議大家避免長時間浸泡食材且縮短烹煮時間，同時應減少鹽或含鹽調味品的使用，以確保鉀的有效攝取。
2. 慢性病患者要留心：部分慢性病患者（如慢性腎臟病）可能需要限制鉀的攝取量，建議向營養師尋求指導，學習如何在限鉀需求下保護心血管健康。
3. 特殊族群要注意：暴露在高溫下或從事高強度身體活動（尤其是在天氣炎熱

時）的人，由於汗液流失的鉀比一般人高，可能需要更注意鉀的攝取量。

**參考資料**
1. 詳見本書第二章〈2.1.2 養出強心臟，保持活力根源這樣做〉。
2. 詳見本書第二章〈2.7.3 避免沉靜殺手，不讓血壓壓垮生活品質〉。
3. 衛生福利部國民健康署。國人膳食營養素參考攝取量第八版。

## 3.3.2 碘

　　碘是人體不可或缺的微量礦物質營養素，更是心臟與聽力的「抗老好幫手」。不過，國際性的營養調查卻發現，不論是富裕國家還是發展中地區，碘不足或缺乏的問題無所不在。因此，我們需要了解碘的強大保護力，以及留意如何避免缺碘問題，才能為自己的心臟與聽力加「碘」健康！

● **碘有哪些抗老化的功效？**

　　碘為甲狀腺素荷爾蒙的主要元素，對於胚胎的生長、腦神經系統的發育與認知功能的發展都有深遠的影響，缺乏時，更會讓我們的身體提早老化。研究顯示，碘缺乏的民眾聽力表現較差[1]。除此之外，缺碘也會增加中高齡族群的心臟疾病風險，這是因為碘能調節甲狀腺功能，缺碘時會導致甲狀腺功能減退，進而引發高血脂症和冠狀動脈疾病，危及心臟健康[2]。值得慶幸的是，適量補充碘就能改善甲狀腺功能，進而讓心臟與聽力保持年輕。

● **我們可以從哪裡獲得碘？**

　　2017～2020年台灣營養調查資料指出，7歲以上的台灣人有缺碘風險，且隨著年齡增長，碘缺乏的情況愈來愈普遍，尤其是45歲以上的中高齡族群。海鮮是地中海飲食的重要食材之一，也是碘的豐富來源。此外，世界衛生組織建議食鹽加碘，可確保碘充足攝取，因此建議大家選購食鹽時留意食品標示成分欄，選擇標示有「碘酸鉀」或「碘化鉀」的加碘鹽，來取代一般食鹽。

● **我們應該要攝取多少碘？**

為了得到碘對心臟與聽力的抗老保護力，台灣衛生福利部「膳食營養素參考攝取量（DRIs）」第八版給大家的建議如下方表格所示[3]。當選擇含有 33 ppm 碘酸鉀的加碘鹽時，每公克能提供約 20 微克的碘。不過營養師也提醒大家，「補碘」應與「減鹽」的健康生活習慣並行，每日所有鹽的攝取量也應控制在不超過 5.75 公克（約 2,300 毫克鈉）以內，以避免過量鹽分對健康造成負擔。我們需要的碘並不須全靠加碘鹽，可以透過其他的食材如海鮮、海藻來攝取，才能對整體健康有幫助。

|  | 成年男性 | 成年女性 |
| --- | --- | --- |
| 每日建議量 | 150 微克 | 150 微克 |

● **攝取注意事項**

1. 留心上限攝取量：「膳食營養素參考攝取量（DRIs）」第八版的碘成人上限攝取量為 1,000 微克。
2. 需注意烹調對碘的影響：碘鹽和天然食物中含的碘容易在烹飪過程中流失，建議避免高溫長時間的烹飪方式，如煎、炒、煮或炸，改用清蒸或涼拌，並在起鍋前再加入碘鹽調味，減少碘的流失。
3. 甲狀腺機能亢進患者請留意：此類患者由於體內甲狀腺荷爾蒙分泌較多，因此在服用抗甲狀腺機能亢進藥物時，建議在營養師的指導下，選擇適合心血管健康的限碘飲食。
4. 特殊治療族群要注意：若進行放射碘 131 治療，請在治療前 7～10 天及治療後

48小時內，在營養師的指導下採用低碘飲食，以確保較佳的治療效果。

**參考資料**
1. 詳見本書第二章〈2.8.2 耳聽八方，風吹草動都不錯過〉。
2. 詳見本書第二章〈2.1.2 養出強心臟，保持活力根源這樣做〉。
3. 衛生福利部國民健康署。國人膳食營養素參考攝取量第八版。

## 3.3.3 硒

　　硒是一種地殼中含量極少但分布廣泛的微量元素，許多人可能會對這個營養素感到陌生。雖然我們身體對硒的需求量不大，但它在抗氧化壓力調節、甲狀腺功能維持、抗氧化營養素的氧化還原平衡等方面，扮演著不可或缺的角色，甚至也與免疫系統的健康息息相關。近年研究更發現，硒還能延緩器官老化，讓身體保持年輕。現在就讓我們一起來認識這充滿抗老潛力的「硒」世珍寶對健康的諸多益處吧！

● **硒有哪些抗老化的功效？**

　　硒是多種重要抗氧化酵素的組成元素，能有效保護細胞免受自由基的侵害，並與維生素 E 等抗氧化物質協同作用，減少像肺部這類高耗能器官的氧化壓力[1]。不僅如此，硒對皮膚的健康也有顯著作用，特別是在角質細胞的發育和功能上。研究指出，缺乏硒會讓實驗動物的皮膚更易受紫外線引起的氧化壓力影響，增加皮膚受傷害的風險[2]。因此，在日常飲食中適量補充富含硒的食物，有助於守護肺臟與皮膚健康，輕鬆打造「硒」利人生，保持年輕活力！

● **我們可以從哪裡獲得硒？**

　　硒廣泛存在於肉類、蛋類、魚類、海鮮、全穀類及堅果等食材中，而這些食材更是地中海飲食的核心組成部分。雖然目前台灣的食物成分資料庫尚未提供食物中硒含量的詳細數據，但由於台灣並非處於低硒地區，加上國際貿易的便利，使我們能在日常中輕鬆取得富含硒的多樣化食材，更容易落實地中海飲食原則，降低硒缺乏的風險，還能透過硒的抗氧化作用幫助延緩老化，讓我們輕而易舉「硒」守健康！

● **我們應該要攝取多少硒？**

台灣衛生福利部的「膳食營養素參考攝取量（DRIs）」第八版給大家的建議如下方表格所示[3]。由於人體無法自行合成硒，因此建議大家日常飲食中留意選擇富含硒的食材，以滿足身體抗老化所需。

|  | 成年男性 | 成年女性 |
| --- | --- | --- |
| 每日建議量 | 55 微克 | 55 微克 |

● **攝取注意事項**

留心上限攝取量：硒雖然在多種抗氧化生化反應中扮演著重要角色，對身體有諸多好處，但過量攝取也可能帶來健康風險。多項在不同國家進行的長期大規模人體研究顯示，對硒營養狀況正常或偏高的人群進行長期硒補充（200微克），並無法預防大多數腫瘤的發生，反而可能增加罹患糖尿病的風險。根據「膳食營養素參考攝取量（DRIs）」第八版建議，成人每日硒的上限攝取量為400微克。因此，為了健康著想，建議依循地中海飲食提倡的均衡飲食原則，從天然食材中攝取硒，避免過量補充。若有額外補充需求，務必與營養師或醫師充分討論，以確保獲得硒的健康益處同時遠離過量風險。

**參考資料**

1. 詳見本書第二章〈2.1.3 重拾肺活量，中氣十足沒問題！〉。
2. 詳見本書第二章〈2.5.3 讓我膚如凝脂、容光煥發的逆齡祕訣〉。
3. 衛生福利部國民健康署。國人膳食營養素參考攝取量第八版。

## 3.3.4 鋅

　　鋅是人體內僅次於鐵的關鍵微量礦物質，參與多種重要的生理功能，從蛋白質、核酸和脂肪的代謝，到荷爾蒙的合成，都少不了鋅的助力。鋅是人體內超過300種酵素的構成要素，對於促進生長、神經發育、維持免疫系統健康、維持生殖系統與內分泌正常調節都有深遠的影響。缺乏鋅不僅可能影響這些功能，還會加速身體老化，因此千萬別掉以輕「鋅」。不過台灣的調查資料卻發現，隨著年齡增長，國人的鋅攝取量不足的情況愈加普遍。因此，我們必須知道哪些食物富含鋅、每天應攝取多少才足夠。現在就讓我們一起深入了解吧！

● **鋅有哪些抗老化的功效？**

　　研究發現，飲食中的鋅能幫助肺部保持健康功能[1]，同時能促進免疫細胞的分化，維持免疫系統的正常運作[2]。對於攝護腺的健康維護，鋅也有顯著作用，研究發現，攝護腺肥大患者的鋅含量顯著低於健康者[3]。此外，鋅也能促進皮膚角質細胞的生長與分化，減緩皮膚老化[4]。鋅還有保護眼睛，降低老年性黃斑部病變的風險[5]。也就是說，只要我們在日常飲食中用點「鋅」，就能全方位守護肺部、免疫系統、攝護腺、皮膚以及眼睛，保持年輕的活力。

● **我們可以從哪裡獲得鋅？**

　　根據台灣2017～2020年的營養調查資料顯示，國人13歲以上的鋅攝取量普遍低於建議量，特別是65歲以上的高齡者，鋅攝取低於建議量的比例更高。鋅是地中海飲食中不可忽視的重要營養素，動物性食物如魚肉、瘦肉和肝臟是鋅的絕佳來源，這些食材也符合地中海飲食中強調的優質蛋白選擇。此外，雖然植物性食物中的鋅含量相對較低，但豆類、全穀類、堅果和種子類等，亦是地中海飲食中常見的健康食材，也是獲得鋅的不錯方式。因此，依循地中海飲食原則，適量加入這些富含鋅的食物，不僅有助於維持健康，還能延緩老化，有助於為青春健康打好基礎！

● **我們應該要攝取多少鋅？**

為了發揮鋅對身體各個器官與組織的抗老保護力，台灣衛生福利部「膳食營養素參考攝取量（DRIs）」第八版給大家的建議如下方表格所示[6]。一般來說，攝取富含鋅的食物時，建議與動物性蛋白質食物搭配，因為動物性蛋白質可以顯著提高鋅的吸收率。而植物性含鋅的食物，由於其中的「植酸」可能干擾鋅的吸收，建議可先浸泡在水中過夜後再烹煮，來降低植酸含量，進一步提升鋅的利用率，達到每日需求建議。

|  | 成年男性 | 成年女性 |
| --- | --- | --- |
| 每日建議量 | 15 毫克 | 12 毫克 |

● **攝取注意事項**

1. 留心上限攝取量：鋅雖然對身體有諸多好處，但過量也可能帶來風險。食物中的鋅一般不會導致危害，但若長期超過建議的上限攝取量可能引發中毒。根據「膳食營養素參考攝取量（DRIs）」第八版建議，成人鋅的上限攝取量為35毫克。

2. 特殊族群要注意：年老者、懷孕及哺乳女性、長期接受靜脈營養的患者、全素食者、短腸症及曾經接受腸道手術者，都是鋅缺乏的高風險族群，因此建議應與營養師討論,確保鋅攝取量符合個人需求。
3. 留意影響鋅吸收的干擾因子:咖啡和茶中所含的草酸或單寧酸會抑制鋅的吸收,因此建議應分開食用。

**參考資料**
1. 詳見本書第二章〈2.1.3 重拾肺活量,中氣十足沒問題!〉。
2. 詳見本書第二章〈2.2.4 讓免疫系統防禦力滿分的逆齡飲食與祕訣〉。
3. 詳見本書第二章〈2.5.2 保養攝護腺,「男」言之隱不要來〉。
4. 詳見本書第二章〈2.5.3 讓我膚如凝脂、容光煥發的逆齡祕訣〉。
5. 詳見本書第二章〈2.8.1「睛」采人生,看得更遠、更清楚〉。
6. 衛生福利部國民健康署。國人膳食營養素參考攝取量第八版。

# 3.3.5 銅

　　人體內約有三分之二的銅存在於骨骼與肌肉中。不過,許多人可能對這個重要的微量營養素並不熟悉。銅在人體中扮演著多重角色,它能幫助鐵從儲存的形式中釋放,供骨髓造血細胞利用,維持血液的正常運作。此外,銅還與鋅協同作用,能有效抵抗自由基對細胞的傷害。值得一提的是,銅在延緩皮膚老化方面同樣扮演著關鍵角色。現在讓我們一「銅」來探索,這個礦物質如何成為我們抗老的助力!

● **銅有哪些抗老化的功效?**

　　銅是多種抗氧化酵素的重要成分,在皮膚保護方面發揮了特別強大的作用。皮膚為與外界環境接觸面積最大的器官,是抵禦異物入侵的第一道屏障,也最容易受到自由基的攻擊。研究顯示,銅不僅能幫助細胞對抗氧化壓力,同時也參與皮膚細胞外基質的合成,提供皮膚所需的支撐結構,促進血管生成,強化皮膚的修

| 3.3 | 礦物質

復能力。這些功能讓銅能改善皮膚彈性，減少細紋與皺紋的形成，同時促進傷口癒合，加速肌膚的修復。因此，除了日常防曬保護肌膚外，也別忽略讓我們吃出逆齡健康肌的銅是否足夠[1]！

● **我們可以從哪裡獲得銅？**

銅廣泛地分布於天然食物之中，雖然台灣目前的食品成分資料庫尚未提供食物中銅含量的詳細數據，不過內臟類、全穀類、蝦蟹貝類、豆類及其製品，以及堅果類，都是銅含量較高的食材。同時，這些食材也是地中海飲食的重要組成，除了讓我們能落實健康飲食，還能輕鬆獲得銅所提供的抗氧化效益，協力打造逆齡且抗老的「銅」顏美肌！

● **我們應該要攝取多少銅？**

由於國內關於銅攝取量的相關數據相對有限，因此目前台灣衛生福利部公布的「膳食營養素參考攝取量（DRIs）」第八版中[2]，尚未針對銅提出明確的每日建議攝取量。不過，銅缺乏或過量的情況在一般人群中較為罕見，因此只要維持均衡飲食，選擇多樣化的食材搭配，通常都能滿足身體對銅的需求，獲得抗老化及促進健康的效果。

● **攝取注意事項**

特殊族群要注意：蛋白質熱量營養不良、腎病症候群、鐵缺乏以及長期依賴全靜脈營養的患者，可能會因為身體狀況而較容易出現血中銅濃度偏低的問題。另一方面，威爾森氏症（Wilson's Disease）的患者，由於遺傳性銅代謝失調，則容易面臨銅過量的風險。為了確保健康，上述特殊族群應在營養師或醫師的專業指導下，制定適合自身狀態的飲食或銅的攝取策略。

**參考資料**

1. 詳見本書第二章〈2.5.3 讓我膚如凝脂、容光煥發的逆齡祕訣〉。
2. 衛生福利部國民健康署。國人膳食營養素參考攝取量第八版。

## 3.3.6 鈣

我們常以為鈣只是孩童長高和老年人預防骨質疏鬆的營養素，但其實鈣的作用遠遠超乎我們的想像。它不僅是骨骼的基石，還參與多個器官的運作，在對抗老化過程中扮演了關鍵角色，是全身健康的隱形英雄！

● **鈣有哪些抗老化的功效？**

研究發現鈣不僅可以維持我們的骨密度[1]，同時還可以保護我們的肌肉[2]與維持健康體重[3]，確保我們可以遠離老化所引起的骨質流失、肌少症或肥胖問題。原來，鈣除了是骨骼的好幫手，也參與肌肉的收縮，對肌肉健康與功能影響很大。而且，鈣還能調節腸道菌群，幫助減少脂肪合成、增加脂肪分解，對維持好身材也有一份功勞！

● **我們可以從哪裡獲得鈣？**

鈣主要存在牛奶、起司、優格及優酪乳等乳品類中；不食用乳品類的人可以從黑芝麻、小魚乾、傳統豆腐、深綠色蔬菜（如：地瓜葉、莧菜）等食材獲得鈣。也就是說，遵循地中海飲食的精神，其實是可以輕鬆補鈣的。若還有特別的需要，也可以依照醫師或營養師指導，選用適當的鈣補充品。

● **我們應該要攝取多少鈣？**

根據 2017～2020 年台灣營養健康狀況變遷調查報告，台灣成年人鈣的攝取量普遍低於建議標準，這樣的攝取狀況對健康相當不利。為了預防鈣缺乏，台灣衛生福利部「膳食營養素參考攝取量（DRIs）」第八版建議的攝取量為[4]：

|  | 成年男性 | 成年女性 |
| --- | --- | --- |
| 每日建議量 | 1,000 毫克 | 1,000 毫克 |

● **攝取注意事項**

1. 鈣補充劑形式：可根據個人體質與需求選擇適合的形式。目前最常見的兩種形式為碳酸鈣與檸檬酸鈣[5]：
   - 檸檬酸鈣：對胃酸的依賴性較低，特別適合胃酸不足的人群，例如長者。
   - 碳酸鈣：需依賴胃酸幫助溶解，因此在胃酸分泌不足的情況下，吸收率可能較低。
2. 隨餐服用補充品：研究指出，大多數鈣補充劑與食物一起服用時，吸收效果更佳[5]。
3. 留心上限攝取量：「膳食營養素參考攝取量（DRIs）」第八版對於成人鈣的每日上限攝取量為 2,500 毫克[4]，請注意避免過量攝取，以免對健康造成影響。
4. 使用藥物者要注意：鈣補充劑可能會與某些藥物產生交互作用。建議正在服用藥物的人應諮詢醫師或營養師，以獲得最適合的建議！

**參考資料**

1. 詳見本書第二章〈2.6.1 提升骨密度，防止骨質不斷流失〉。
2. 詳見本書第二章〈2.6.3 肌不可失，逆轉肌肉流失的關鍵祕訣！〉。
3. 詳見本書第二章〈2.7.1 拒絕「油餘」人生，才能暢遊人生〉。
4. 衛生福利部國民健康署。國人膳食營養素參考攝取量第八版。
5. 美國國家衛生院網站 https://ods.od.nih.gov/factsheets/Calcium-HealthProfessional/

# 3.3.7 鎂

鎂是體內排名第四豐富的礦物質，僅次於鈣、鉀、鈉；而在細胞內，更是僅次於鉀的第二大陽離子。鎂是 300 多種酵素的輔因子，參與了體內許多關鍵的生化反應,是我們體內非常重要的礦物質。不過根據台灣2017～2020年的營養調查,13～64歲和75歲以上的台灣人「不夠鎂」,鎂攝取不足的問題普遍存在。近年有許多研究發現,鎂對於延緩身體老化有著多重效益,現在就讓我們一起揭開鎂的健康密碼,了解它是如何成為我們青春活力的守護者!

● **鎂有哪些抗老化的功效?**

在心臟健康方面,鎂參與神經系統的調控,幫助心肌有力收縮、保護血管彈性,讓我們擁有「強心臟」,進而有效降低心血管疾病的風險[1]。不僅如此,鎂還能穩定大腦神經,讓睡眠更加安穩[2]。舉凡能量與脂肪代謝,調控細胞的發炎反應,鎂也扮演了非常重要的角色,對體重控制與減少肥胖都有顯著影響[3]。換句話說,只要我們在日常飲食中隨時留意攝取富含鎂的食物,或許就能有效維持理想體重、守護心血管健康並提升睡眠品質,為生活注入更多青春能量。

● **我們可以從哪裡獲得鎂?**

為了避免「不夠鎂」,我們需要特別留意日常飲食中的鎂攝取量。鎂是地中海飲食中不可或缺的營養素,廣泛存在於富含葉綠素的綠色蔬菜中,如菠菜、莧菜、甘藍菜等。此外,胚芽、全穀類的麩皮、核果類、種子類等地中海飲食中常見的食材,也是豐富的鎂來源。

● **我們應該要攝取多少鎂?**

為發揮鎂的抗老效果,台灣衛生福利部「膳食營養素參考攝取量(DRIs)」第八版給大家的建議如後方表格所示[4]。然而,台灣人的日常飲食中,鎂的攝取量普遍不足。這意味著我們需要將富含鎂的食材融入生活,並結合地中海飲食的健康理念,不僅能補足鎂的需求,更能幫助延緩老化,維持青春與健康。

| 性別　　每日建議量 | 男性 | 女性 |
| --- | --- | --- |
| 19～50 歲 | 380 毫克 | 320 毫克 |
| 51～70 歲 | 360 毫克 | 310 毫克 |
| 71 歲以上 | 350 毫克 | 300 毫克 |

● 攝取注意事項

1. 留心上限攝取量：鎂雖然對身體有諸多好處，但過量也可能帶來風險，這主要來自於鎂補充劑或含鎂的藥物過量攝取，一般食物中的鎂含量不易導致過量。因此，「膳食營養素參考攝取量（DRIs）」第八版建議，不考慮食物來源的鎂，成人鎂的上限攝取量為 350 毫克[4]。

2. 特殊族群要注意：正常飲食下，鎂缺乏的風險較低。但長期攝取不足、腸道吸收不良或腎臟排出增加等情況都可能導致鎂缺乏。此外，酗酒者、營養不良者、腸胃道疾病及長期使用利尿劑者，也是鎂缺乏的高風險族群，建議應諮詢營養師，了解鎂的日常攝取狀況。

**參考資料**

1. 詳見本書第二章〈2.1.2 養出強心臟，保持活力根源這樣做〉。
2. 詳見本書第二章〈2.4.1 向夜難眠、數綿羊說掰掰！〉。
3. 詳見本書第二章〈2.7.1 拒絕「油餘」人生，才能暢遊人生〉。
4. 衛生福利部國民健康署。國人膳食營養素參考攝取量第八版。

## 3.4 其他元素

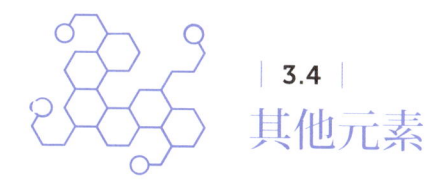

### 3.4.1 輔酶 Q10

隨著年齡增長，體內輔酶 Q10（coenzyme Q10）的含量會逐漸下降，這不僅會影響細胞的能量產生，還可能讓心臟與血壓出現老化跡象。輔酶 Q10 作為強效的抗氧化劑，能幫助細胞對抗自由基損害，從內到外延緩老化，讓你保持年輕活力。

● **輔酶 Q10 有哪些抗老化的功效？**

研究發現，輔酶 Q10 可以保護我們遠離老化對於心臟與血壓健康的傷害。輔酶 Q10 在人體內可以發揮多種功效，包括抗發炎、抗氧化、保護 DNA 和維持能量代謝，而能夠促進人體健康。早已有多項臨床試驗發現輔酶 Q10 可以顯著降低高血壓患者的血壓，這對減少心臟老化和改善心血管健康具有重要意義[1,2]。

● **我們可以從哪裡獲得輔酶 Q10？**

牛肉、豬肉、雞肉、魚類、堅果、大豆油和橄欖油等食物都是輔酶 Q10 的良好來源。必要時亦可諮詢營養師或在醫師處方指導下補充輔酶 Q10 補充品。

● **我們應該要攝取多少輔酶 Q10？**

在均衡飲食的基礎下，我們可以從天然食物中獲得輔酶 Q10。至於補充品的部分，為了保障健康與安全，台灣衛生福利部食品藥物管理署規定食品中輔酶 Q10 的每日食用限量為 30 毫克[3]，因此市面上的保健產品也多以此作為建議用量。如有特殊需求並考慮增加攝取量，建議先諮詢醫師或營養師，以確保使用的安全性！

| 3.4 | 其他元素

● **攝取注意事項**

輔酶Q10補充品可能會與某些藥物產生交互作用，且部分族群可能不適合使用。建議有特殊生理狀況或服用藥物者，如15歲以下孩童、懷孕或哺乳期間婦女及服用抗凝血藥品（Warfarin）之病患，應諮詢醫師或營養師以獲得最適合自己的建議！

**參考資料**

1. 詳見本書第二章〈2.1.2 養出強心臟，保持活力根源這樣做〉。
2. 詳見本書第二章〈2.7.3 避免沉靜殺手，不讓血壓垮生活品質〉。
3. 食品原料輔酵素Q10（Coenzyme Q10）之使用限制及標示規定 https://www.rootlaw.com.tw/LawArticle.aspx?LawID=A040170051058600-1081018

## 3.4.2 Omega-3 脂肪酸

隨著年齡增長，體內的發炎反應與氧化壓力可能增加，導致細胞損傷。而omega-3脂肪酸具有強效的抗發炎及抗氧化特性，有助於減緩老化過程，讓我們的生理與心理保持年輕的最佳健康狀態，可謂是全方位的抗老營養素。

● **Omega-3 脂肪酸有哪些抗老化的功效？**

研究發現，omega-3脂肪酸可以預防老化對於肺[1]、血壓[2]、眼睛[3]、耳朵[4]、牙口[5]、免疫[6]、憂鬱[7]與睡眠[8]的威脅。學者認為omega-3脂肪酸的健康效益主要是來自於其能減少老化過程中常見的氧化壓力與發炎問題，並穩定免疫系統，進而能幫助多個器官保持健康，同時提升情緒健康與睡眠品質。

● **我們可以從哪裡獲得 omega-3 脂肪酸？**

鮭魚、鯖魚、秋刀魚、奇亞籽、亞麻仁油與核桃等食物都是omega-3脂肪酸的良好來源，這些食材我們都可以充分地運用在地中海飲食的料理中。此外，目前也有許多市售保健品是以omega-3脂肪酸為主要成分，但建議應由專業人員評估後，才考慮是否藉由保健品攝取。

## ● 我們應該要攝取多少 omega-3 脂肪酸？

我們可以透過天然食物攝取 omega-3 脂肪酸，為人體健康提供支持。根據美國心臟協會的建議，每週至少食用兩次魚類，特別是鮭魚、秋刀魚或鯖魚等富含油脂的魚類；每次約85公克的煮熟魚肉，就能提供優質且足量的omega-3[9]。此外，本書特別推廣的地中海飲食，也非常鼓勵大家食用魚類，透過健康飲食方式為身體累積豐富的omega-3脂肪酸，守護健康！

針對補充品，考量一般飲食也會攝取到omega-3脂肪酸，目前台灣保健食品中的魚油含量依據法規，每日攝取的EPA（eicosapentaenoic acid）與DHA（docosahexanoic acid）總量以不超過2公克為準[10]。大家購買保健品的時候不妨仔細閱讀標示，以確認實際的魚油含量。

## ● 攝取注意事項

1. 魚油與魚肝油大不同：魚油是魚脂肪萃出的油脂，含有豐富的omega-3脂肪酸；魚肝油則為萃取自魚肝臟的物質，主要為脂溶性維生素A與維生素D。
2. 魚油補充品可能會與某些藥物產生交互作用，且部分族群可能不適合使用。因此，建議有特殊生理狀況或服用藥物的人，如凝血功能異常者、懷孕婦女及服用抗凝血藥品（Warfarin）之病患，應先諮詢醫師或營養師，以獲得最適合自己的建議。

**參考資料**
1. 詳見本書第二章〈2.1.3 重拾肺活量，中氣十足沒問題！〉。
2. 詳見本書第二章〈2.7.3 避免沉靜殺手，不讓血壓壓垮生活品質〉。

| 3.4 | 其他元素

3. 詳見本書第二章〈2.8.1「睛」采人生，看得更遠、更清楚〉。
4. 詳見本書第二章〈2.8.2 耳聽八方，風吹草動都不錯過〉。
5. 詳見本書第二章〈2.2.1 牙口健康，享受美味不掉牙！〉。
6. 詳見本書第二章〈2.2.4 讓免疫系統防禦力滿分的逆齡飲食與祕訣〉。
7. 詳見本書第二章〈2.4.2 好的食物讓人無「憂」老化〉。
8. 詳見本書第二章〈2.4.1. 向夜難眠、數綿羊說掰掰！〉。
9. Fish and Omega-3 Fatty Acids. https://www.heart.org/en/healthy-living/healthy-eating/eat-smart/fats/fish-and-omega-3-fatty-acids
10. 衛生福利部。公告訂定「食品原料魚油之使用限制」（2020）https://www.mohw.gov.tw/cp-4624-57335-1.html#:~:text

# 3.4.3 益生菌

在忙碌的生活中，壓力、熬夜、外食已成為現代人生活的一部分，這些習慣卻悄悄削弱了我們體內的「好菌軍團」，加速身體老化與不適的風險。因此，讓我們一起學會如何透過飲食獲得益生菌，守護腸道、提升活力，為健康與青春保駕護航！

● **益生菌有哪些抗老化的功效？**

益生菌不僅可以協助腸道抗老化[1]，對於大腦[2]、自律神經[3]、關節[4]、肌肉[5]、高血脂[6]、心臟[7]、睡眠[8]、血壓[9]、胃[10]與皮膚[11]來說，益生菌也是重要的抗老功臣。此外，益生菌也可以幫助我們遠離老化帶來的憂鬱[12]或更年期困擾[13]。益生菌藉由調整腸道菌相的平衡，從而穩定我們的消化、免疫、神經與代謝作用，具有多方面的健康效果。果然，「腸道菌對了身心就健康」！想了解更多腸道菌與健康關係的人，歡迎參考我們的另一本著作《腸道菌對了身心就健康！營養學專家的護腸飲食全指南》。

● **我們可以從哪裡獲得益生菌？**

平常可以從韓式泡菜、納豆、優格或優酪乳等食品獲得益生菌；若有需要，也可以選擇適合自己的益生菌補充品。考量到不同的菌株（strain）有各自的健康功效，例如有些菌株可幫助舒緩過敏，但未必適合提升睡眠品質，因此建議大家若有特定健康需求，在選購益生菌時記得選擇經研究證實符合需求的特定菌株。

● **我們應該要攝取多少益生菌？**

益生菌的健康效果與攝取的菌數量相關，但並非愈多愈好。益生菌的數量以「菌落形成單位」（colony forming units, CFU）為單位表示活菌數，通常在產品標示上會以「$1 \times 10^9$」（代表10億CFU）或「$1 \times 10^{10}$」（代表100億CFU）來表示。大多數的益生菌補充品每劑含有約1億到10億CFU，有些產品則提供高達50億CFU甚至更多。然而，研究顯示，菌數愈高效果並不一定會更好，選對菌株才是重點[14]。通常廠商會依據所含的益生菌菌株給予食用建議量，因此大家可以按包裝上的建議劑量服用，即有機會促進健康。

● **攝取注意事項**

1. 耐心等待效果：益生菌通常需要持續食用一段時間才能發揮作用，建議定期服用，並保持健康的生活方式以增強效果。
2. 諮詢專業建議：如果正在服用藥物、懷孕、或有免疫系統問題，建議先諮詢醫師或營養師的建議，以確保食用益生菌的安全性。
3. 注意保存環境：部分益生菌保健品是需要冷藏保存的，因此建議大家依食品包裝指示妥善儲藏。

**參考資料**

1. 詳見本書第二章〈2.2.3 腸若好，人不老〉。
2. 詳見本書第二章〈2.3.1 讓大腦青春永駐，維持思緒清晰、反應靈敏〉。

| 3.4 | 其他元素

3. 詳見本書第二章〈2.3.2 遠離自律神經失調造成的身心失衡〉。
4. 詳見本書第二章〈2.6.2 遠離關節卡卡，腿腳有力有妙招！〉。
5. 詳見本書第二章〈2.6.3 肌不可失，逆轉肌肉流失的關鍵祕訣！〉。
6. 詳見本書第二章〈2.7.2 危機「脂」步，小心血脂異常引爆健康危機〉。
7. 詳見本書第二章〈2.1.2 養出強心臟，保持活力根源這樣做〉。
8. 詳見本書第二章〈2.4.1 向夜難眠、數綿羊說掰掰！〉。
9. 詳見本書第二章〈2.7.3 遠離沉靜殺手，不讓血壓壓垮生活品質〉。
10. 詳見本書第二章〈2.2.2 好的食物「胃」健康加分〉。
11. 詳見本書第二章〈2.5.3 讓我膚如凝脂、容光煥發的逆齡祕訣〉。
12. 詳見本書第二章〈2.4.2 好的食物讓人無「憂」老化〉。
13. 詳見本書第二章〈2.5.1 甩開更年期症狀，女力再現！〉。
14. 美國國家衛生院（National Institutes of Health, NIH）網頁 https://ods.od.nih.gov/factsheets/Probiotics-HealthProfessional/

## 3.4.4 膳食纖維

　　膳食纖維不只是「腸道清道夫」，更是健康的「隱藏助力」，在延緩老化過程中扮演了重要角色。偏偏現代人因飲食精緻化，膳食纖維攝取不足，可能導致腸道菌相失衡與代謝異常。如果我們能透過均衡飲食獲得膳食纖維，就能讓腸道輕鬆無負擔、使身體代謝更穩定，健康自然更進一步！

● **膳食纖維有哪些抗老化的功效？**

　　研究發現，膳食纖維可以預防老化對於血糖[1]及自律神經[2]的威脅。原來，膳食纖維能夠有效延緩醣類吸收速度，減少血糖波動，同時促進腸道益生菌的增長，減少壞菌引發的發炎反應，從而降低胰島素阻抗，幫助維持血糖穩定。此外，膳食纖維增進了腸道好菌的數量，有助於降低「壓力荷爾蒙」皮質醇的分泌，讓皮質醇保持在健康範圍內，自律神經功能也因此能更穩定地運作，有助於壓力調節與整體健康。

● **我們可以從哪裡獲得膳食纖維？**

想要獲得膳食纖維，記得要多吃植物性食材，例如：未精製的全穀雜糧、蔬菜、水果和堅果類。日常選擇蛋白質時，若以黃豆、黑豆、毛豆等大豆類取代肉類，也能增加膳食纖維的攝取量。由此可知本書大力推廣地中海飲食的原因：透過地中海飲食原則，你就能自然攝取到豐富的植物性食材，幫身體累積大量的膳食纖維。

● **我們應該要攝取多少膳食纖維？**

台灣衛生福利部「膳食營養素參考攝取量（DRIs）」第八版中建議，成年人的膳食纖維應以每1,000大卡熱量攝取14公克為原則[3]，因此給大家的建議如下方表格所示。然而，根據2017～2020年台灣營養健康狀況變遷調查報告，台灣人實際的膳食纖維攝取量普遍低於建議量。由此可見，我們仍需努力增加膳食纖維的攝取，才能更有效地對抗老化對健康帶來的威脅。

| 每日建議量 \ 性別 | 男性 | 女性 |
| --- | --- | --- |
| 19～50歲 | 25～38公克 | 20～29公克 |
| 51～70歲 | 24～35公克 | 20～28公克 |
| 71歲以上 | 23～30公克 | 18～24公克 |

● **攝取注意事項**

1. 食物優先：美國糖尿病協會建議優先從食物中攝取膳食纖維，而不是依賴補充品。因為植物性食材不僅富含纖維，還包含許多重要的維生素、礦物質以及植化素，甚至可能含有我們尚未發現的營養素！

2. **逐步增加攝取量**：突然增加膳食纖維攝取量可能會引起腹脹或腸胃不適，建議想要提升膳食纖維攝取量者，應漸進式地少量增加，讓身體逐漸適應。
3. **充足飲水**：水分有助於膳食纖維順利通過腸道，避免便祕或引起腸胃不適。因此，當我們增加膳食纖維的攝取量時，記得多喝水，幫助膳食纖維發揮最佳效果。
4. **留心補充品劑量**：食用過高劑量的膳食纖維補充品可能導致便祕或是干擾腸道對於礦物質的吸收，因此建議在開始使用膳食纖維補充品前，應先諮詢醫師或營養師，確保適合自身情況。
5. **特殊族群要小心**：服用膳食纖維保健品可能會影響某些藥物的吸收，且部分族群可能不適合使用。故有特殊健康狀況或正在服用藥物者，建議先諮詢醫師或營養師。

**參考資料**
1. 詳見本書第二章〈2.7.4 優化血糖數據，遠離動盪不安！〉。
2. 詳見本書第二章〈2.3.2 遠離自律神經失調造成的身心失衡〉。
3. 衛生福利部國民健康署。國人膳食營養素參考攝取量第八版。

## 3.4.5 膠原蛋白

不論是希望擁有彈潤肌膚，還是維持青春活力，膠原蛋白都是關鍵的熱門話題。然而，隨著歲月流逝，我們的膠原蛋白也會跟著流失。快讓我們一起了解膠原蛋白如何從內到外為健康與美麗提供支持，幫助我們更從容地面對歲月的痕跡。

- **膠原蛋白有哪些抗老化的功效？**

膠原蛋白的流失是關節[1]及皮膚[2]老化的重要原因。作為關節軟骨和皮膚的重要組成成分,膠原蛋白對於維持其結構和功能非常重要。隨著年齡增長,膠原蛋白自然流失,就可能導致關節軟骨的退化,增加關節磨損的風險,並導致皮膚失去彈性、出現皺紋。

● **我們可以從哪裡獲得膠原蛋白?**

人體是可以自行合成膠原蛋白的,其中需要蛋白質作為主要原料,並搭配維生素C的協助。因此,要讓身體合成膠原蛋白,可以選擇脂肪量較少但富含蛋白質的食物,如雞肉、魚肉、牛奶、蛋類或大豆等,並搭配富含維生素C的食物,如芭樂、檸檬、奇異果、櫻桃等,讓身體蒐集到足夠合成膠原蛋白的「原料」。大家所熟悉的豬皮、雞皮等食材,雖然真的含有膠原蛋白,卻容易在攝食的同時額外攝取到大量的脂肪,因此,在攝取這些食材時,最好留心吃下過多的脂肪。關於膠原蛋白的知識在本書〈2.5.3 讓我膚如凝脂、容光煥發的逆齡祕訣〉的進階常識中有深入的介紹。

由於身體對食物來源的膠原蛋白轉換與合成速度較為有限,市面上推出了標榜分子量較小且容易被腸道吸收的產品,或許能夠發揮減緩退化性關節炎及改善皮膚的保水度與彈性之潛力。

● **我們應該要攝取多少膠原蛋白?**

目前還沒有足夠多的研究能夠指出明確的膠原蛋白每日建議攝取量,不過部分小型研究認為,每日食用2.5公克的水解膠原蛋白,有機會促進關節與皮膚的健康[3,4]。考量到每個人的飲食狀況、運動習慣及身體狀況有所不同,若想要了解更適合自己的補充劑量,建議和醫師或營養師聊聊會更安全可靠。

● **攝取注意事項**

有特殊健康狀況、使用藥物、懷孕或哺乳期的族群,在食用補充品前應諮詢醫師或營養師,以確保產品適合自身需求。

**參考資料**

1. 詳見本書第二章〈2.6.2 遠離關節卡卡，腿腳有力有妙招！〉。
2. 詳見本書第二章〈2.5.3 讓我膚如凝脂、容光煥發的逆齡祕訣〉。
3. Bolke, Liane et al. "A collagen supplement improves skin hydration, elasticity, roughness, and density: Results of a randomized, placebo-controlled, blind study." Nutrients vol. 11,10 2494. 17 Oct. 2019
4. Proksch, E et al. "Oral intake of specific bioactive collagen peptides reduces skin wrinkles and increases dermal matrix synthesis." Skin Pharmacology and Physiology vol. 27,3 (2014): 113-9.

## 3.4.6 非變性第二型膠原蛋白（UC-II）

非變性第二型膠原蛋白（undenatured collagen type II, UC-II）可謂是近年來關節保健界的「新星」。雖然名字中也有膠原蛋白，但是UC-II對於關節健康的保護機制與膠原蛋白卻有些不同。為了更了解UC-II與退化性關節炎的關係，許多科學家紛紛投入心力研究，讓我們一起了解它吧！

● **UC-II 有哪些抗老化的功效？**

研究發現UC-II具有舒緩退化性關節炎之潛力。UC-II之所以能保護我們的關節，是因為它在進入腸道後，能啟動特定的免疫反應。在此過程中，UC-II能訓練免疫細胞分泌一些特殊物質，如transforming growth factor-beta（TGF-beta）、interleukin-4 (IL-4)及interleukin-10 (IL-10)，這些物質不僅可以阻止發炎反應，還能促進軟骨修復，從而促進關節的健康[1]。基本上，雖然UC-II屬於非變性第二型膠原蛋白，但實際上和「膠原蛋白」或「小分子膠原蛋白」或「水解膠原蛋白」的作用機轉並不一樣，簡而言之，UC-II與膠原蛋白兩者在保養關節的作用上並不相同。

● **我們可以從哪裡獲得 UC-II？**

UC-II主要來自於雞胸軟骨，目前市面上有許多保健食品含有這種成分，方便有需求者選擇。

- **我們應該要攝取多少 UC-II？**

一些研究指出，每日補充 10 至 40 毫克 UC-II 可能有助於提升關節健康[2,3]。然而，科學家仍需更多研究來確認 UC-II 的具體每日建議攝取量。若有特殊健康需求，建議在補充前諮詢醫師或營養師，以確保適當的劑量和使用方式符合個人需求。

- **攝取注意事項**

有特殊健康狀況、使用藥物、懷孕或哺乳期的族群，在補充前應諮詢醫師或營養師，以確保產品適合自身需求。

**參考資料**

1. 詳見本書第二章〈2.6.2 遠離關節卡卡，腿腳有力有妙招！〉。
2. Lugo, James P., et al. "Undenatured type II collagen (UC-II®) for joint support: a randomized, double-blind, placebo-controlled study in healthy volunteers." Journal of the International Society of Sports Nutrition 10.1 (2013): 48.
3. Crowley, David C., et al. "Safety and efficacy of undenatured type II collagen in the treatment of osteoarthritis of the knee: a clinical trial." International Journal of Medical Sciences 6.6 (2009): 312.

## 3.4.7 硫酸軟骨素

隨著年齡增長，許多人會開始感受到關節不適，特別是在膝蓋等承受大量壓力的部位。當我們蹲下、站起或是上下樓梯時，那些微妙的痠痛和卡卡的聲音，可能是關節在發出求救訊號。在保護關節健康的眾多選擇中，硫酸軟骨素（chondroitin sulfate），有時也被稱作「軟骨素」，成為近年備受關注的成分之一。

- **硫酸軟骨素有哪些抗老化的功效？**

硫酸軟骨素具有預防退化性關節炎的潛力[1]。硫酸軟骨素能提供含硫的胺基酸，這可是構成人體軟骨的重要原料,廣泛存在於我們的關節軟骨裡。研究發現,軟骨素具有抗氧化與抗發炎的效果,而且可以幫助修復軟骨,因此退化性關節炎患者或許可以透過硫酸軟骨素這個成分舒緩關節疼痛與改善關節功能,增加活動力。

● **我們可以從哪裡獲得硫酸軟骨素?**

軟骨素主要存在於一些動物性食物中,特別是含有結締組織的部位。常見來源包括帶有軟骨或結締組織的肉類部位,如牛筋、豬腳或雞翅等,這些食物在烹煮過程中會釋放出軟骨素。然而,從烹飪食物得到的軟骨素濃度較低,因此市面上可找到以軟骨素為主要成分的保健食品。

● **我們應該要攝取多少硫酸軟骨素?**

有研究指出,每日攝取 800～1,200 毫克的硫酸軟骨素,可能有助於延緩關節老化[2]。不過考量到每個人的飲食狀況、運動習慣及身體狀況有所不同,若想要得到更適合自己的補充劑量,建議先和醫師或營養師聊聊,才能確保安全性。

● **攝取注意事項**

有特殊健康狀況、使用藥物、懷孕或哺乳期的族群,在補充前應諮詢醫師或營養師,以確保產品適合自身需求。

**參考資料**

1. 詳見本書第二章〈2.6.2 遠離關節卡卡,腿腳有力有妙招!〉。
2. Zhu, Xiaoyue, et al. "Effectiveness and safety of glucosamine and chondroitin for the treatment of osteoarthritis: a meta-analysis of randomized controlled trials." Journal of Orthopaedic Surgery and Research 13 (2018): 1-9.

## 3.4.8 白胺酸

隨著年齡增長,肌肉量和血糖健康穩定性往往逐漸下降,而白胺酸(leucine)

這種重要的胺基酸，正是對抗這些老化現象的得力助手。快讓我們一起更認識白胺酸，讓身體更從容地應對歲月的挑戰。

● **白胺酸有哪些抗老化的功效？**

研究發現，白胺酸可能具有預防肌肉老化[1]和老年高血糖[2]等症狀的潛力。白胺酸是一種胺基酸，作為蛋白質的構成材料，可以進一步幫助肌肉合成，支持肌肉健康。不僅如此，動物實驗顯示白胺酸能促進胰島素分泌，並保護胰臟 β 細胞的健康，因此在血糖調節方面也展現了良好的潛力。

● **我們可以從哪裡獲得白胺酸？**

白胺酸是蛋白質豐富的食物中常見的成分，因此我們可以透過攝取黃豆及其製品、魚類、海鮮、蛋、肉類和乳製品來獲得。此外，市面上也有一些以白胺酸為主要成分的補充品，若有需要，可諮詢專業人士評估後，再選擇適合的補充方式。

● **我們應該要攝取多少白胺酸？**

在均衡飲食的基礎上，我們可以透過天然食物攝取白胺酸。研究顯示，每日補充 6 公克白胺酸可能有助於改善長者的發炎現象及肌少症問題[3]。此外，也有學者指出比起單獨補充白胺酸，選擇含有白胺酸及其他促進肌肉健康的營養素（如維生素 D 或蛋白質）的綜合補充品，可能對肌肉健康更為有利[4]。至於改善老年高血糖的部分，白胺酸的有效劑量仍需更多研究來確認。提醒大家，由於每個人的身體狀況與需求可能不同，建議在補充前先諮詢醫師或營養師，以找到最適合自己的安全劑量；同時，記得要搭配均衡飲食與規律運動，才能更有效促進血糖穩定與肌肉健康。

● **攝取注意事項**

有特殊健康狀況、使用藥物、懷孕或哺乳期的族群，在補充前應諮詢醫師或營養師，以確保產品適合自身需求。

**參考資料**

1. 詳見本書第二章〈2.6.3 肌不可失，逆轉肌肉流失的關鍵祕訣！〉。
2. 詳見本書第二章〈2.7.4 優化血糖數據，遠離動盪不安！〉。
3. Martínez-Arnau, Francisco M., et al. "Effects of leucine administration in sarcopenia: a randomized and placebo-controlled clinical trial." Nutrients 12.4 (2020): 932.
4. Kang, Yeji, et al. "Leucine-enriched protein supplementation increases lean body mass in healthy Korean adults aged 50 years and older: A randomized, double-blind, placebo-controlled trial." Nutrients 12.6 (2020): 1816.

# 3.4.9 菊糖

　　現代人飲食精緻化，蔬果攝取不足，導致人們普遍缺乏膳食纖維，進而引發腸胃不適、代謝紊亂等健康隱憂。菊糖（inulin）作為一種天然的水溶性膳食纖維，不僅能幫助維持腸道與代謝健康，還帶有自然微甜，想吃甜時可以用菊糖代替高熱量精緻糖，讓健康與美味兼得，守護我們每一天的健康！

● **菊糖有哪些抗老化的功效？**

　　研究發現，菊糖有助於預防老化對腸道[1]和肌肉[2]的健康威脅。菊糖是一種寡醣類，同時也是膳食纖維的一種，具有獨特的健康效益。由於菊糖不會被人體消化或吸收，腸道內的好菌能將其作為養分，促進自身生長，進而抑制壞菌的繁殖，達到維持腸道菌群平衡的效果。此外，菊糖透過促進好菌增長，間接對合成肌肉所需營養素的生成或活性有好的影響，實現「養腸」與「養肌」的雙重健康效益。

● **我們可以從哪裡獲得菊糖？**

　　菊糖廣泛存在於蘆筍、香蕉、大蒜、小麥、燕麥和黃豆等食材中。此外，市面上亦找得到菊糖粉末的相關商品，可諮詢專業人士評估後，再挑選適合自我的補充方法。

## ● 我們應該要攝取多少菊糖？

大家可以在日常飲食中加入富含菊糖的植物性食材，自然獲得其抗老化與健康益處。此外，菊糖擁有天然的甜味，因而可以當作低熱量甜味劑。它的微甜特性使其適合加入各類飲品、食物或烘焙食品中，既能提升風味，又有助於促進健康。目前台灣衛生福利部尚未有明確的每日菊糖建議攝取量，不過有研究顯示，每日食用 10 公克菊糖具有穩定血糖的效果[3]；腸道菌相關的研究則發現健康成年人每日攝取 2.5～5 公克菊糖，能夠維持腸道中雙歧桿菌這種好菌的數量穩定[4]。由於每個人的飲食狀況、運動習慣和身體條件各不相同，加上目前尚缺乏足夠的大型研究明確指出每日菊糖的建議攝取量，若想了解最適合自己的補充劑量，建議先諮詢醫師或營養師以確保安全與更符合需求。

## ● 攝取注意事項

1. **逐步增加攝取量**：突然增加菊糖攝取量可能會引起腹脹或腸胃不適，因此記得要漸進式地少量增加，讓身體逐漸適應。

2. **充足飲水**：水分有助於菊糖順利通過腸道，避免便祕或引起腸胃不適。因此，當我們增加菊糖的攝取量時，記得多喝水，這樣可以幫助菊糖發揮最佳效果。

3. **特殊族群要小心**：服用屬於膳食纖維的菊糖可能會影響某些藥物的吸收，且部分族群可能不適合使用菊糖補充品。故有特殊健康狀況，或正在服用藥物者，建議先諮詢醫師或營養師。

### 參考資料

1. 詳見本書第二章〈2.2.3 腸若好，人不老〉。
2. 詳見本書第二章〈2.6.3 肌不可失，逆轉肌肉流失的關鍵祕訣！〉。
3. Wang, Long, et al. "Inulin-type fructans supplementation improves glycemic control for the prediabetes and type 2 diabetes populations: results from a GRADE-assessed systematic review and dose–response meta-analysis of 33

randomized controlled trials." Journal of Translational Medicine 17 (2019): 1-19.
4. Bouhnik, Yoram, et al. "Prolonged administration of low-dose inulin stimulates the growth of bifidobacteria in humans." Nutrition Research 27.4 (2007): 187-193.

## 3.4.10 果寡糖

別再誤以為「果寡糖」（fructooligosaccharides）等於「果糖」啦！雖然名字裡都有「果」，因此很多人常把這兩者搞混，但果寡糖可不是果糖，事實上它們完全不同。果寡糖是一種天然的水溶性膳食纖維，不會被人體吸收，它只在腸道裡當作益生菌的「點心」，從而幫助促進人體健康。

● **果寡糖有哪些抗老化的功效？**

研究發現，果寡糖可以保護腸道[1]和肌肉[2]免於老化所帶來的威脅。果寡糖這種天然的水溶性膳食纖維，不會被人體消化吸收，反而會進入腸道，成為益生菌的食物，幫助維持腸道健康並促進良好的代謝。更重要的是，當腸道菌群穩定後，益生菌還能間接支持肌肉合成所需的營養素，實現「滋養腸道」與「增強肌肉」的雙重效益。

● **我們可以從哪裡獲得果寡糖？**

洋蔥、蘆筍、小麥、番茄等蔬菜與穀類食物都是不錯的果寡糖來源；此外，市面上也有方便食用的果寡糖可供選擇。

● **我們應該要攝取多少果寡糖？**

大家不妨在日常飲食中加入富含果寡糖的植物性食材，這樣能自然獲得它對健康的好處，並且幫助我們抗老化。此外，果寡糖的天然甜味使它能作為低熱量的甜味劑，非常適合添加在無加糖優格、果汁或茶品等各類飲品或食物中，不僅能增添風味,還能促進健康。

目前台灣衛生福利部並沒有給予明確的每日果寡糖建議攝取量,但有研究發現,每日攝取2.5～10公克的果寡糖能增加腸道中雙歧桿菌和乳酸桿菌等好菌的數量,從而豐富腸道微生物多樣性[3]。不過,由於目前的研究主要集中在特定的劑量與短期使用上,未來仍需針對不同劑量與族群進行進一步的研究,以提供更全面的建議。此外,考量到每個人的健康狀況與需求有所不同,因此建議大家在使用前先和醫師或營養師聊聊,以確保安全性與適切性。

● **攝取注意事項**

1. 逐步增加攝取量:突然增加果寡糖攝取量可能會引起腹脹或腸胃不適,因此建議循序漸進,少量增加攝取量,讓身體逐漸適應。
2. 充足飲水:水分有助於屬於膳食纖維的果寡糖順利通過腸道,避免便祕或引起腸胃不適。因此,當我們增加果寡糖攝取的同時,記得多喝水,這樣可以幫助果寡糖發揮最佳效果。
3. 特殊族群要小心:服用屬於膳食纖維的果寡糖可能會影響某些藥物的吸收,且部分族群可能不適合使用果寡糖補充品。故有特殊健康狀況,或正在服用藥物者,建議先諮詢醫師或營養師。

**參考資料**

1. 詳見本書第二章〈2.2.3 腸若好,人不老〉。
2. 詳見本書第二章〈2.6.3 肌不可失,逆轉肌肉流失的關鍵祕訣!〉。
3. Disha Tandon et al. "A prospective randomized, double-blind, placebo-controlled, dose-response relationship study to investigate efficacy of fructo-oligosaccharides (FOS) on human gut microflora." Scientific Reports, 9 (2019).

## 3.4.11 β- 羥基 -β- 丁酸丁酯（HMB）

β- 羥基 -β- 丁酸丁酯（β-hydroxy β-methylbutyrate, HMB）是由必需胺基酸「白胺酸」經代謝產生的天然物質。近年來的研究顯示，HMB 在人體內扮演支持肌肉保護的重要角色，因此成為運動營養和補充品領域中備受關注的成分。

● **HMB 有哪些抗老化的功效？**

學者指出 HMB 具有肌肉遠離老化威脅的潛力[1]。研究顯示，HMB 能促進肌肉合成並抑制肌肉分解，這使它有助於改善肌少症或虛弱高齡者的瘦體組織和肌肉質量，並協助維持肌肉力量與功能。

● **我們可以從哪裡獲得 HMB？**

人體可以藉由白胺酸自行合成 HMB。想要更了解白胺酸的人，可以參考本書第三章〈3.4.8 白胺酸〉。而天然食物中極少含有 HMB，因此若有必要，可與醫師及營養師諮詢後，從市售的補充品獲得 HMB。

● **我們應該要攝取多少 HMB？**

根據國際運動營養學會的建議，每日補充 3 公克 HMB 可能有助於延緩肌肉老化[2]。此外，台灣肌少症諮詢小組（Taiwan Advisory Panel for Sarcopenia）也針對不同肌少症風險的族群，提出 HMB 的補充建議：確定有肌少症的患者每日最多 3 公克，可能有肌少症者每日最多 1.5 公克，而有肌少症風險者每日最多 0.75 公克[3]。考量到每個人的飲食狀況、運動習慣及身體狀況皆不同，建議在補充前與醫師或營養師討論，以確保安全並找到最適合的劑量。

● **攝取注意事項**

有特殊健康狀況、使用藥物、懷孕或哺乳期的族群，在補充前應諮詢醫師或營養師，以確保產品適合自身需求。

**參考資料**

1. 詳見本書第二章〈2.6.3 肌不可失，逆轉肌肉流失的關鍵祕訣！〉。
2. Wilson, Jacob M., et al. "International society of sports nutrition position stand: beta-hydroxy-beta-methylbutyrate (HMB)." Journal of the International Society of Sports Nutrition 10 (2013): 1-14.
3. Peng, Li-Ning, et al. "Advancing sarcopenia diagnosis and treatment: Recommendations from the Taiwan Advisory Panel for Sarcopenia." Aging Medicine and Healthcare 15.1 (2024): 8-14.

## 3.4.12 紅麴

紅麴，是許多人熟悉的保健品原料，然而你真的了解它的價值嗎？這些小小的紅色物質看似平凡，卻潛藏著抗老化的潛能。從傳統食材到健康領域的新星，讓我們一起揭開紅麴的祕密，探索它背後的健康效果！

● **紅麴有哪些抗老化的功效？**

研究發現，紅麴能夠舒緩老化對於血脂健康的威脅[1]。紅麴之所以可以協助改善高血脂問題，是因為紅麴在發酵過程中會產生一種稱為「紅麴菌素K」（Monacolin K）的物質，抑制肝臟合成膽固醇的關鍵酵素，進而降低肝臟內膽固醇生成，達到降血脂的效果。

● **我們可以從哪裡獲得紅麴？**

日常生活中，我們可以選擇食用紅麴米或紅糟料理；然而，若有需要，也可以在市面上找到許多保健品以紅麴作為主要原料，可在諮詢專業人士後選擇。

● **我們應該要攝取多少紅麴？**

雖然紅麴米或紅糟中含有紅麴菌素K，許多人仍會選擇以保健品來補充。根據台灣衛生福利部食品藥物管理署規定，以紅麴米為原料的健康食品中，紅麴菌素K的每日攝取量應介於4.8毫克至15毫克之間[2]，以確保健康與安全。因此，市面上的保健產品大多參考這個範圍作為建議用量。如果有特殊需求，需考慮增加攝取量時，建議先諮詢醫師或營養師，確保使用上安全無虞。

● **攝取注意事項**

由於含紅麴原料的食品可能與特定藥物或其他食品產生交互作用，因此建議有特殊健康狀況或正在服用藥物的族群，在補充前先諮詢醫師或營養師，確保產品適合自身需求並安全使用。

**參考資料**

1. 詳見本書第二章〈2.7.2 危機「脂」步，小心血脂異常引爆健康危機〉。
2. 紅麴健康食品規格標準 https://law.moj.gov.tw/LawClass/LawAll.aspx?pcode=L0040077

## 3.4.13 苦瓜苷

提到苦瓜，許多人可能會不自覺擺出「苦瓜臉」，但俗話說得好：「吃得苦中苦，方為人上人。」早在古代中國和印度就已使用苦瓜來治療糖尿病，而現代科學更進一步證實，苦瓜中有一種名為「苦瓜苷」（charantin）的活性物質，能有效幫助調節血糖，讓身體遠離血糖波動[1]。現在，就讓我們一起勇敢吃「苦」，深入了解苦瓜苷的神奇功效吧！

● **苦瓜苷有哪些抗老化的功效？**

隨著年齡增長，第 2 型糖尿病的發病率逐步上升，這主要是由於老化引發的氧化壓力，增加胰島細胞的損害，從而導致胰島素分泌不足，使血糖難以控制。而科學研究發現，苦瓜苷能夠刺激胰臟中的 β 細胞分泌胰島素，幫助穩定血糖濃度，在延緩與血糖失控相關的老化問題上展現出極大的潛力。

● **我們可以從哪裡獲得苦瓜苷？**

苦瓜苷是一種皂素類的活性成分，主要存在於白色和綠色苦瓜中。根據研究，每100公克山苦瓜含有約0.425公克的苦瓜苷,是獲得這種成分的理想選擇[2]。儘管苦瓜苷在血糖控制方面展現了不錯的保健效果,但營養師仍要提醒大家,苦瓜苷並不能取代糖尿病的正規治療,包括飲食管理、運動及藥物控制,才能避免忽視正規治療導致血糖異常而引發併發症風險。

● **我們應該要攝取多少苦瓜苷?**

根據2019年的一篇統合分析研究,每日攝取2至6公克來自苦瓜未成熟果實、種子或果肉製成的補充劑,連續使用至少4週,或許能幫助第2型糖尿病患者降低空腹血糖、飯後血糖以及糖化血色素。然而,研究作者也強調,這些結果仍需更多大型且嚴謹的研究進一步驗證,才能確認苦瓜苷明確的有效劑量及安全性[3]。由於每個人的飲食狀況、運動習慣以及身體需求皆不相同,在考慮補充苦瓜苷之前,建議先與醫師或營養師討論,確保安全並找到最適合你的使用劑量。不過,與其依賴補充品,不如選擇直接食用苦瓜作為獲取苦瓜苷的首選途徑,尤其是綠色的「山苦瓜」更是首選!這是因為苦瓜不僅含有豐富的苦瓜苷,還擁有膳食纖維、重要維生素、礦物質以及多種植化素,這些營養成分能協同作用,對血糖管理帶來更多支持效益。

● **攝取注意事項**

糖尿病病友要謹慎:並非所有糖尿病患者食用苦瓜都能達到血糖控制的效果。對於完全缺乏胰島素的第1型糖尿病患者,或正使用胰島素控制血糖的人,仍應接受正規的醫療處置,不可單靠苦瓜苷來取代正規治療。

**參考資料**

1. 詳見本書第二章〈2.7.4 優化血糖數據,遠離動盪不安!〉。
2. 更多關於苦瓜苷的介紹可以參考《天然植物營養素,啟動健康正循環,打造人體最強防護力》一書中第二章之內容。
3. Peter, Emanuel L., et al. "Momordica charantia L. lowers elevated glycaemia in type 2 diabetes mellitus patients: Systematic review and meta-analysis." Journal of Ethnopharmacology 231 (2019): 311-324.

## 3.4.14 γ-胺基丁酸（GABA）

γ-胺基丁酸（γ-aminobutyric acid, GABA），這個聽起來有點深奧的名詞，其實廣泛存在於自然界中。科學家最早從馬鈴薯塊莖組織中分離出GABA，並在1883年成功以化學方式合成[1]。到了1950年，研究人員首次在腦部中發現了GABA，並確認它是一種關鍵的抑制性神經傳導物質[2]。然而，GABA的影響不僅限於腦部！它在腸道及其他組織中同樣具有重要的生理意義，對於我們的健康產生深遠的間接影響。現在，就讓我們一起來探索GABA如何連結腦與腸，成為睡眠與健康的最佳幫手吧！

● **γ-胺基丁酸（GABA）有哪些抗老化的功效？**

GABA就像神經系統的「煞車系統」，當我們感到情緒亢奮時，GABA會幫助副交感神經的活化，讓腦部進入休息與放鬆的狀態。換句話說，GABA不足，腦袋就可能不停運轉，即使筋疲力盡也無法好好入睡，影響睡眠品質。除此之外，GABA還能調節腸道的免疫系統，增強腸道屏障的完整性，避免有害物質侵入體內，對於腸道健康具有深遠影響[3,4]。更有趣的是，腸道菌群也與GABA的生合成息息相關，科學家發現，腸道菌群的代謝產物可透過「腸－腦軸」，對大腦功能與心理健康產生影響。這或許解釋了為什麼腸道常被稱為人體的「第二個大腦」，而GABA是連結「腸」與「腦」兩者的重要橋樑[2]。

● **我們可以從哪裡獲得 γ-胺基丁酸（GABA）？**

想要獲得GABA，其實很簡單！這種天然物質廣泛存在於許多常見的食材，諸如糙米、大豆、栗子、蘑菇、茶、番茄、發芽米以及一些發酵食品，都是不錯的選擇。因此當大家在遵循地中海飲食的基本原則及飲食要點時，不妨就將這些食材納入餐桌上吧！

## ● 我們應該要攝取多少 γ- 胺基丁酸（GABA）？

在日常生活中，透過均衡飲食攝取富含 GABA 的天然食物是最理想的方式。除此之外，部分小型研究發現，服用含有 300 毫克 GABA 的補充品，有助於改善睡眠品質[5]。然而，目前多數的研究都認為，GABA 本身無法穿越大腦的血腦屏障，就算有，也是極微量。也就是說，我們吃進去的 GABA，能夠在大腦發揮直接作用的量極為有限[6]。不過，科學家發現，雖然飲食中的 GABA 無法直接進入大腦，但它可能透過影響腸道與迷走神經，進一步影響大腦中 GABA 的含量與功能[7]，間接改善睡眠品質。

## ● 攝取注意事項

特殊族群要注意：部分研究發現，GABA 可能導致血壓短暫且輕微的下降，因此對於正在服用降血壓藥物者應謹慎使用，以免因血壓過低而引發不適或健康風險。此外，雖然目前尚無充分的研究評估 GABA 對懷孕或哺乳期間的影響，但由於 GABA 可能影響神經傳導物質及內分泌系統（例如促進生長激素和催乳素的分泌），建議孕婦及哺乳期女性在使用前應諮詢專業醫療人員，以確保安全[2]。

**參考資料**

1. Oketch-Rabah, Hellen A., et al. "United States Pharmacopeia (USP) safety review of gamma-aminobutyric acid (GABA)." Nutrients 13.8 (2021): 2742.
2. Braga, Jason D., Masubon Thongngam, and Thanutchaporn Kumrungsee. "Gamma-aminobutyric acid as a potential postbiotic mediator in the gut–brain axis." npj Science of Food 8.1 (2024): 16.
3. 詳見本書第二章〈2.2.3 腸若好，人不老〉。
4. 詳見本書第二章〈2.4.1 向夜難眠、數綿羊說掰掰！〉。
5. Byun, Jung-Ick, et al. "Safety and efficacy of gamma-aminobutyric acid from fermented rice germ in patients with insomnia symptoms: a randomized, double-blind trial." Journal of Clinical Neurology 14.3 (2018): 291-295.
6. Strandwitz, Philip. "Neurotransmitter modulation by the gut microbiota." Brain Research 1693 (2018): 128-133.
7. Boonstra, Evert, et al. "Neurotransmitters as food supplements: the effects of GABA on brain and behavior." Frontiers in Psychology 6 (2015): 167121.

## 3.4.15 精胺酸

　　精胺酸（arginine）是一種胺基酸，是我們維持免疫系統和促進傷口癒合的關鍵，特別在燒燙傷或敗血症等重大創傷或壓力下，精胺酸可以幫助減少感染風險、縮短住院時間，甚至降低死亡率[1,2]。而對我們的抗老生活來說，精胺酸更是維持血壓穩定的「祕密功臣」，為心血管系統築起一道對抗老化威脅的防線。現在就讓我們一起來認識這位血管健康的守護者，如何幫助我們遠離高血壓的煩惱！

● **精胺酸有哪些抗老化的功效？**

　　精胺酸是體內生成「一氧化氮」的重要原料。一氧化氮就像高速公路上的交通警察，負責調度車流，保持道路通暢。也就是說，體內若缺乏一氧化氮，血管就會像壅塞的高速公路一樣不順暢，讓高血壓的問題雪上加霜。所幸，我們可以靠飲食來穩定血液中一氧化氮的合成，進一步保護血管健康，讓血壓維持在合適的範圍內[3]。

● **我們可以從哪裡獲得精胺酸？**

　　想要獲得精胺酸，其實很簡單！台灣的食品成分資料庫顯示，大豆、魚類、海鮮、蛋類及各種肉類等富含蛋白質的食物，都是不錯的精胺酸來源。而這些食材同時也是地中海飲食的重要組成元素，讓我們在享受健康飲食的同時，還能輕鬆獲取精胺酸穩定血壓的健康效益！

● **我們應該要攝取多少精胺酸？**

　　目前，學界對於精胺酸每日攝取量尚無統一的建議。不過別擔心，精胺酸屬於人體能自行合成的「非必需胺基酸」，只有在特定的狀況下（如燒燙傷、敗血症等重症時期），才會成為需要額外補充的「條件式必需胺基酸」。也就是說，一般人只要維持均衡飲食，搭配多元的食材選擇，通常就能滿足身體對精胺酸的需求。而目前現有的研究指出，當精胺酸劑量落在每日4～24公克時，對血壓調控可能具有不錯的臨床效益[4]。然而，目前仍缺乏大型研究或明確的指引建議適合所有人的精胺酸補充量。由於每個人的飲食習慣、運動強度及健康狀況各不相同，建議在考慮補充精胺酸前，務必諮詢專業醫師或營養師，才能找到安全且最適合自己的補充劑量。

● **攝取注意事項**

特殊族群要注意：儘管精胺酸對身體有許多健康益處，但過量攝取可能引發噁心、腸胃不適、腹瀉等副作用。此外，由於精胺酸有降血壓的效果，若與降血壓藥物同時服用，可能會增加低血壓的發生風險[5]。因此，正在服用降壓藥者應避免自行補充精胺酸。

**參考資料**

1. 高美丁等（2022）。《膳食療養學》（六版修訂版）。華格那出版有限公司。
2. 金惠民等（2016）。《新編臨床營養學》。華格那出版有限公司。
3. 詳見本書第二章〈2.7.3 遠離沉靜殺手，不讓血壓壓垮生活品質〉。
4. Dong, Jia-Yi et al. "Effect of oral L-arginine supplementation on blood pressure: a meta-analysis of randomized, double-blind, placebo-controlled trials." American Heart Journal vol. 162,6 (2011): 959-65.
5. Hole ek, Milan. "Side effects of amino acid supplements." Physiological Research 71.1 (2022): 29.

# 3.4.16 麩醯胺酸

麩醯胺酸（glutamine）是人體血液與肌肉中含量最豐富的胺基酸之一。足量的麩醯胺酸是體內多種蛋白質合成及受損組織修復的關鍵，特別對於小腸細胞、巨噬細胞、淋巴球等快速增生的細胞更是不可或缺。更重要的是，研究發現麩醯胺酸還能促進自然殺手免疫細胞的活性，刺激抗氧化酵素麩胱甘肽（glutathione）的

| 3.4 | 其他元素

生成，進而減少健康細胞的氧化壓力，抑制癌細胞的增長[1,2]。值得一提的是，麩醯胺酸也是維持腸胃道健康的「隱藏功臣」，能有效延緩腸胃道老化問題。現在就讓我們一起來了解麩醯胺酸如何幫助我們的腸胃保持年輕吧！

● **麩醯胺酸有哪些抗老化的功效？**

麩醯胺酸透過多方面的作用，為腸胃道系統提供全方面的保護。首先，它是腸道黏膜上皮細胞的主要能量來源，能維持腸道組織的完整性，減少因壓力或疾病導致的腸道損傷，從而讓腸道健康運作。此外，研究顯示，麩醯胺酸可發揮抗發炎的作用，舒緩腸胃道處於慢性發炎的狀態，避免老化進程的加速[3,4]。動物實驗更發現，補充麩醯胺酸可逆轉部分腸道黏膜萎縮，減少腸道免疫球蛋白的流失，進一步增強腸道免疫功能，為腸胃道健康築起堅實的防線[1,2]。

● **我們可以從哪裡獲得麩醯胺酸？**

雖然目前台灣的食品成分資料庫尚未詳細記錄食物中麩醯胺酸的含量，不過魚類、蛋類、肉類等富含蛋白質的食物，或是黃豆、堅果和種子類等植物性食材，都是麩醯胺酸含量較高的食材選擇。同時，這些食材也是地中海飲食的重要組成，因此當我們落實地中海飲食原則，就能同時輕鬆獲取麩醯胺酸「腸」保安康的健康效益！

● **我們應該要攝取多少麩醯胺酸？**

在均衡飲食的基礎下，我們可以從天然食物中獲得麩醯胺酸。至於麩醯胺酸補充品的使用，目前研究發現，每天15公克的麩醯胺酸有助於改善腸躁症症狀[5,6]。此外，短期使用高劑量（每日超過30克、不超過2週）的麩醯胺酸，對減少腸道通透性也有顯著效果[7]。不過，這些研究主要集中於特定族群、劑量與短期使用，對於長期劑量及適用於更多族群的建議，仍需更多的研究驗證。換句話說，麩醯胺酸補充品可能是腸道健康的好幫手，但使用前請務必諮詢醫師或營養師，以確保適合自身需求的劑量和使用方式。

● 攝取注意事項

特殊族群要注意：雖然麩醯胺酸能為正常細胞提供能量，但研究發現，在某些情況下，麩醯胺酸可能成為癌細胞生長的能量來源。這是因為麩醯胺酸可透過糖質新生作用轉化為葡萄糖，支持癌細胞的代謝需求，特別是在癌症進展較為嚴重的階段。此外，癌細胞與正常細胞的代謝方式不同，能透過麩醯胺酸分解作用（glutaminolysis）獲取能量。因此，癌症患者在考慮使用含有麩醯胺酸的營養品或保健食品時應特別謹慎，務必與專業醫師與營養師討論，以免干擾治療計畫或產生不良影響[1,2]。

**參考資料**

1. 高美丁等（2022）。《膳食療養學》（六版修訂版）。華格那出版有限公司。
2. 金惠民等（2016）。《新編臨床營養學》。華格那出版有限公司。
3. 詳見本書第二章〈2.2.2 好的食物「胃」健康加分〉。
4. 詳見本書第二章〈2.2.3 腸若好，人不老〉。
5. Rastgoo, Samira, et al. "Glutamine supplementation enhances the effects of a low FODMAP diet in irritable bowel syndrome management." Frontiers in Nutrition 8 (2021): 746703.
6. Zhou, QiQi, et al. "Randomised placebo-controlled trial of dietary glutamine supplements for postinfectious irritable bowel syndrome." Gut 68.6 (2019): 996-1002.
7. Abbasi, Fatemeh, et al. "A systematic review and meta-analysis of clinical trials on the effects of glutamine supplementation on gut permeability in adults." Amino Acids 56.1 (2024): 60.

# 3.4.17 色胺酸

現代人因長時間處於忙碌的生活與高壓環境下，情緒常常處於緊繃的狀態，「一夜好眠」甚至可能成為一種奢求。除了洗個熱水澡放鬆身心外，其實還有一個天然助力成分「色胺酸」（tryptophan），能幫忙緩解上述這些困擾。現在就讓我們趕緊來認識色胺酸如何成為你我情緒與睡眠的「安定力量」！

● **色胺酸有哪些抗老化的功效？**

早在1960年代，色胺酸就被廣泛用來作為憂鬱症和睡眠障礙的治療補充。色胺酸是合成神經傳導物質血清素（serotonin）的主要原料，而血清素又有「快樂荷爾蒙」之稱，當大腦分泌量不足時，我們往往會感到挫折、不安甚至憂鬱。此外，血清素還是合成褪黑激素（melatonin）的前驅物，而褪黑激素正是體內的「催眠師」，負責調節我們的生理時鐘，讓身體準時進入睡眠模式。不過，隨著年齡增長，大腦分泌褪黑激素的能力逐漸下降，這也為什麼許多年長者常常晚上睡不著，早上卻醒得太早，或者整夜都在翻來覆去。因此若能透過飲食攝取足夠的色胺酸，或許就能穩定血清素與褪黑激素的生成，進一步幫助我們遠離情緒低潮與失眠困擾[1,2]。

● **我們可以從哪裡獲得色胺酸？**

色胺酸是一種人體無法自行合成的必需胺基酸。根據台灣食品成分資料庫，黃豆、白帶魚、火雞肉等富含蛋白質的食物，都是色胺酸的優良來源，而這些食材同時也是地中海飲食的優良選擇。換句話說，當我們在享受優質的飲食型態時，還能輕鬆獲得色胺酸，進一步穩定情緒、改善睡眠，為生活加分！

● **我們應該要攝取多少色胺酸？**

營養師建議，在日常均衡飲食的基礎上，適量攝取富含色胺酸的天然食物，是維持情緒與睡眠健康的好方法。一項系統性文獻回顧顯示，每日補充0.14～3公克色胺酸，並搭配日常飲食，可有效減少焦慮並維持正向情緒[3]。而針對睡眠品質的研究則發現，每日補充1公克以上的色胺酸，有助於改善夜間的睡眠品質[4]。不過，由於每個人的健康狀況以及飲食與運動習慣各不相同，加上目前尚無大型的研究提供明確的每日色胺酸建議攝取量，建議若有考慮選擇色胺酸補充劑的需求者，務必先諮詢專業醫師或營養師，找到符合個人需求的安全劑量與建議。

● **攝取注意事項**

特殊族群要注意：正在服用抗憂鬱藥物者，應避免自行補充色胺酸，且必須在醫師指導下進行，以免發生不必要的健康風險。這是因為色胺酸與影響血清素代謝的藥物（如血清素再吸收抑制劑或單胺氧化酶抑制劑類抗憂鬱用藥）同時使用時，可能引發「血清素症候群」的危險狀況，其症狀包括神經肌肉異常、自主神經系統過度活躍及精神狀態改變[5]。

**參考資料**

1. 詳見本書第二章〈2.4.1 向夜難眠、數綿羊說掰掰！〉。
2. 詳見本書第二章〈2.4.2 好的食物讓人無「憂」老化〉。
3. Kikuchi, Asako M., Aya Tanabe, and Yoshihiro Iwahori. "A systematic review of the effect of L-tryptophan supplementation on mood and emotional functioning." Journal of Dietary Supplements 18.3 (2021): 316-333.
4. Sutanto, Clarinda N., Wen Wei Loh, and Jung Eun Kim. "The impact of tryptophan supplementation on sleep quality: a systematic review, meta-analysis, and meta-regression." Nutrition Reviews 80.2 (2022): 306-316.
5. Hole ek, Milan. "Side effects of amino acid supplements." Physiological Research 71.1 (2022): 29.

## 3.4.18 南瓜籽油

南瓜籽油（pumpkin seed oil）為近年來男性健康食品中的明星商品。它以富含鋅的南瓜籽為原料，並採用與其他堅果油相似的萃取技術製成。南瓜籽油的脂肪組成中，有高達75%為不飽和脂肪酸，主要成分為亞麻油酸與油酸，同時亦含有生育酚（維生素E）、植物固醇和酚酸等生物活性物質[1]。這些珍貴成分共同為攝護腺健康提供重要防護，成為守護男性同胞遠離「男」言之隱的重要關鍵。

● **南瓜籽油有哪些抗老化的功效？**

在動物實驗中，每日飼料中（100公克）添加2毫克或4毫克的南瓜籽油，連續

20天後能有效抑制因睪固酮誘發的小鼠攝護腺異常增生。此外，科學家發現，南瓜籽與南瓜籽油具有相似的活性成分，若在大鼠飼料中添加5%至10%的南瓜籽，同樣能減緩攝護腺增生，且效果隨劑量增加而加強[1]。臨床研究也觀察到，攝護腺肥大病人的攝護腺組織中，鋅含量顯著低於健康者，且尿液中的鋅排泄量增加。由於南瓜籽油富含鋅，加上高比例的不飽和脂肪酸與抗氧化成分，這些營養組成或許能為攝護腺健康提供關鍵保護[2]。

● **我們可以從哪裡獲得南瓜籽油？**

市面上有各種品牌與種類的南瓜籽油，從超市到保健食品店皆可輕鬆購得，而南瓜籽本身也能在超市或雜糧行找到。這邊營養師要推薦大家，在烹煮南瓜時別將南瓜籽丟掉了！只需將南瓜籽洗淨、擦乾，撒上一點鹽和南瓜籽油或橄欖油，放進烤箱用190℃烘烤約45分鐘，即可製作出一道美味又能保護攝護腺的健康零嘴！

● **我們應該要攝取多少南瓜籽油？**

不論是南瓜籽油還是南瓜籽，皆屬於油脂與堅果種子類食物，過量攝取可能會導致熱量過高，增加肥胖風險。根據台灣現行的飲食指南建議，每日油脂攝取不宜超過一天總熱量的30%，且其中一份應為「原態」的堅果種子類食物。也就是說，如果想將南瓜籽油納入日常飲食，建議先諮詢營養師，評估整體油脂攝取量。你可以選擇以一湯匙南瓜籽（約12公克，帶殼約30粒）作為堅果種子的攝取來源，然後將剩餘的油脂用量留給南瓜籽油，或以1至2湯匙南瓜籽油替代其他烹調用油，才能在不額外增加熱量的前提下，同時獲得南瓜籽油與南瓜籽所帶來的健康益處。

● **攝取注意事項**

烹調方式要注意：南瓜籽油富含不飽和脂肪酸，高溫烹煮容易導致油脂氧化，破壞其保健成分。建議以低溫拌炒或烹調後再添加的方式使用，例如拌麵或淋在沙拉上,既能增添料理風味,也能保存南瓜籽油的營養優勢。

**參考資料**
1. Dotto, Joachim M., and James S. Chacha. "The potential of pumpkin seeds as a functional food ingredient: A review." Scientific African 10 (2020): e00575.
2. 詳見本書第二章〈2.5.2 保養攝護腺,「男」言之隱不要來〉。

# 3.4.19 咪唑胜肽

　　咪唑胜肽(imidazole dipeptide)這個名字雖然唸起來有點拗口,但它其實廣泛存在於牛肉、豬肉或雞肉等常見的肉類食物裡。咪唑胜肽是一種「雙胜肽」,也就是由兩個胺基酸組成的小分子蛋白質。大家都知道,胺基酸是構成蛋白質的基本單位,經由不同排列就能組成各式各樣的胜肽,而咪唑胜肽之所以得名,就是因為它擁有特殊的「咪唑環」結構[1]。

　　目前科學家已發現的咪唑胜肽種類包括甲肌肽(anserine)、肌肽(carnosine)、鯨肌肽(balenine)等,這些物質主要存在於脊椎動物的肌肉中,同時也能在少數無脊椎動物組織中找到[1]。更重要的是,這些物質也分布於大腦,因此科學家陸續發現,咪唑胜肽具有對抗大腦[2]與肌肉骨骼[3,4]老化的潛力。

● **咪唑胜肽有哪些抗老化的功效?**

　　多項雙盲、安慰劑對照的隨機臨床試驗顯示,食用來自雞肉萃取的咪唑胜肽混合物(甲肌肽與肌肽比例約2〜3:1),能顯著改善老年人的認知能力;在阿茲海默症小鼠研究模式中也發現,補充肌肽或甲肌肽對延緩大腦的退化也有正面影響。此外,咪唑胜肽的抗發炎與抗氧化特性,可有效清除體內的自由基,減少細胞損傷,對改善退化性關節炎有潛在助益。值得一提的是,咪唑胜肽還能透過活化巨噬細胞，加速肌肉修復，對老年人或運動後肌肉恢復具有積極意義。

● **我們可以從哪裡獲得咪唑胜肽？**

日常常吃的肉類中，就富含咪唑胜肽這類抗老化成分：牛肉和豬肉主要以肌肽為主，是常見的來源之一；雞肉則含有甲肌肽與肌肽，比例約為2~3：1。因此營養師建議大家在落實地中海飲食的原則時，適量攝取各種動物性食材，便能將咪唑胜肽輕鬆納入飲食中。

● **我們應該要攝取多少咪唑胜肽？**

目前有關咪唑胜肽對關節或肌肉健康的人體研究仍有限，需要更多實驗數據來進一步驗證。然而，在大腦健康與認知功能的研究（尤其是針對高齡者），最常見的建議為每日1公克來自雞肉提取的咪唑胜肽混合物，其中甲肌肽與肌肽的比例約為2~3：1[1]。根據文獻估算，每公斤雞肉約含有46.87公克咪唑胜肽混合物，內含甲肌肽與肌肽[5]。因此，若要達到上述建議攝取量，需食用約21公克雞肉，相當於不到1/3掌心大小的分量。

● **攝取注意事項**

建議想要獲得咪唑胜肽的人，可以優先從食物攝取，而非直接依賴補充品。這是因為富含咪唑胜肽的肉類除了提供咪唑胜肽外，還含有蛋白質、多種維生素與礦物質，甚至可能還包括科學家尚未發現的營養素喔！

**參考資料**

1. Masuoka, Nobutaka, et al. "Influence of imidazole-dipeptides on cognitive status and preservation in elders: a narrative review." Nutrients 13.2 (2021): 397.
2. 詳見本書第二章〈2.3.1 讓大腦青春永駐，維持思緒清晰、反應靈敏〉。
3. 詳見本書第二章〈2.6.2 遠離關節卡卡，腿腳有力有妙招！〉。
4. 詳見本書第二章〈2.6.3 肌不可失，逆轉肌肉流失的關鍵祕訣！〉。
5. Jones, G., M. Smith, and R. Harris. "Imidazole dipeptide content of dietary sources commonly consumed within the British diet." Proceedings of the Nutrition Society 70.OCE6 (2011): E363.

Part 4

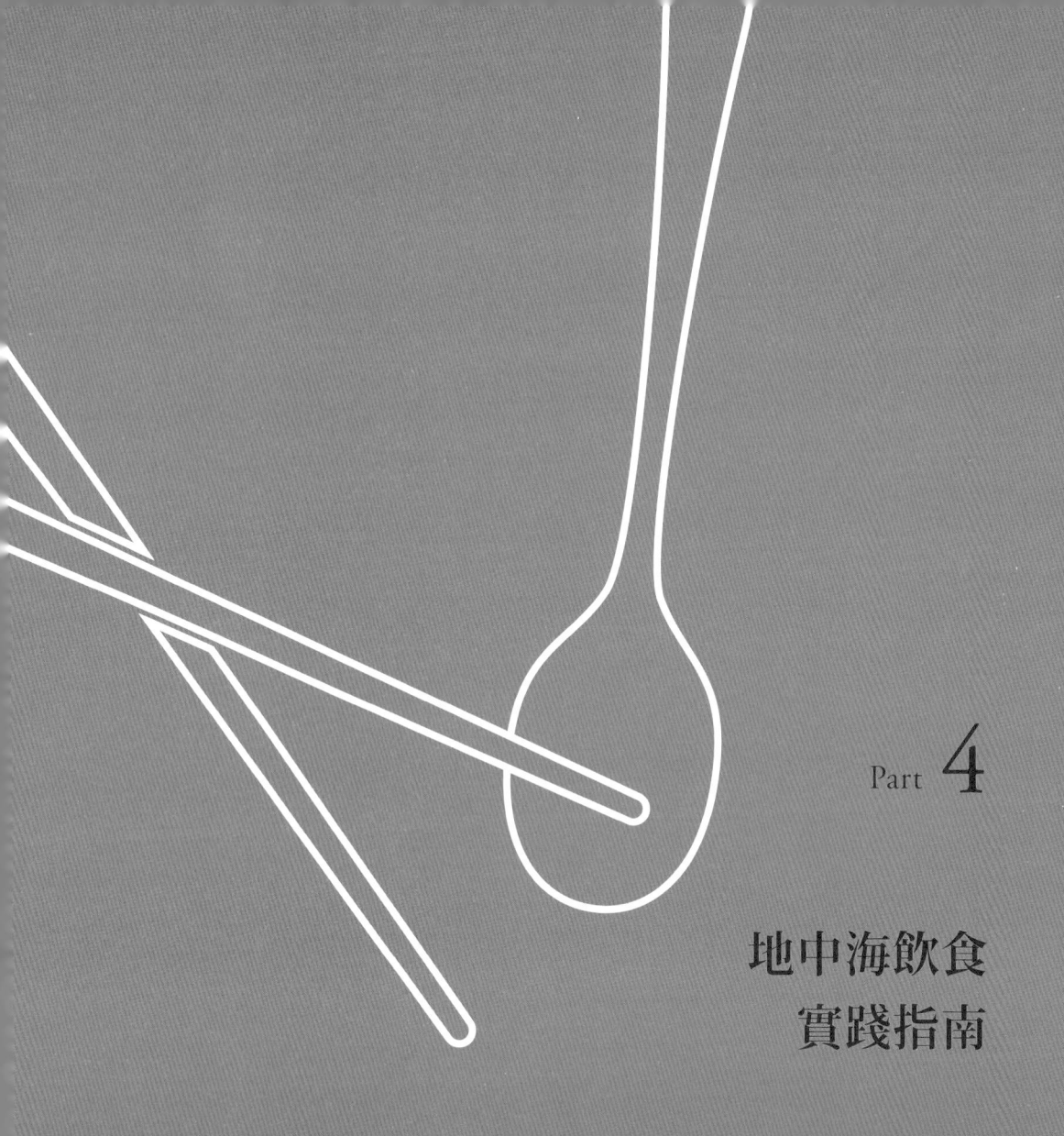

地中海飲食
實踐指南

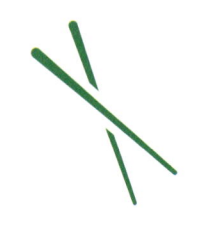

# 4.1 將地中海飲食精神落實到每日的餐盤中

## 4.1.1 應在何時把地中海飲食帶入生活？

在第一章我們已經了解過「地中海飲食」的精神，也揭開了地中海飲食的神祕面紗，分析地中海飲食能夠守護我們健康，其實是因為它是一支偉大的「消防隊」，裡面有六位消防英雄，隨時帶著「滅火器」澆熄我們體內無時無刻被點燃的「小火苗」。此外，本書也援引了大量科學文獻，證明地中海飲食是國際認可的「逆齡飲食」。

然而，或許有人會想：「等到老了再開始吃逆齡飲食吧！」但何時才算「老」？是 60 歲、70 歲還是 80 歲？其實，我們應該現在就開始實踐其精神，愈早開始將地中海飲食融入生活，效果愈好。因為，別以為只有年長者的身體會出現「小火苗」，引起慢性發炎。事實上，許多年輕人因生活不規律、愛熬夜、愛吃甜食、喝手搖飲料、吃油炸燒烤，再加上吸菸、喝酒等習慣，早已在體內埋下火種，沒人知道何時會開始悶燒。隨著慢性病年輕化的趨勢，年輕人也應該要了解地中海飲食的重要性，這樣不僅能促進健康，還能減少日後醫療系統的負擔。

另一方面，中年人也應該關注「健康餘命」這個議題。根據調查，台灣人口老化速度位居全球前列，2025 年即將成為 65 歲以上人口超過 20% 的「超高齡社會」。未來，許多邁向 65 歲的人，將面臨「老老照顧」的挑戰。因此，中年人更應該為健康打底，以免連自己都照顧不了，還要照顧臥病的長輩。地中海飲食正是最適合這種需求的飲食模式，許多研究已證實，即使已出現慢性病症狀，也能透過地中海飲食來改善，阻止疾病惡化。只要早日調整飲食，我們依然能擁有健康的餘命，無需成為下一代的負擔。即便現在照顧的長輩健康狀況已經不佳，適時引入地中海飲食，仍能減緩老化與病情惡化的速度，讓長輩的生活更舒適。

此外，「逆齡抗老」並非中老年人的專利。這種飲食法除了能讓中年人生活更有品質，老年人享有健康的餘命和有尊嚴的生活外，也能讓年輕人更有活力。透過介紹地中海飲食的精神與內涵，我們希望讓「全齡」族群都能及早認識並採納這種正確的「逆齡抗老飲食」，為我們的健康儲值，從餐桌累積健康資本，延續青春活力。

「地中海飲食」已經成為一種精神、一種原則，並非只有地中海地區的居民才能實踐。這種飲食精神可以應用在各式餐點中，並根據季節或地區調整食材。接下來，我們就將介紹如何將地中海飲食的選食精神融入日常餐盤中！

## 4.1.2「地中海飲食精神」介紹

我們先來複習一下第一章中的地中海飲食主要原則：

- **日常生活**：多喝水、多運動。
- **每餐攝取**：蔬菜、水果、全穀雜糧類、豆類、橄欖油。
- **每天攝取**：乳製品（如起司和優格）、堅果種子。
- **每週攝取**：魚和海鮮每週至少攝取 3 次，而家禽類和蛋的食用次數不超過魚和海鮮。
- **限制攝取（每月偶爾吃或不吃）**：甜點、紅肉、精製澱粉、加工肉品。

以上的地中海飲食精神，相信大家在前面章節已充分了解其對健康的益處，但要如何把這精神落實到我們每日的餐盤中呢？其實，只要原則方向對了，無論到哪種餐廳、哪種料理方式，都可以吃對「地中海飲食」。接下來就帶大家看看如何規畫你的每一餐餐盤，讓飲食更符合地中海飲食的精神吧！

## 4.1.3 「地中海餐盤」中的食物視覺比例分配

以下這個餐盤就是地中海餐盤,接下來,我們將為大家詳細解析各類食物的特性,說明為何以這樣的視覺比例呈現在餐盤中,以及飲食順序的重要性。

**地中海餐盤的食物種類比例與飲食順序**

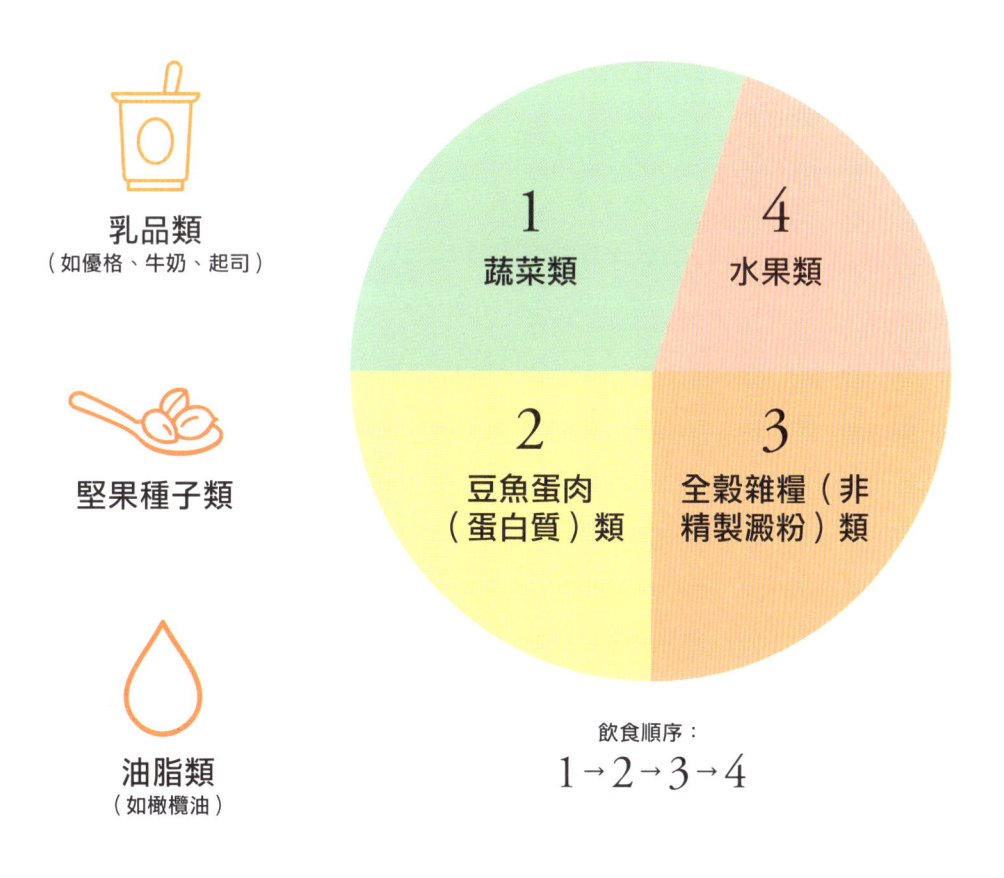

乳品類
（如優格、牛奶、起司）

堅果種子類

油脂類
（如橄欖油）

1 蔬菜類
2 豆魚蛋肉（蛋白質）類
3 全穀雜糧（非精製澱粉）類
4 水果類

飲食順序：
1 → 2 → 3 → 4

## 4.1.4「地中海餐盤」介紹

　　我們可以看到4.1.3這個地中海餐盤中有蔬菜類、豆魚蛋肉（蛋白質）類、全穀雜糧（非精製澱粉）類、水果類食物，餐盤外則有乳品類（如優格、牛奶或起司）、堅果種子類、油脂類（如橄欖油）。以下先來談談每一種食物在餐盤中的視覺比例分配。這些比例原則僅適用於一般大眾，若有特殊需求，如減重或腎臟病等健康狀況，比例可以諮詢營養師後再進行調整。

　　無論你是走進自助餐店還是吃合菜，或是自己在家裡煮，都可以把要吃的食物在一個盤子上按這個視覺比例做配置。當然，每個人因為身高、體重不同，運動量也不同，所需的「食物總量」也有所差異。建議大家以讓自己八至九分飽的總量來分配這個餐盤比例，盡量不要每餐都吃到十分飽，以減輕身體負擔。若要精算自己所需要的分量，可尋求營養師的協助。

　　有些人會問：「這些比例是指生的食材？還是煮過的食物？」答案是可以吃、煮過的食物才會放入餐盤裡。只要按照這個比例，飲食就可以達到基本均衡，維持健康的需求。不要太相信比例極端的飲食法，那些飲食方式很難長久維持，一種好的飲食法必須可行度要高，而且適口性要好，才可以陪伴我們長長久久。

　　接下來我們來仔細介紹一下以上餐盤中「色塊」及「圖形」的意義：

### ■ 綠色：蔬菜類

　　在這餐盤中，蔬菜的分量應該是占最大部分的，這和我們一般的飲食習慣不太一樣。通常我們都會先用飯、肉把自己餵飽，然後蔬菜隨便夾兩根而已。再看看我們平時買的便當，配的蔬菜也只有一點點，完全不符合地中海餐盤。

　　地中海飲食就是需要很多的膳食纖維、植化素及維生素、礦物質，蔬菜就是提供我們這些豐富營養素的重要食物。請大家每餐練習增加蔬菜分量，讓蔬菜成為餐盤的主角。

此外，這裡要提醒大家，我們這邊指的蔬菜是「非澱粉類的蔬菜」，像有些人把南瓜當作蔬菜，在營養學觀念上是錯的，南瓜是全穀雜糧（非精製澱粉）類的食物喔！而菇類、藻類則是歸類在蔬菜類，在布置餐盤時不要忘記它們。

### ■ 橘色：水果類

剛剛說完蔬菜，大家可能就會聯想到水果了。很多人說「蔬果一家」，但是它們真的不是一家，因為所含的「糖分」有差。減肥時可以吃大量的蔬菜，但是若你吃大量的水果，肯定瘦不下來。

在餐盤中，水果的分量永遠要比蔬菜少一份，才是對的比例。而且，水果建議可以放在餐後吃，稍後會再跟大家討論吃東西的順序。

### ■ 黃色：豆魚蛋肉（蛋白質）類

所謂蛋白質類食物，指的是能提供身體所需蛋白質的主要來源，如豆、魚、蛋、肉類。我們的身體需要蛋白質來修補細胞，如肌肉細胞、骨骼細胞、腦細胞、免疫細胞等等，甚至連我們的頭髮、指甲都需要蛋白質來合成，因此蛋白質不足將引發許多疾病。

要估算自己一天需要多少「蛋白質食物」前，先來說明一下，很多人把「蛋白質」和「蛋白質食物」搞混。我們一整天的飲食中，「蛋白質」的來源主要是來自於「蛋白質食物」（也就是本書提到的豆魚蛋肉類的食物），以及部分的「蛋白質」來自於全穀雜糧類、堅果類、乳製品等食物。請不要再把「蛋白質」和「蛋白質食物」搞混囉！

根據台灣衛生福利部「膳食營養素參考攝取量（DRIs）」第八版，成人的蛋白質建議攝取量為每公斤體重1.1公克，71歲以上長者則為1.2公克。以60公斤計算，成人每日建議攝取66公克蛋白質，長者則為72公克。但是，每天要攝取少克的「蛋白質」，對大部分的讀者應該是沒有概念要怎麼算，由於，「豆魚蛋肉類」是主要提供「蛋白質」的食物，因此，在估算一天所需的「豆魚蛋肉類食物」份量時，可參考一個簡單的估算方法：每10公斤體重約需1份「豆魚蛋肉類食物」。例如，若體重為60公斤，建議每日攝取約6份來自「豆魚蛋肉類食物」。1份的「豆魚蛋肉食物」可以提供7克的蛋白質，1份是什麼概念？就是一顆蛋或一杯豆漿或半盒嫩豆腐或半個掌心大小的魚肉。

這種簡單的「豆魚蛋肉類食物」計算方法，在一個均衡的餐盤下，加上其他種類食物的蛋白質來源，可以讓一個40～70公斤的成人，每日「蛋白質」的攝取量落在每公斤1.1～1.2公克之間，符合根據台灣衛生福利部的建議。

### ■ 咖啡色：全穀雜糧（非精製澱粉）類

全穀雜糧類就是指我們平時吃的飯、麵包、麵等主食。但在地中海飲食中，我們鼓勵大家多吃含有膳食纖維的非精製澱粉，如全穀雜糧類的糙米、地瓜、馬鈴薯、南瓜、皇帝豆、紅豆、綠豆等。

每餐全穀雜糧類的分量約占餐盤的1/4就好。我們平常吃的便當通常都飯太多，菜太少。所以自己在組合餐盤時，記得主食的視覺量和蛋白質食物的視覺量差不多，會是比較適當的比例。

### ■ 杯子狀：乳品類（如優格、牛奶、起司）

在餐盤外放有乳製品，是因為地中海飲食中幾乎每天都會吃優格。在我們的飲食指南中，會建議一天可以喝1.5～2杯（1杯約240 c.c.）的乳製品。我們不妨把牛奶換成優酪乳或優格，更符合地中海飲食的精神。優格或優酪乳除了和牛奶一樣有蛋白質和鈣質，更有好菌，而且乳糖的比例相對較少，比較不容易引起乳糖不耐症的問題。雖然我們不見得會每餐吃這些乳製品，但記得「每天」來一些優格或優酪乳，讓飲食更健康。

### ■ 湯匙狀：堅果種子類

在餐盤外放一個湯匙，裡面放的就是堅果種子類，這也是地中海飲食中重要的一環。雖然我們不太會每餐吃到堅果種子類食物，但建議大家一天攝取1份堅果種子類即可（1份約為1湯匙，以免洗餐具的塑膠湯匙為準），可作為健康點心。若要分配在三餐中食用，則可平均分成三等分，每餐約1茶匙，以確保適量攝取。堅果種子類食物不只可以豐富我們的餐盤，也能促進身體健康。但因為這類食物含豐富油脂，若多吃時，記得減少油脂攝取。

■ **油滴狀：油脂類（如橄欖油）**

在地中海飲食中，橄欖油為最主要的用油，尤其是初榨橄欖油更是主要的油脂來源。我們一整天需要的油脂大概是3～7茶匙，一茶匙大約5公克，這些油脂可以用在烹飪或是涼拌等料理方式中。

外面的餐廳由於成本問題，多會選擇omega-6脂肪酸高的油脂，如大豆油、玉米油等，所以，若在家自行烹調時，應多選用一些含omega-9脂肪酸高的油脂，如油酸高的芥花油、酪梨油、苦茶油，好讓身體有機會多接觸omega-9脂肪酸。

## 4.1.5 地中海餐盤的進食順序

　　如同前面4.1.3餐盤圖中所標示的進食順序1→2→3→4，原則上建議每餐從蔬菜先吃，再吃豆魚蛋肉（蛋白質）類食物，接著吃全穀雜糧（非精製澱粉）類，最後再吃水果，而且吃的速度愈慢愈好。但實際的進食順序可以蔬菜和豆魚蛋肉類食物輪流吃，總之，不要空腹時先吃非精製澱粉或水果。

　　至於應該先吃「蛋白質類」還是「蔬菜類」食物？答案是：都可以！無論是先吃蔬菜還是先吃肉類等蛋白質食物，其實最主要目的是要減少最後攝取醣類的分量，從而幫助維持血糖穩定。此外，目前研究認為，哪一口先吃並不會對胰島素產生顯著影響。

　　如果進食順序顛倒，也就是4（水果）→ 3（非精製澱粉）→ 2（蛋白質）→ 1（蔬菜），這樣的順序可能會導致血糖波動較大。進食順序的最大目的就是讓血糖保持穩定，而技巧就是「不甜的食物愈先吃，糖分愈高要愈後面吃」。不過提醒大家，有些食物雖然吃起來不甜，如：果醋、檸檬汁，但是因為它們是由糖分較高的水果所製成，所以仍然建議在進食順序上要往後面放，然後總量也需要留心唷！

　　再次強調，為什麼要每餐要有正確的進食順序？因為若進食順序對了，可以保持血糖的平穩，也就能減少發炎反應。研究表明，血糖穩定能減少氧化壓力，並降低促發炎細胞激素的生成，特別是對於肥胖和糖尿病族群。穩定的血糖濃度還能改善胰島素敏感性，從而減少與胰島素抵抗相關的發炎風險。在前面的章節提到，許多慢性病就是由慢性發炎引起的。因此，我們除了嚴選放在餐盤中的食物種類以及分量以外，進食的順序若對了，也可以減緩我們的發炎問題。

　　當大家把餐盤布置好、準備開動前，不妨先思考一下要從哪一類食物開始吃喔！

## 4.1.6 地中海餐盤中該如何挑選食材？

■ **蔬菜類的選擇**

在挑選蔬菜時，最好盤中要有各種顏色的蔬菜，才能夠獲得不同顏色的植化素。想像五色的蔬菜能組成一把保護傘，若總是少吃某種顏色的蔬菜，保護傘就會少一塊，對身體的保護力會不夠完整。以下試舉各種不同顏色蔬菜的例子，或許一餐內無法吃到全部顏色，但可以試試在一整天達到這個目標。

- **紅色**：大番茄、紅甜椒、紅蘿蔔、辣椒、紅鳳菜、甜菜根等。
- **綠色**：菠菜、青江菜、綠花椰菜、海帶、小白菜、芥藍菜、青椒、蘆筍、綠豆芽、羽衣甘藍、孢子甘藍等。
- **黃色**：玉米筍、黃甜椒、黃胡蘿蔔、黃櫛瓜、黃豆芽、薑等。
- **白色**：白菜、杏鮑菇、金針菇、白木耳、白蘿蔔、大蒜、洋蔥、牛蒡、白花椰菜、苦瓜、竹筍等。
- **紫色**：紫甘藍、茄子、紫菜、紫洋蔥、黑木耳等。（黑色食材也歸在紫色這一大類喔！）

■ **水果類的選擇**

在挑選水果時的原則和選擇蔬菜一樣，盤中最好有各種顏色的水果，才能夠獲得不同顏色的植化素。同樣的道理，若五色的水果能組成一把保護傘，總是少吃某種顏色的水果，保護傘就會少一塊，保護力就不完整了。以下試舉各種不同顏色的水果，或許一餐內無法吃到全部顏色，但可以試試看在一天內吃到。

- **紅色**：蘋果、草莓、紅葡萄、櫻桃、覆盆子、石榴、紅李子、西瓜、紅柚子、紅火龍果。
- **綠色**：奇異果、青蘋果、青葡萄、青檸檬、西洋梨、綠甜瓜、哈密瓜（綠肉）。
- **黃色**：鳳梨、芒果、黃西瓜、柿子、香瓜（黃皮）、哈密瓜（黃皮）、檸檬。

- **白色**：龍眼、荔枝、白桃、白草莓、水梨、香蕉、白火龍果等。
- **紫色**：藍莓、黑莓、紫葡萄、桑葚、李子、紫無花果、黑櫻桃等。

無論是蔬菜或是水果，我們最好選擇當季且在地的食材，才能保有最好的營養價值以及減少碳足跡。

### ■ 豆魚蛋肉（蛋白質）類食物的選擇

蛋白質食物的優先順序是豆＞魚＞蛋＞肉，以植物性蛋白質食物為優先，紅肉則是最後的選擇。

- **豆類（第一順位選擇）**

植物性蛋白質品質最好的就是「黃豆」，它號稱「土中的肉」，含有完整的胺基酸組成，也含有纖維、大豆異黃酮素，而且不含膽固醇。在餐盤的選擇上，黃豆及黃豆製品是首選，如豆腐、豆乾、納豆都是很棒的選擇。此外，毛豆及黑豆也可以放入我們的餐盤中。

- **魚類（第二順位選擇）**

在地中海飲食中會吃很多魚和其他海鮮，我們推薦omega-3脂肪酸含量豐富的魚，如鮭魚、鯖魚、秋刀魚等；此外，帶殼類的海鮮也是不錯的選擇，如蚵、蛤蜊、蜆；頭足類的海鮮如章魚、小卷、花枝、軟絲等，也都是優質的蛋白質食物選擇。

許多人誤以為海鮮的膽固醇含量很高，但其實大部分海鮮若少吃頭部、內臟或卵黃，都能大幅降低膽固醇的攝取。此外，海鮮中的飽和脂肪含量普遍較低，因此適量攝取海鮮，不僅有助於提供優質蛋白質，也是蛋白質類食物聰明的第二選擇。

- **蛋類（第三順位選擇）**

地中海飲食中，每週吃適量的蛋也是重要的。是否每天吃蛋，或是每天吃幾顆蛋才不會高膽固醇，都要以每個人的體質而定。一般來說，健康的人每天吃個幾顆蛋，血液中的膽固醇並不會因此而大幅增加，但若是身體調控機制比較不好的人,每天吃一顆甚至更多顆蛋,血液的膽固醇是很有可能上升的喔!因此,在地中海飲食中吃蛋的頻率,要看每個人的身體狀況而定。關於更多蛋攝取量的建議,可以參考2.7.2〈危機「脂」步,小心血脂異常引爆健康危機〉。

- **肉類(第四順位選擇)**

在肉類的選擇上,家禽肉優於家畜肉,也就是兩隻腳的白肉,一般來說優於四隻腳的紅肉。牛肉、豬肉、羊肉等紅肉的飽和脂肪酸含量較高,且比較容易引起慢性發炎反應,因此建議每週攝取不超過2份。相較之下,白肉的脂肪含量較低,對身體的負擔較小。至於加工紅肉,例如香腸、火腿、培根等,幾乎不會出現在地中海飲食的餐盤中。

餐盤中蛋白質的選擇,會影響到我們體內的慢性發炎反應,因此當我們購買食材時,就應該思考要優先選擇哪種蛋白質食材?買便當時也要想一下,我是要選擇魚還是牛肉?吃桌菜時,是要先夾豆腐多一點,還是豬肉多一點?

## 全穀雜糧(非精製澱粉)類的選擇

地中海餐盤強調要有含膳食纖維的主食,西方的飲食習慣多是吃全麥麵包、馬鈴薯為主,而在東方吃的大多是米飯。其實米飯就是非常好的澱粉來源,若能選擇有膳食纖維的糙米飯、五穀飯會更好。主食的選擇不必局限於米飯,可以多樣化搭配不同的含澱粉的原型食材。

- **穀類**:糙米、小麥、燕麥、蕎麥、小米、藜麥、玉米、黑米等。
- **根莖類**:馬鈴薯、番薯(地瓜)、山藥、芋頭、南瓜、蓮藕、菱角等。
- **豆類**:紅豆、綠豆、蠶豆、鷹嘴豆、豌豆(青豆仁)等。(小提醒:黃豆、毛豆、黑豆則是蛋白質食物喔!)

以上食材列出來,是不是覺得含有膳食纖維、可以放入餐盤中的非精製澱粉也是挺多的呢?

### ■ 乳品類的選擇

地中海飲食中的乳製品多是優格和優酪乳，我們營養師也非常推薦將優格和優酪乳放入每天的飲食計畫中，尤其是「無加糖」的。因為，除了蛋白質、鈣質之外，還可以補充好菌，這對我們整體身體健康很有幫助。若大家無法接受無加糖的口感，推薦大家可以將優格、優酪乳和水果一起吃，用水果天然的甜味來提升口感。而且水果和優格或優酪乳一起吃，整體升糖指數會下降，血糖波動比較平緩，是很聰明的搭配！

### ■ 堅果種子類的選擇

各種堅果都很適合放在地中海餐盤中，特別是omega-3脂肪酸較豐富的堅果，我們會推薦核桃、亞麻仁籽、奇亞籽等。堅果不僅營養豐富，還能與各類食物搭配，推薦大家善用堅果融入餐盤中來提升健康。

### ■ 油脂類的選擇

大家都知道地中海飲食中最常用的油是橄欖油。此外，我們也可以用高油酸的芥花油、苦茶油、酪梨油，它們和橄欖油一樣含有豐富的omega-9脂肪酸，對心血管的保護和抗發炎都有幫助。

大家不要怕吃油，適當地攝取好油對健康是必須的。不過我們現在外食的機會太多，一般來說外面的餐廳大多會用成本比較平價的沙拉油、玉米油這種含omega-6脂肪酸的油脂，比較會引起慢性發炎反應。因此，當我們有選擇時，可以提高omega-9脂肪酸的油脂比例。此外，提高omega-3脂肪酸的油脂（亞麻仁油）的使用，也可以降低體內的慢性發炎反應。

在我們每日的地中海餐盤中聰明地選擇油品，是控制慢性發炎的重要一環。

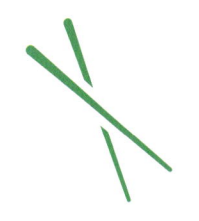

## 4.2 地中海餐盤示範食譜

這章節將實際帶大家製備各種地中海餐盤,從自煮到外食,教你如何把正確的食物放入餐盤中,形成一個完整的地中海餐盤。大家要記住,地中海飲食是一種「精神」,基本上可以應用在各式餐點及料理中,因此,大家只要懂得置換,很容易就能掌握其中的技巧。本章我們將會先告訴大家製作地中海餐盤的幾個原則,接著實際以西式、中式、日式、韓式、素食、超商等六種類型為例,讓大家看看地中海餐盤可以如何呈現。

### 六大類食物要出現在餐盤中

當然我們實際烹飪不太可能只煮一人份,所以,所有食譜都是以4人份的量來製備,而餐盤的呈現是希望大家清楚我們一餐中「六大類食物」大概的配置比例,如此才能達到健康均衡的標準。

我們來複習一下,六大類食物有哪些?

- 蔬菜類
- 豆魚蛋肉(蛋白質)類
- 全穀雜糧(非精製澱粉)類
- 水果類
- 乳品類
- 油脂與堅果種子類

其中水果和乳品類，正餐中不見得每次都能吃到，所以，我們有些食譜設計是讓水果和原味優格或是優酪乳變成一道飲品或點心，當水果加了乳製品後，升糖指數會比單吃水果低。此外，由於我們都選用無加糖的原味優格或優酪乳，有些人無法接受，但借用了水果本身的甜味，可以讓口感大大提升。當然，大家也可以把水果和乳製品分別享用喔！此外，有時我們也可以讓乳製品入菜，例如優格可以當沙拉醬，起司可以拌入沙拉中，甚至牛乳可以煮成湯，如此，都可以增加乳製品的攝取量。

## 六大消防員要出現在餐盤中

除了強調要注意六大類食物的齊備外，本書設計的地中海食譜還有另一個重點，就是 1.4 節所提到的「抗老救火隊」要盡量放入餐盤中，才能幫助我們對抗慢性發炎與遠離疾病，讓我們的人生邁向健康與充滿活力的逆齡新境界。

所謂的「消防員」，就是我們在地中海飲食中非常強調的、從飲食中能得到的「抗發炎」元素。我們再來複習一下，地中海飲食中有哪幾位消防員：

- **一號消防員──膳食纖維**：地中海飲食中，膳食纖維主要來自於全穀雜糧、蔬菜、水果、豆類。
- **二號消防員──植化素**：地中海飲食中，植化素主要來自於全穀雜糧、蔬菜、水果、豆類及初榨橄欖油。
- **三號消防員── omega-3 脂肪酸**：地中海飲食中，omega-3 脂肪酸主要來自於魚類和堅果。
- **四號消防員── omega-9 脂肪酸**：地中海飲食中，omega-9 脂肪酸主要來自於橄欖油和堅果。
- **五號消防員──天然好菌**：地中海飲食中，天然好菌的主要來源包括優格（如希臘優格）、優酪乳等發酵乳製品。
- **六號消防員——植物性蛋白質**：地中海飲食中，植物性蛋白質主要來自於豆類、堅果與種子類、全穀雜糧等。

我們在製備每一餐的餐盤時，其實要把「六大消防員」都叫齊並不容易，但大家要有這六大消防員在心中，若這一餐少了一兩位，記得在吃其他餐的時候把上次沒有「出席」的消防員叫回來。例如，地中海料理中會吃一些優格，但我們的料理或習慣不見得每餐都會吃到優格，尤其是習慣喝牛奶而較少食用優格的人，或許就可以補充一些益生菌增加腸道好菌。更詳細的例子，我們將在後面的食譜中示範。

## 一整天把餐盤的成員補齊就可以！

以上兩段介紹了餐盤中的「六大類食物」和「六大消防員」後，或許大家會開始焦慮、緊張，擔心無法每餐都把餐盤中的成員叫齊。當然，我們不見得每一餐都會吃得十分均衡健康，也不一定每種大類的食物都吃到足夠，我們必須學會，當發現自己吃得不足夠時，記得在另外一餐把分量補足就可以。我們能以「一天」為單位來檢視自己的飲食就已經很棒了！

當大家融會貫通後，無論是自己煮，或是去自助餐、吃合菜時，都可以盡量幫自己布置一個健康又美味的地中海飲食餐盤。而當發現自己餐盤不完美時，真的不要沮喪，我們盡量讓「一整天」接近完美就夠了。

## 懂得置換食材、注意烹調方式！

以下每套食譜都以餐盤呈現，是把營養師家中的餐食搬到書中與大家分享。因為營養師不是廚師而是家庭主婦，因此會盡量以簡單的烹調手法呈現，如烤、蒸、煮、炒、燉、涼拌等方式,而油炸不但麻煩又不健康,我們會盡可能避免。

餐盤的呈現主要是帶著大家能正確地把六大類食物放入該放的位置,但有時也可以靈活運用,與其他類食物進行搭配。以下餐盤設計的核心目標,是教大家盡量不要遺漏掉任何一大類的食物,而每一大類食物中,其實也可以選擇不同食材來置換,並在食譜範例中以「替代食材」呈現。例如,地中海料理中的油品盡量以橄欖油為主,但煮中式餐點時也可以用苦茶油代替。希望大家可以舉一反三,靈活運用。

## 檢視自己餐盤有幾分?

我們為了增加趣味性,會帶著大家來評比以下六大餐盤的排名,也會跟大家分析為何有些餐盤會得冠軍、有些餐盤名次不佳,藉此也讓大家檢視自己的餐盤。請記住!當這餐的餐盤沒有得到滿分時,真的沒有關係,我們有一天的時間來調整我們進食的內容。

餐盤的評分標準如下:

- 點名是否「六大類食物」都全員到齊,若都到齊了,那麼就能獲得 6 分滿分;接著點名「六大消防員」是否也到齊,若都到齊了,我們也給 6 分滿分!所以,若餐盤得了 12 分,表示這餐盤算是一個很棒的地中海餐盤。
- 在以下六個餐盤中,我們刻意設計了「冠軍餐盤」以及「不完美餐盤」,帶著大家幫餐盤評分。透過這種方式,我們更能學習到餐盤中哪裡不足。大家若都學會評分,有了檢視自己餐盤的能力,就能幫自己組成自己的冠軍地中海餐盤,更進一步邁向抗老逆齡的健康生活了。

## 關於分量的計算

至於分量,當然每個人需要的分量不一樣。有的人需要比較小盤,有些人需要比較大盤,我們很難在此針對每個人的需求量身訂做。因此,在餐盤評分的過程中,我們並沒有納入「分量」這個標準,但請大概把握住一個原則:蔬菜類要多一點,視覺上在餐盤中應如4.1.3圖中的綠色;豆魚蛋肉(蛋白質)類食物的分量,在餐盤中如圖中的黃色;全穀雜糧(非精製澱粉)類食物的分量,在餐盤中如圖中的咖啡色;水果類的分量,在餐盤中則如圖中的橘色。在布置自己的餐盤時,把握這原則,應該就能八九不離十符合健康均衡的原則。

而乳品類、堅果種子類不見得每餐都會吃到。以一整天來算,乳品類(如牛乳)可以一天1.5～2杯;堅果種子類可以一整天中以1份為原則,1份大約是1湯匙;我們一整天需要的油脂類則大概3～7茶匙,1茶匙大約5公克,這些油脂可以用在烹飪或是涼拌等。若我們攝取的堅果多一點時,自己減少一下油脂的攝取量即可。

若大家對分量很有興趣,並想進一步理解如何計算自己需要的分量,建議大家可以到醫院或診所找營養師做個人飲食諮詢,就能得到更精準的分量建議。

# 西式地中海餐盤
## 示範食譜

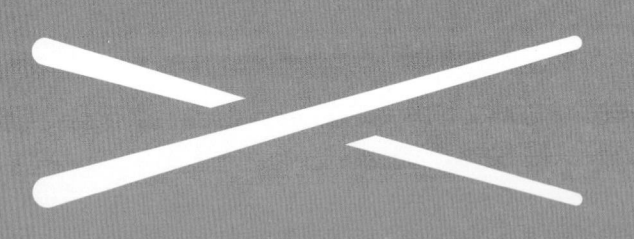

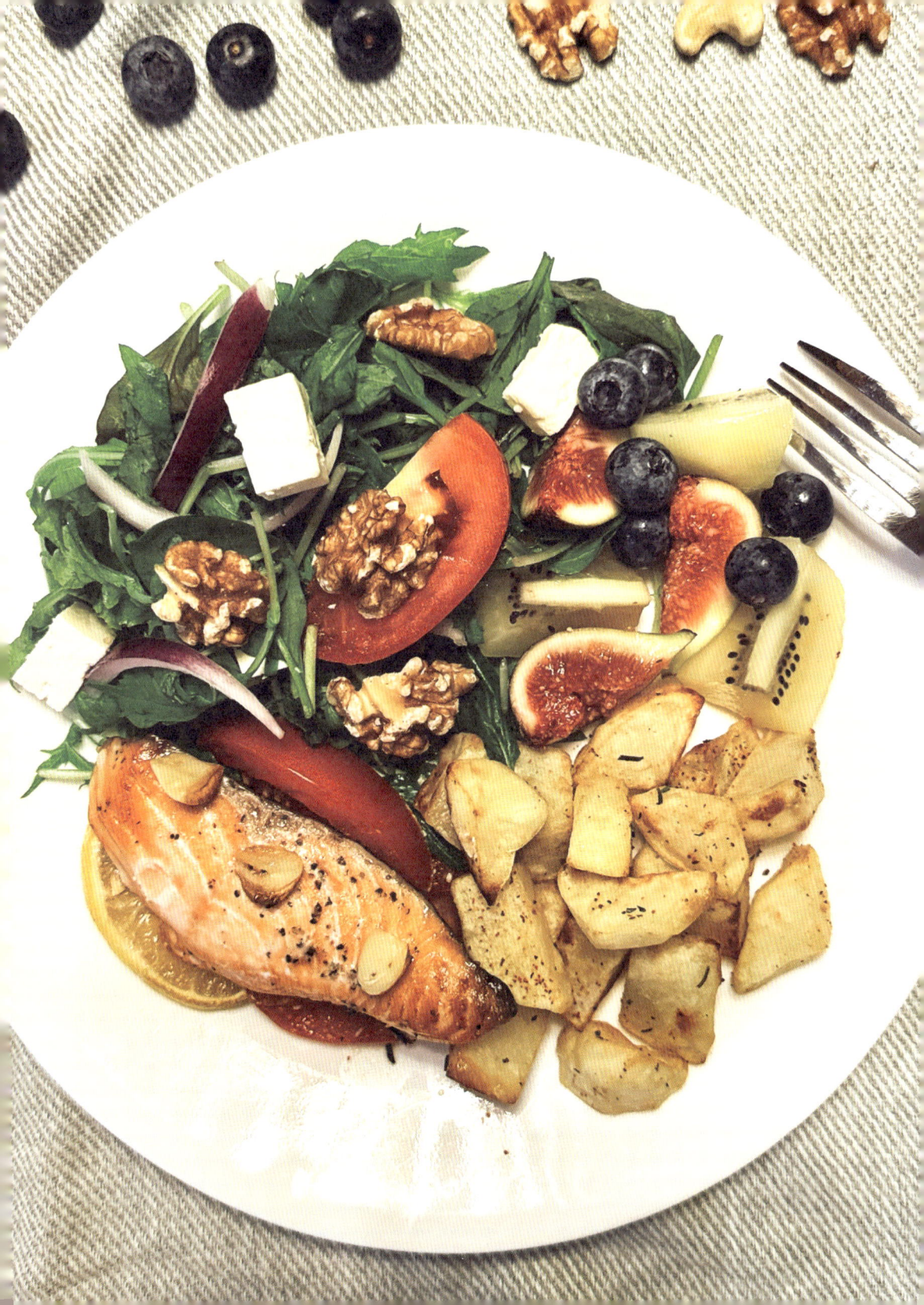

地中海綠色
田園沙拉

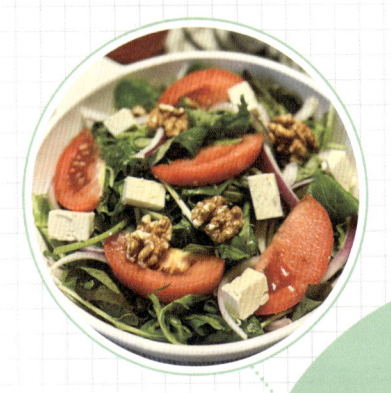

地中海純天然
水果拼盤

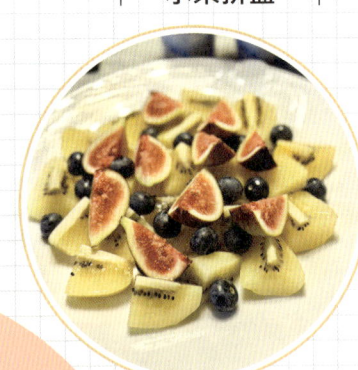

1
蔬菜類

4
水果類

2
豆魚蛋肉
（蛋白質）類

3
全穀雜糧
（非精製澱粉）
類

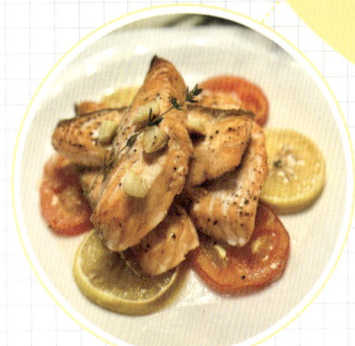

地中海
檸檬烤鮭魚

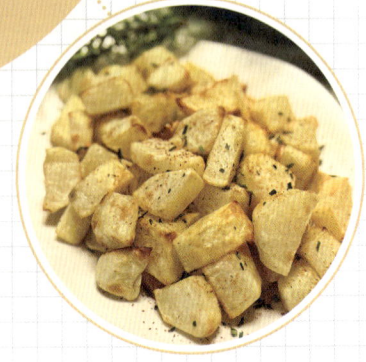

地中海香草
烤馬鈴薯塊

**六大類食物點名囉！** 　　　　　　　　　　　　　　　　　得分：**6** 分

**蔬菜類**：綠葉蔬菜、大番茄、紅洋蔥
**豆魚蛋肉（蛋白質）類**：鮭魚
**全穀雜糧（非精製澱粉）類**：馬鈴薯
**水果類**：藍莓、無花果、奇異果
**油脂與堅果種子類**：核桃、初榨橄欖油
**乳品類**：起司

**六大消防員點名囉！** 　　　　　　　　　　　　　　　　得分：**5.5** 分

**一號消防員——膳食纖維**：主要來自混合綠葉蔬菜、大番茄、紅洋蔥、馬鈴薯、核桃、藍莓、無花果、奇異果等。
**二號消防員——植化素**：主要來自混合綠葉蔬菜、大番茄、紅洋蔥、馬鈴薯、核桃、藍莓、無花果、奇異果、初榨橄欖油。
**三號消防員—— omega-3 脂肪酸**：主要來自核桃、鮭魚。
**四號消防員—— omega-9 脂肪酸**：主要來自於橄欖油。
**五號消防員——天然好菌**：主要來自起司。
**六號消防員——植物性蛋白質**：主要來自核桃等，但是分量不夠多，這項無法得到滿分。（扣0.5分）建議在攝取別餐時，多以植物性蛋白質食物（如黃豆、毛豆、黑豆及豆類製品）來代替動物性蛋白質食物。

**餐盤總評** 　　　　　　　　　　　　　　　　　　　　　得分：**11.5** 分

會失一點分數，是因為植物性蛋白的分量不夠多，記得當天的其他餐可以多補一些植物性蛋白質，如黃豆、毛豆、黑豆或其他豆製品。

這是一套西式地中海餐盤，我們把乳製品（新鮮乳酪）和堅果放入沙拉中。雖然把水果放在沙拉中很常見，但我們還是建議食用順序上，把水果放在最後面吃，比較可以平穩血糖。這套餐盤非常容易製備，完全不用起油鍋，適合任何廚藝水準的人喔！

### 食材｜(4人份)

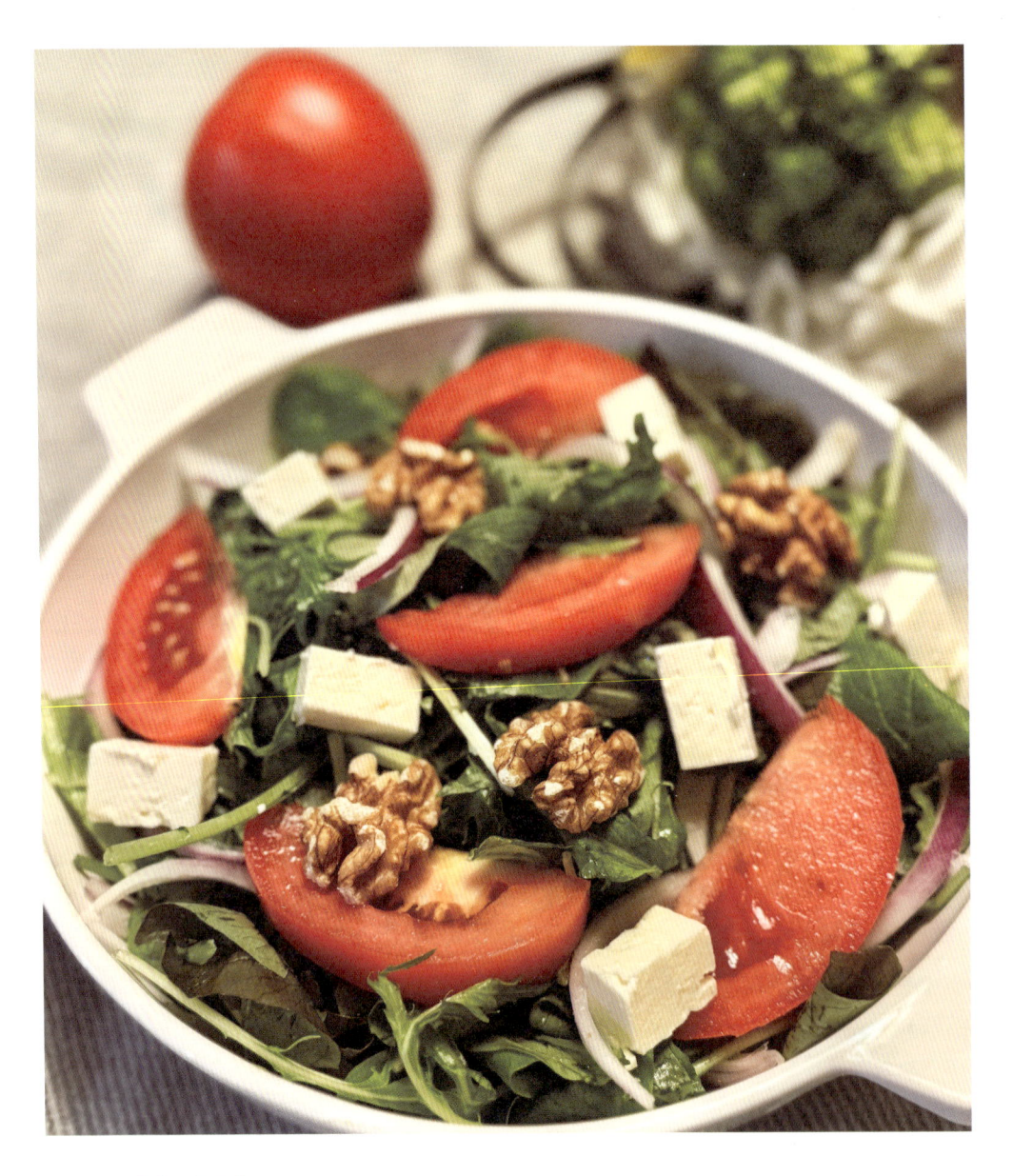

混合綠葉蔬菜（如羅馬生菜、芝麻菜、菠菜或羽衣甘藍）：200 克
大番茄：1 顆，切成薄片或大丁
紅洋蔥：1/2 顆，切薄片
帕瑪森起司：50 克，捏碎或切小塊
核桃：2 湯匙，烤香

橄欖油：2 湯匙
檸檬汁：2 湯匙
紅酒醋或巴薩米可醋：1 湯匙
乾百里香：1 茶匙（選用）
黑胡椒：適量

# 1 地中海綠色田園沙拉

## 作法

1. **準備綠色蔬菜**：將混合綠葉蔬菜洗淨，瀝乾後放入沙拉大碗中。
2. **處理蔬菜**：將大番茄切薄片或大丁，紅洋蔥切薄片。
3. **製作醬汁**：在小碗中混合橄欖油、檸檬汁、紅酒醋、乾百里香和黑胡椒，攪拌均勻。
4. **組合沙拉**：將大番茄和紅洋蔥加入沙拉碗，淋上調好的醬汁，輕輕翻拌均勻。
5. **裝盤與點綴**：將沙拉盛入大盤，撒上起司和烤香的核桃作為點綴。

## 營養說明

地中海餐盤中，蔬菜類其實是餐盤中占最大部分的。西式地中海料理中，涼拌蔬菜沙拉是非常方便的一道菜，把自己喜歡的各色蔬菜放入組合中，加調味料、橄欖油就可以食用了。盡量挑選各種不同顏色蔬菜的組合，才能得到多元的植化素。蔬菜量要足夠，也才能提供豐富的膳食纖維喔！在地中海飲食中，運用初榨橄欖油涼拌是重點，可以增加 omega-9 脂肪酸的攝取。最後用起司、堅果拌入沙拉，不只增加風味，起司可以增加蛋白質和鈣質的營養成分，堅果可以增加單元不飽和脂肪酸及一些礦物質的營養提供。這是一道美味、營養兼具的健康沙拉。

## 替代食材

- **混合綠葉蔬菜**：可替代為單一品種蔬菜，如羅馬生菜、芝麻菜、菠菜、紅葉萵苣，若無綠葉蔬菜，可用新鮮豆苗或茭白筍切絲提供清爽口感。
- **大番茄**：可替代為烤甜椒條，增加甜味和柔軟口感；或使用櫛瓜片，輕微燙熟或生食，風味溫和且易搭配。
- **紅洋蔥**：可替代為黃洋蔥，風味較溫和，但仍有洋蔥的特有香氣；或使用青蔥段，味道清新。
- **核桃**：可替代為烤杏仁片或烤松子，保留堅果的香氣和酥脆口感。

**食材｜（4 人份）**

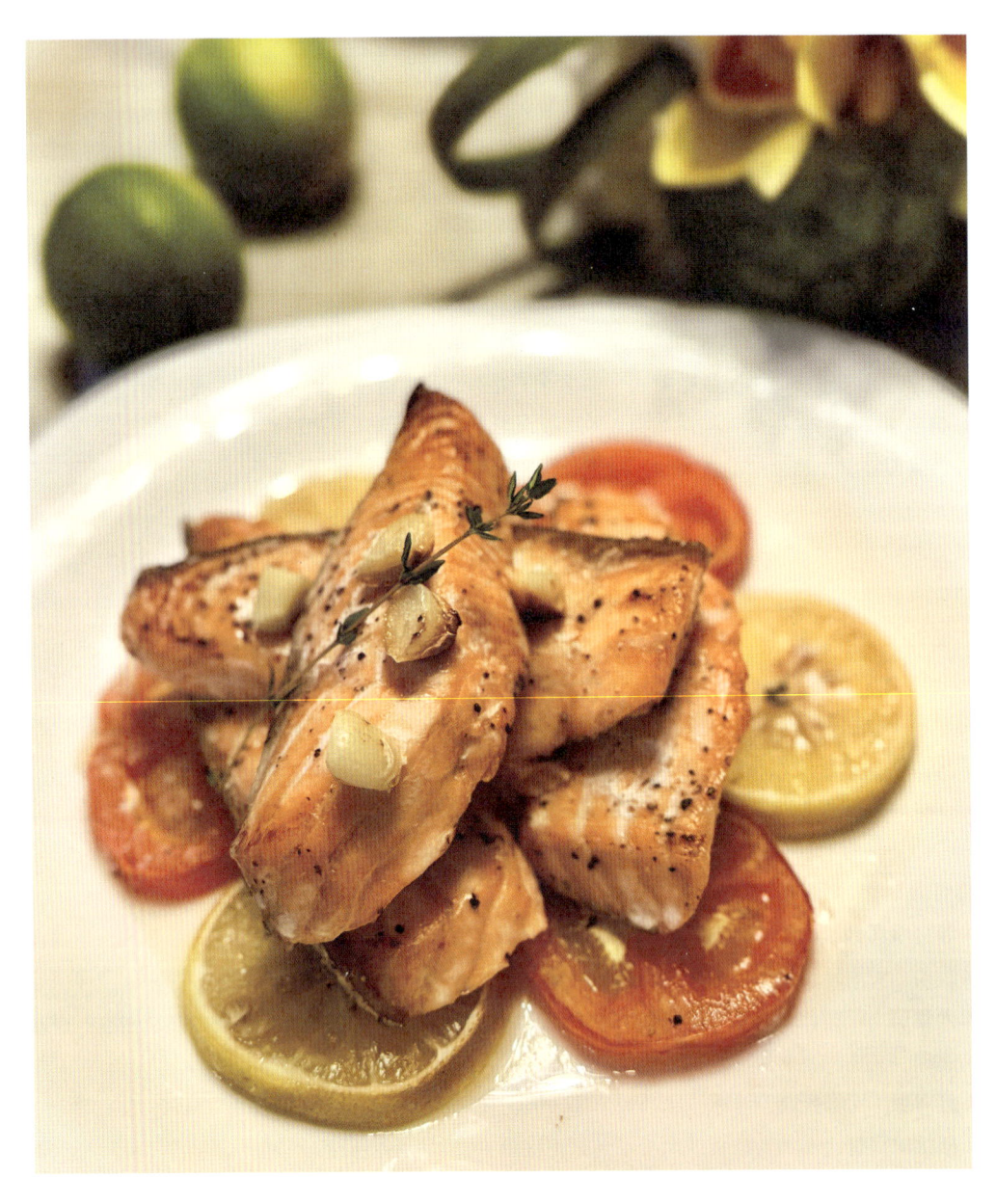

鮭魚排：4 片（每片約 100～120 克）
檸檬：1 顆切片 + 半顆檸檬榨汁
大蒜：4 瓣，切丁
大番茄：2 顆，切片
鹽：1 茶匙
黑胡椒：適量
橄欖油：2 湯匙
迷迭香：乾的 1 茶匙或新鮮 2 小枝，切碎
百里香：乾的 1 茶匙或新鮮 2 小枝，切碎

# 2 地中海檸檬烤鮭魚

## 作法｜

1. **準備烤箱**：預熱至 180°C。
2. **魚排調味**：將鮭魚排擦乾，用鹽和黑胡椒均勻調味，靜置 10 分鐘。
3. **準備烤盤**：在烤盤上鋪上烤盤紙或鋁箔，方便清潔。
4. **鋪底蔬果**：在烤盤上鋪一層檸檬片和大番茄片，作為鮭魚的墊底。
5. **放置鮭魚**：將鮭魚排放在蔬果層上，撒上大蒜丁，然後將檸檬汁淋在鮭魚表面，最後均勻刷上一層薄薄的橄欖油（可用其他植物油替代）。
6. **烘烤**：將烤盤放入預熱好的烤箱，180°C 烤約 25 分鐘，至鮭魚熟透但仍保有濕潤感。根據口感喜好，可在最後 3 分鐘開啟烤箱上火，讓鮭魚表面微焦。
7. **裝盤**：取出烤盤，將鮭魚與蔬果一同盛入盤中，再將檸檬汁澆在鮭魚上，撒上黑胡椒後，並用新鮮迷迭香或百里香裝飾。

## 營養說明｜

地中海飲食中常用魚類作為蛋白質來源，尤其是富含 omega-3 脂肪酸的魚類，都可以作為食材的替代品。Omega-3 脂肪酸是人體中非常重要的抗發炎營養素，這是我們要選擇富含 omega-3 脂肪酸的魚類放在地中海餐盤中的原因。

## 替代食材｜

鮭魚可替換為以下食材：

- **鯖魚**：脂肪含量高，富含 EPA 和 DHA，味道濃郁且烤製後非常香。
- **沙丁魚**：體型小但營養密度極高，烤製後風味香濃，且富含鈣質（如果帶骨食用）。
- **秋刀魚**：適合喜歡濃郁脂香風味的人，肉質豐富且多脂。

### 食材｜（4 人份）

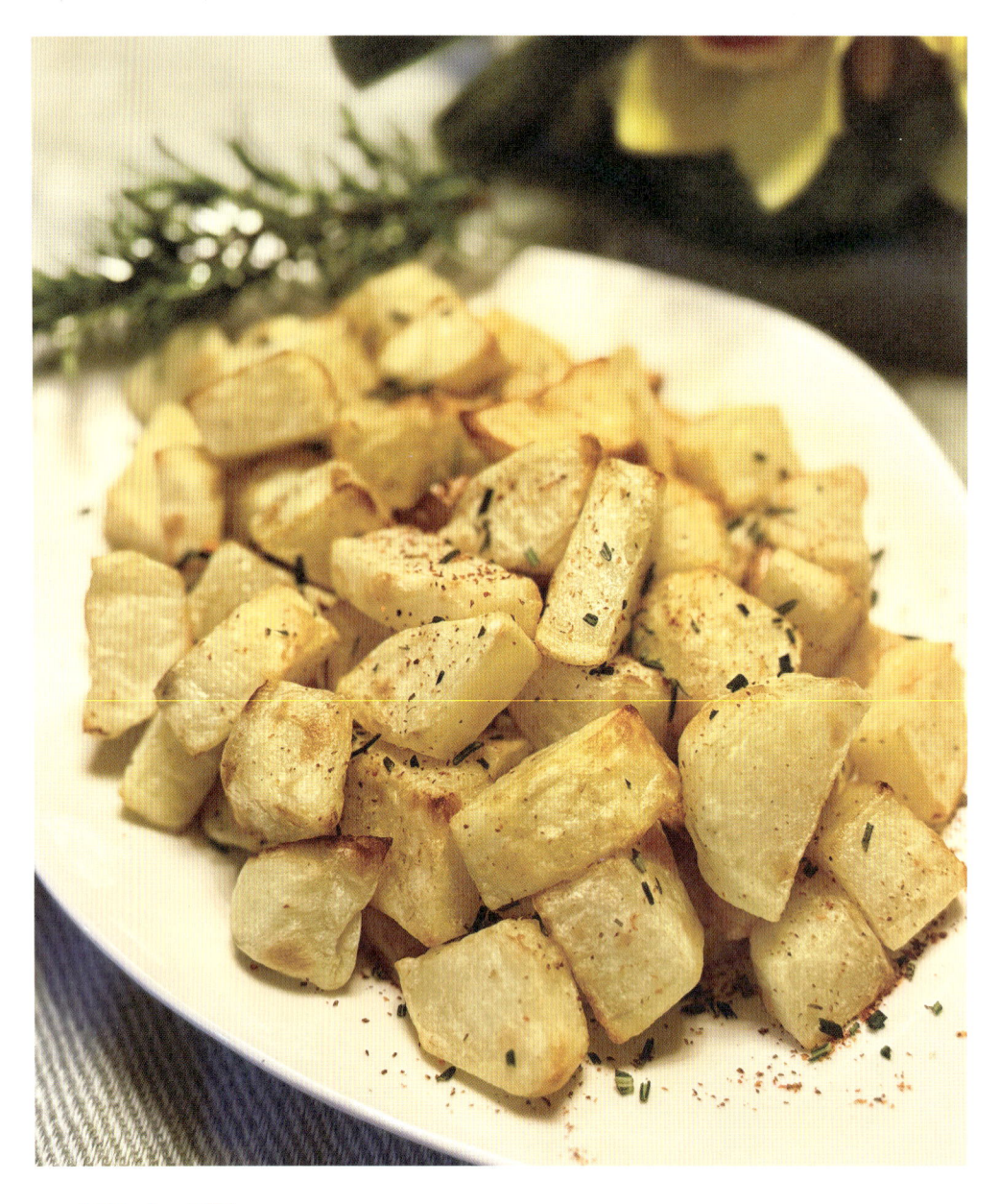

馬鈴薯：800 克（約中型 4～5 顆），切塊（約 2～3 公分）
橄欖油：1 湯匙
檸檬：1/2 顆，榨汁並切幾片作裝飾
大蒜：4 瓣，壓碎（或切片）

迷迭香：乾的 1 茶匙或新鮮 2 小枝，切碎
百里香：乾的 1 茶匙或新鮮 2 小枝，切碎
紅椒粉（選用）：1 茶匙（增加顏色與風味）
鹽：適量（依口味調整）
黑胡椒：適量

# 3 地中海香草烤馬鈴薯塊

## 作法

1. **準備烤箱與烤盤**：將烤箱預熱至 180°C。在烤盤上鋪上一層烤盤紙或鋁箔，方便清潔。
2. **處理馬鈴薯**：馬鈴薯洗淨後去皮（或留皮，增加口感），切成 2～3 公分的塊狀，放入大碗中。
3. **混合調味料**：在馬鈴薯塊中加入橄欖油、檸檬汁、大蒜、迷迭香、百里香。用手或湯匙充分拌勻，確保每塊馬鈴薯都均勻裹上調味料。
4. **烘烤**：將調味好的馬鈴薯均勻鋪在烤盤上，不要重疊，讓馬鈴薯能均勻受熱。放入烤箱烤約 25 分鐘，期間每 10 分鐘翻動一次，直到馬鈴薯表面金黃酥脆。
5. 撒上適量紅椒粉和黑胡椒。
6. **裝盤與點綴**：將烤好的馬鈴薯盛入盤中，可以再撒上一些新鮮迷迭香或百里香增添香氣。

## 營養說明

馬鈴薯為原型的澱粉來源食材，還富含纖維、鉀離子及維生素 C。在烹調這道馬鈴薯時，可以帶皮一起食用，更增加膳食纖維，有助於促進腸胃蠕動、改善便祕。在吃馬鈴薯時，不建議做成馬鈴薯泥食用，因為這樣會降低咀嚼次數，導致進食速度過快，可能影響飽足感的控制，進而增加總攝取量。

## 替代食材

- **馬鈴薯**：可替代為地瓜，帶有自然甜味；或紫馬鈴薯增加視覺層次和抗氧化效果。
- **檸檬**：可替代為萊姆或橘子，風味更柔和或微甜。
- **乾迷迭香和百里香**：可替代為義大利香料粉。

**食材｜（4人份）**

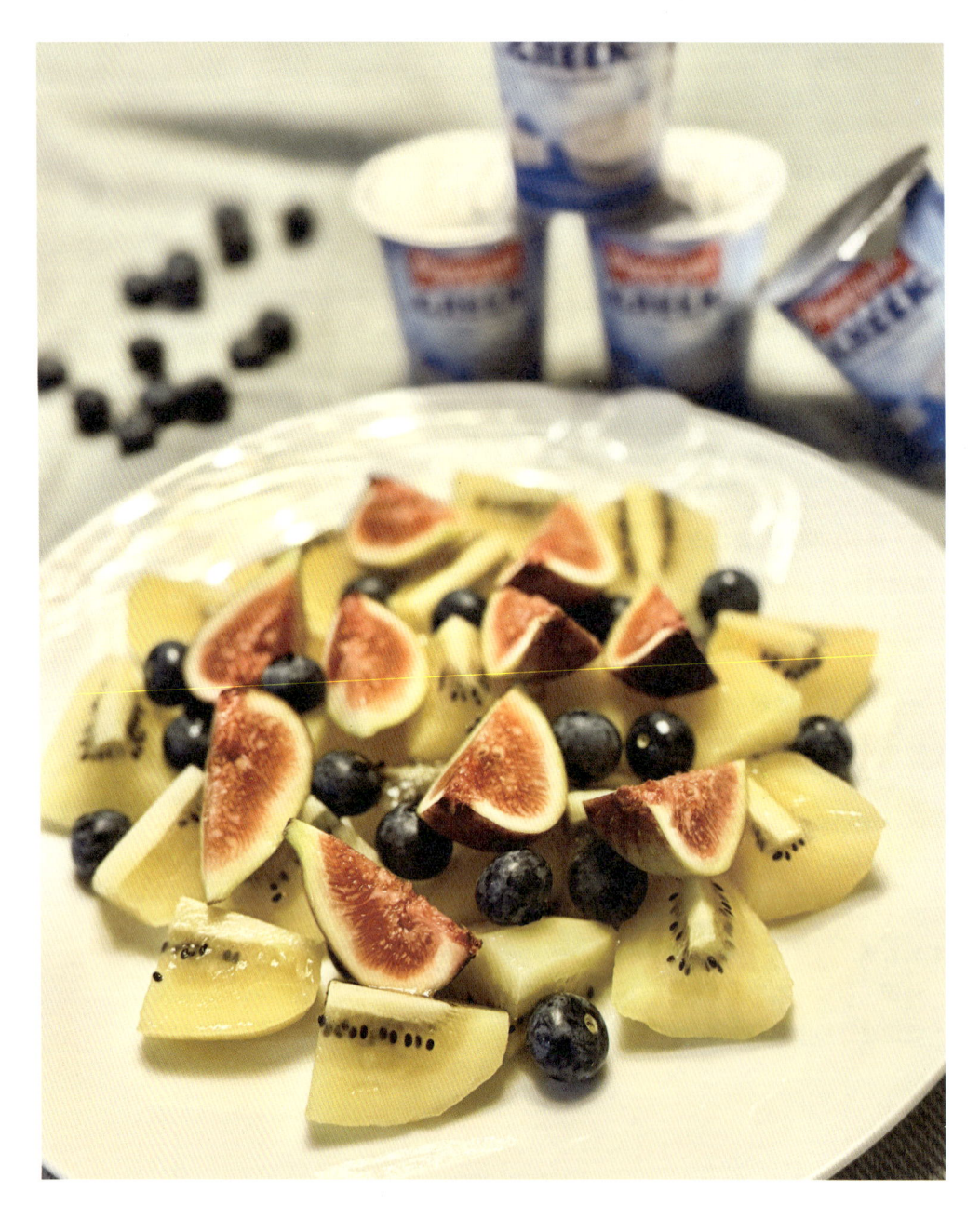

無花果：4顆，對半切或切成四等份
黃金奇異果：4顆，去皮切塊

藍莓：1杯，清洗後瀝乾
薄荷葉（選用）：適量，用於裝飾

# 4 地中海純天然水果拼盤

## 作法 |

1. **準備水果**：無花果對半切或切成四等份，奇異果切成均勻的塊狀，藍莓洗淨瀝乾。
2. **拼盤設計**：奇異果放在外圈，形成黃色邊框。無花果放在中間，展示其紫紅與黃色的對比。藍莓撒在盤中的空隙處作為點綴。
3. **裝飾與完成**：若有薄荷葉可用於點綴拼盤，增添清新的香氣和視覺效果，即可上桌。

## 營養說明 |

無花果提供膳食纖維和多酚，有助於腸道健康和抗氧化，且含有鉀，對心血管有益。奇異果富含維生素 C 和膳食纖維，能促進消化並提升免疫系統功能。藍莓含豐富的花青素和抗氧化劑，有助於減少自由基損傷，保護大腦與心血管健康。薄荷葉提供天然清新香氣，並增加整道拼盤的地中海風味。

## 替代食材 |

- **無花果**：可用桃子切片替代，提供柔軟口感與天然甜味。
- **黃金奇異果**：可替代為綠色奇異果或綠蘋果薄片，增加酸甜層次。
- **藍莓**：可替代為覆盆子或紅醋栗，保持鮮艷色彩與酸甜平衡。

# 中式地中海餐盤
## 示範食譜

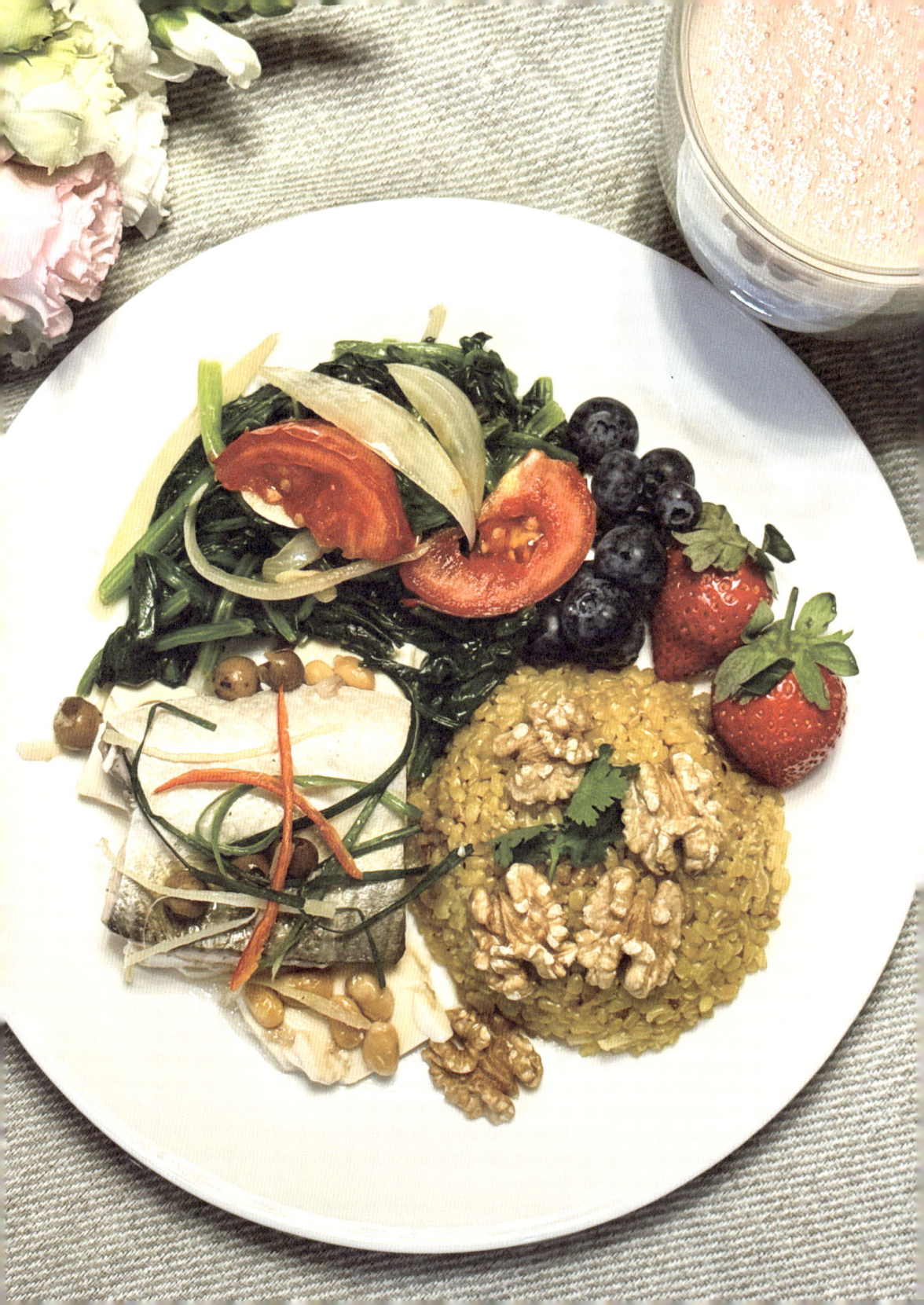

| 中式地中海風味　苦茶油炒蔬菜 | 地中海風味堅果　水果優酪乳飲 |

| 1 蔬菜類 | 4 水果類 |
| 2 豆魚蛋肉（蛋白質）類 | 3 全穀雜糧（非精製澱粉）類 |

| 中式破布子　豆腐蒸魚 | 中式地中海風味　薑黃糙米飯 |

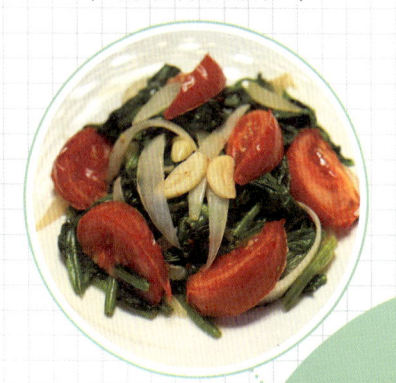

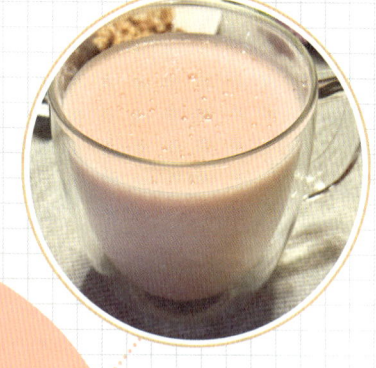

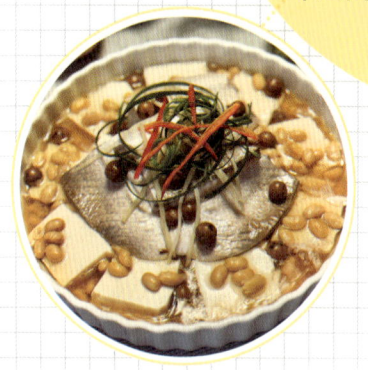

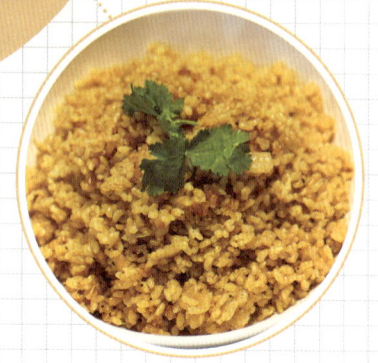

## 六大類食物點名囉！　　　　　　　　　　　　　　　　　得分：6 分

**蔬菜類**：菠菜、大番茄、洋蔥、蒜頭、薑、蔥
**豆魚蛋肉（蛋白質）類**：虱目魚肚、黃豆、豆腐
**全穀雜糧（非精製澱粉）類**：糙米飯（含薑黃）
**水果類**：香蕉、草莓、藍莓等
**油脂與堅果種子類**：核桃、橄欖油
**乳品類**：無加糖優酪乳

## 六大消防員點名囉！　　　　　　　　　　　　　　　　　得分：6 分

**一號消防員——膳食纖維**：主要來自菠菜、大番茄、洋蔥、蒜頭、薑、蔥、薑黃、香蕉、草莓、藍莓、核桃、黃豆等。
**二號消防員——植化素**：主要來自菠菜、大番茄、洋蔥、蒜頭、薑、蔥、薑黃、香蕉、草莓、藍莓、核桃、黃豆等。
**三號消防員—— omega-3 脂肪酸**：主要來自核桃、虱目魚肚。
**四號消防員—— omega-9 脂肪酸**：主要來自苦茶油。
**五號消防員——天然好菌**：主要來自無加糖優酪乳。
**六號消防員——植物性蛋白質**：主要來自黃豆、豆腐、核桃等。

## 餐盤總評　　　　　　　　　　　　　　　　　　　　　　得分：12 分

恭喜得到冠軍餐盤！🏆 這套中式餐盤，六大類食物和六大消防員全部到齊，所以得了滿分，可以算是一道很棒的抗老逆齡地中海餐盤。

這盤中式套餐搭配了一杯特別的飲料，把水果、堅果和優酪乳一起打，等於把三大類的食物放在一杯飲料中了，是很聰明的作法，大家可以常善用這種方式，靈活補充飲食中可能缺少的食物類別。

### 食材｜（4 人份）

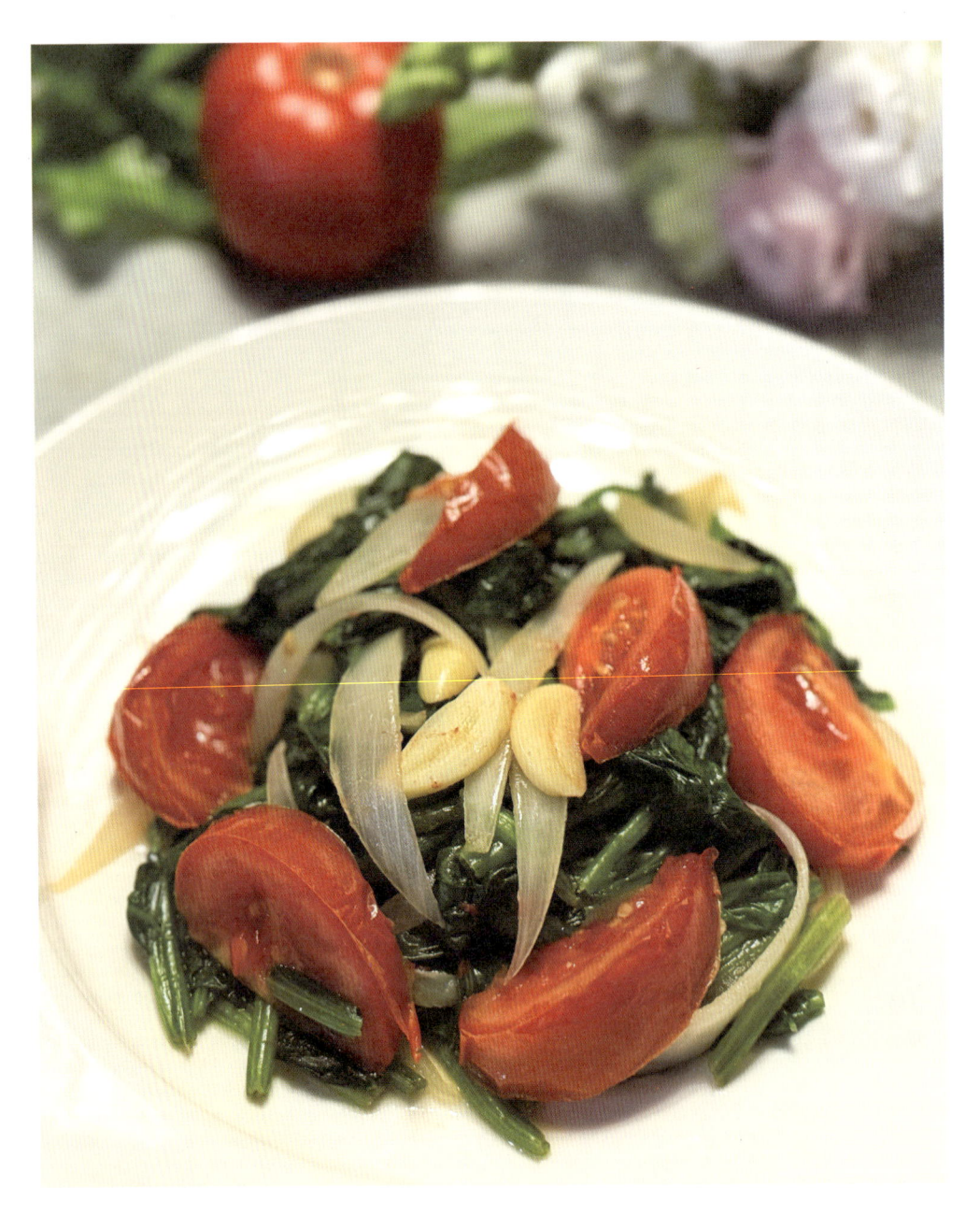

菠菜：400 克，洗淨切段
大番茄：2 顆，切片
洋蔥：半顆，切片
蒜頭：3 瓣，切片

苦茶油：2 湯匙
鹽：1/2 茶匙（依口味調整）
黑胡椒：適量

# 1 中式地中海風味苦茶油炒蔬菜

### 作法｜

1. **準備食材**：菠菜洗淨後切段；大番茄對切片；洋蔥切片；蒜頭切片備用。
2. **加熱苦茶油**：在熱鍋中加入 2 湯匙苦茶油，用中小火加熱，爆香蒜片和洋蔥至稍微金黃。
3. **加入大番茄**：加入大番茄，繼續翻炒 1 分鐘，讓番茄釋放出自然的酸甜味。
4. **加入菠菜**：將菠菜放入鍋中翻炒 2 分鐘，至菠菜稍微變軟。
5. **調味**：加入鹽和黑胡椒，快速拌勻。
6. **裝盤**：將炒好的蔬菜盛入盤中。

### 營養說明｜

在中式烹調中可以運用苦茶油，它含有豐富的單元不飽和脂肪酸，有助於心血管健康，抗氧化效果也極佳。菠菜富含維生素 A 和膳食纖維，有助於增強免疫力與促進腸道健康。大番茄提供番茄紅素和維生素 C，有助於抗氧化和減少自由基損傷。蒜頭有天然的抗菌成分，能幫助提升免疫力。

這是一道富含葉黃素、番茄紅素等植化素、維生素 A、膳食纖維以及 omega-9 脂肪酸的蔬菜料理，健康又美味。雖然是中式料理，卻也充滿了地中海飲食的營養元素。

### 替代食材｜

- **菠菜**：可替代為空心菜、莧菜、A 菜或芥藍菜，帶來不同的口感和營養。
- **大番茄**：可換成紅蘿蔔增加甜味與顏色。
- **苦茶油**：可替代為橄欖油或酪梨油，但需注意風味的調整。

### 食材｜（4 人份）

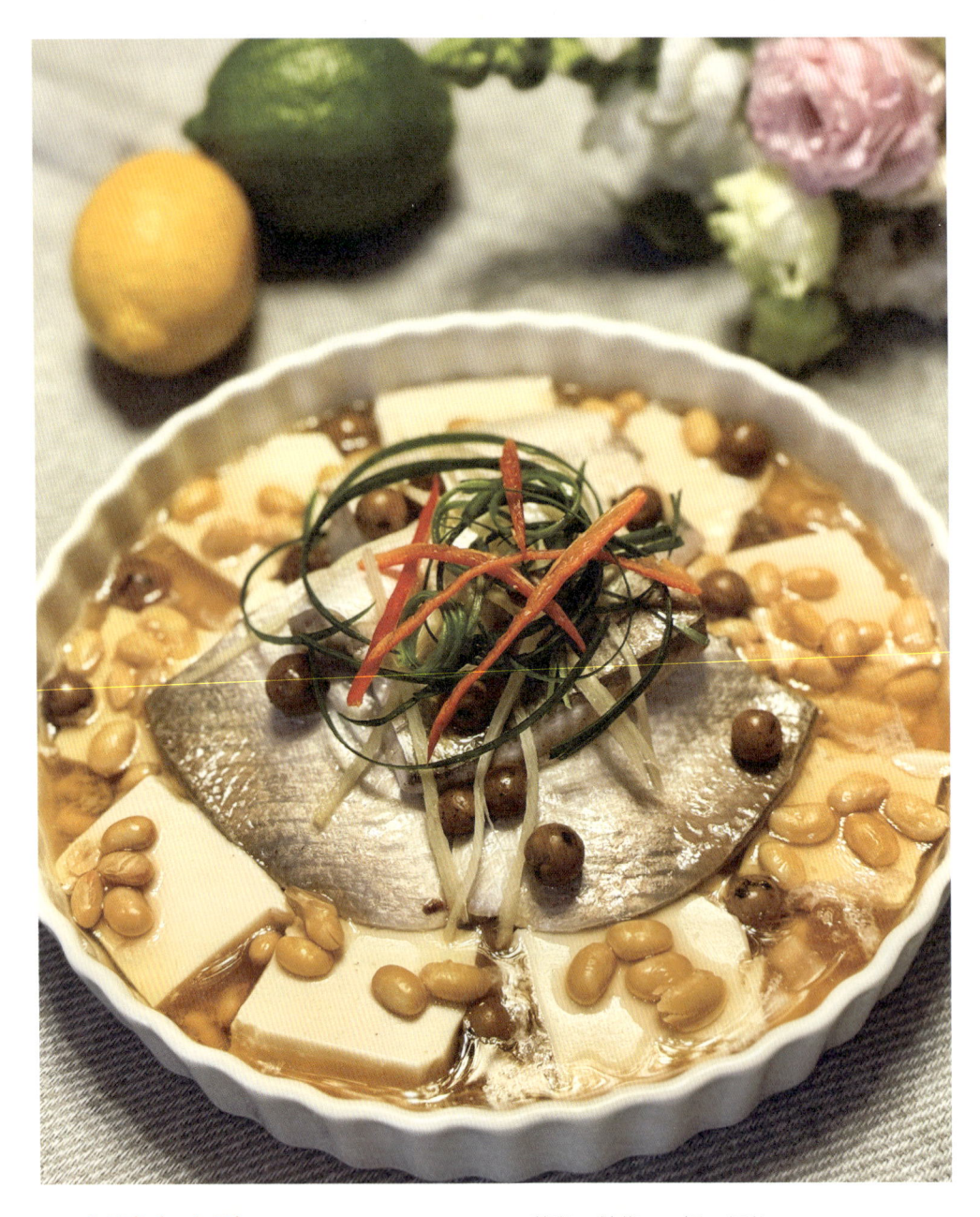

虱目魚肚：1 片（約 250 克，清洗乾淨）
嫩豆腐：1 盒（約 300 克），切塊
黃豆：50 克，提前泡水 2 小時
薑：3 片，切絲
蔥段、辣椒：1 根，切絲
鹽：1 茶匙　　白胡椒粉：適量
樹子（破布子）：2 湯匙（含破布子和汁，增添中式風味）
苦茶油：2 湯匙（增添香氣與風味）

# 2 中式破布子豆腐蒸魚

## 作法｜

1. **準備魚和豆腐**：將魚表面劃幾刀，抹上鹽和白胡椒，加入破布子和破布子汁醃製 10 分鐘。豆腐切成方塊，黃豆瀝乾備用。
2. **擺放蒸盤**：在深盤底部鋪上豆腐和黃豆，將魚放在豆腐上，撒上薑絲。
3. **蒸魚**：在蒸鍋中加入適量水，煮沸後將魚放入蒸鍋，用中火蒸 12～15 分鐘，根據魚的大小調整時間。
4. **完成與裝飾**：蒸熟後取出魚，淋上熱苦茶油（可將熱苦茶油加熱至微冒煙再淋在魚上，增添香氣），撒上蔥絲和辣椒絲，立即上桌。

## 營養說明｜

虱目魚肚富含優質蛋白質，omega-3 脂肪酸的脂肪量算是中等，但亦有助於促進心血管健康，保護大腦功能。豆腐與黃豆提供植物性蛋白質，含有大豆異黃酮素，對骨骼健康和荷爾蒙平衡有益。苦茶油含有單元不飽和脂肪酸，具有抗氧化和心血管保護作用。薑與蒜含有天然抗菌成分，有助於促進消化和增強免疫力。

在地中海飲食的精神中，植物性蛋白質的來源也是非常重要的，因此，這道餐點運用黃豆及豆腐來提供植物性蛋白，加上含有 omega-3 脂肪酸的魚類蛋白質，是非常好的蛋白質組合。這是一道由優質蛋白和好油組成的美味佳餚。

## 替代食材｜

- **虱目魚肚**：可替代為鮭魚片或鱈魚排。
- **嫩豆腐**：可用雞蛋豆腐代替，提供不同口感。
- **黃豆**：可替代為毛豆或黑豆，增加色彩與營養層次。
- **苦茶油**：可替代為玄米油或橄欖油，讓風味略有變化。

### 食材｜（4人份）

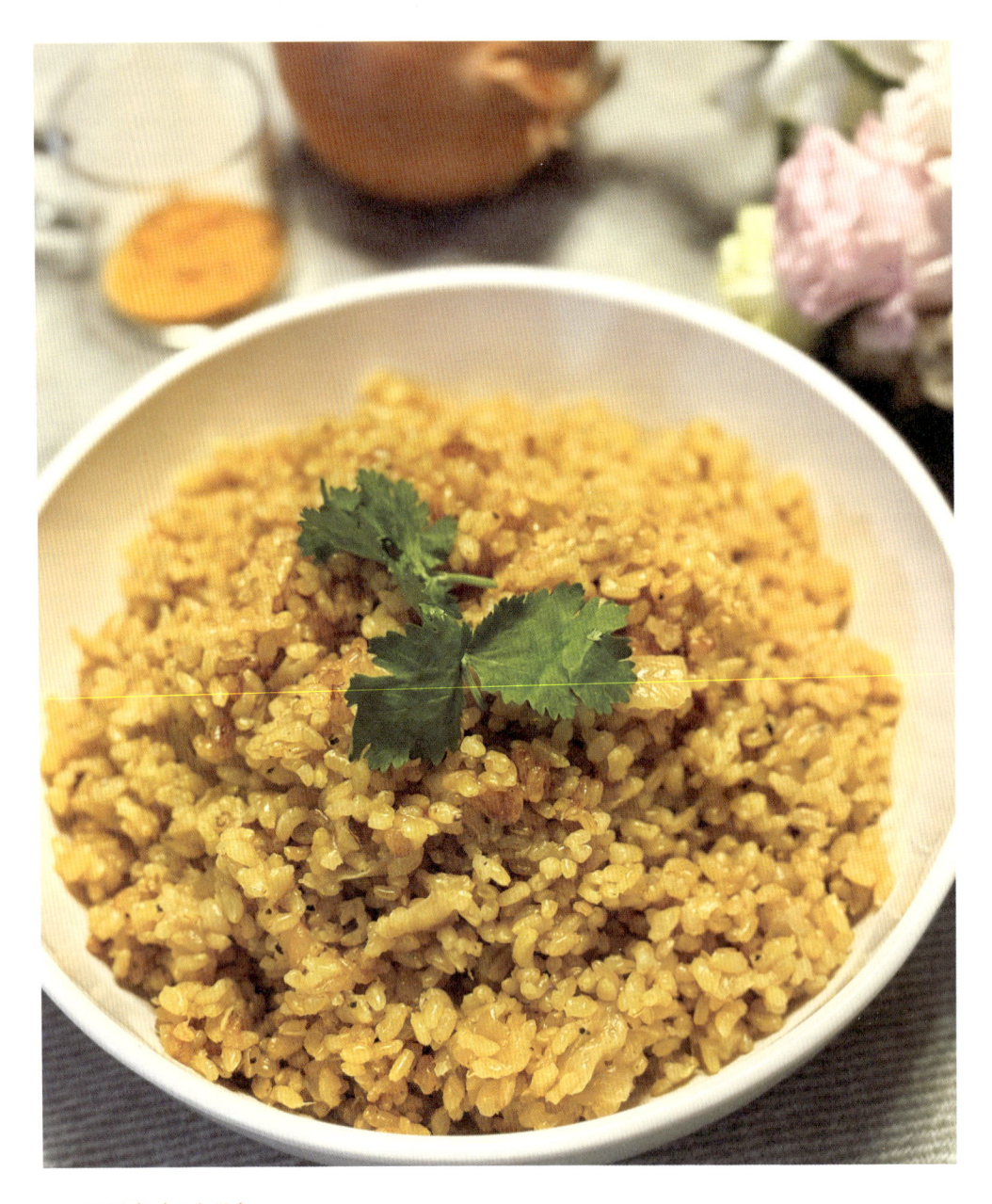

糙米：2杯（約300克）
薑黃粉：1茶匙
洋蔥：1顆，中型，切丁
蒜頭：2瓣，切末
橄欖油（或苦茶油）：2湯匙

水或蔬菜高湯：2杯
鹽：適量
黑胡椒：適量
新鮮香菜：適量，作為裝飾

# 3 中式地中海風味薑黃糙米飯

## 作法
1. **清洗糙米**：將糙米洗淨，瀝乾水分，備用。
2. **炒香基底**：在鍋中加熱橄欖油，用中火炒香蒜末與洋蔥丁，直到洋蔥變透明。
3. **加入薑黃粉與糙米**：在鍋中加入薑黃粉，翻炒均勻，然後倒入糙米，稍微翻炒 1～2 分鐘，讓每粒米都沾上薑黃與油脂。
4. **加水燉煮**：倒入水或蔬菜高湯，加入鹽和黑胡椒，攪拌均勻，放入電子鍋中烹煮，直到糙米熟透、湯汁收乾。
5. **完成與裝飾**：煮熟後，用叉子輕輕將米粒鬆開。盛入盤中，撒上新鮮香菜作為裝飾，增添色彩與香氣。

## 營養說明
糙米提供高膳食纖維，有助於腸道健康並避免血糖急遽攀升，是複合非精製澱粉的良好來源。薑黃富含薑黃素，具有抗炎和抗氧化作用，有助於改善關節健康和提升免疫力。橄欖油富含單元不飽和脂肪酸，有助於心血管健康，且為料理增添香氣。

這是一道融合地中海風味與中式特色的主食料理，糙米富含的膳食纖維與薑黃粉中的薑黃素，有抗發炎及抗氧化的功效，再加上洋蔥、蒜頭的天然甜味及豐富的植化素，不僅營養豐富，還散發出清新香氣，是道健康與美味融合的主食。

## 替代食材
- **糙米**：可替代為藜麥和小米，增添多樣穀物口感。
- **薑黃粉**：可替代為咖哩粉，增加層次風味，或省略薑黃粉，改以藏紅花增色。
- **洋蔥與蒜頭**：可替代為青蔥末，提供不同香氣。
- **蔬菜高湯**：可替代為雞湯或清水，根據需求調整風味。

**食材|（4人份）**

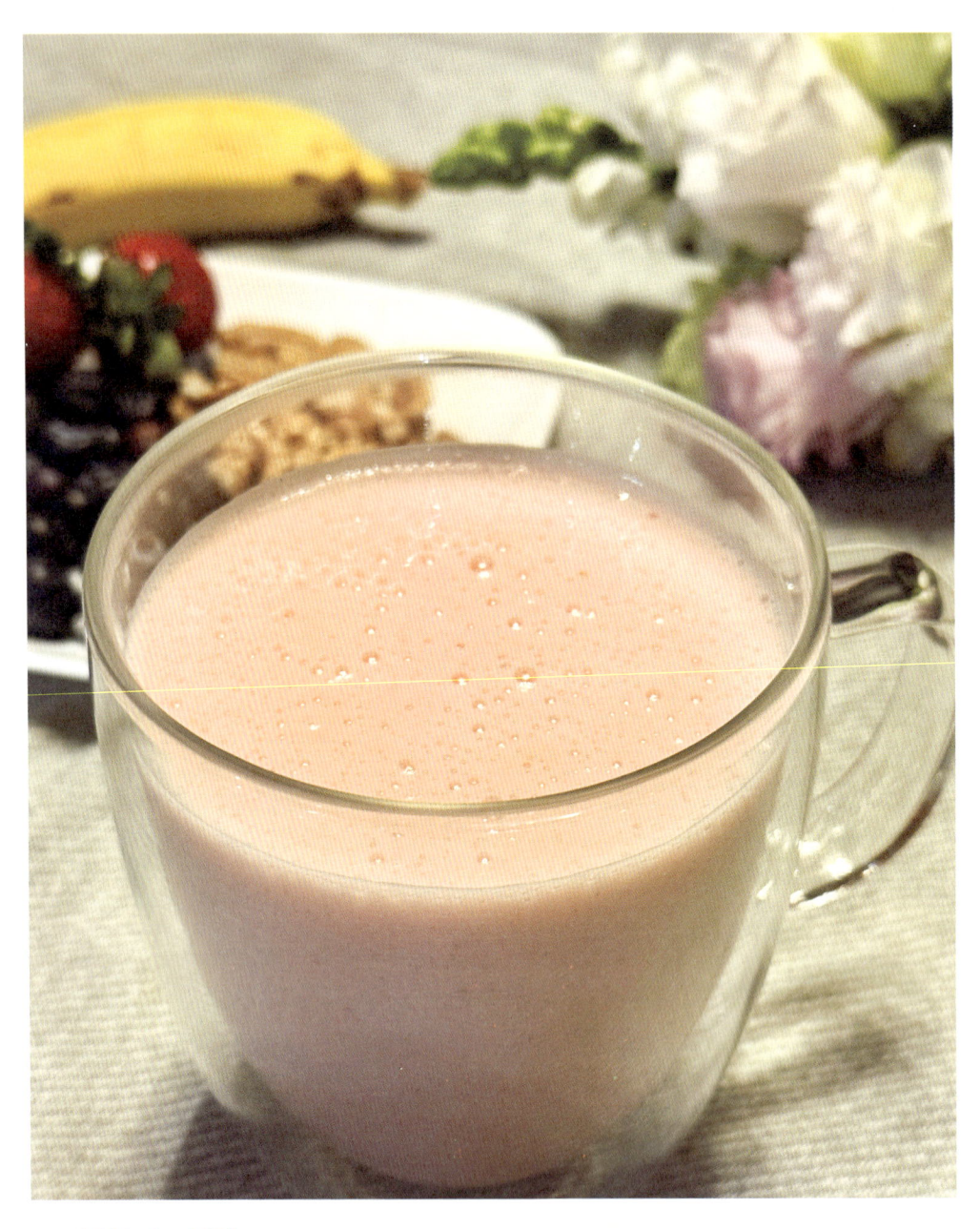

無加糖優酪乳：500 毫升
香蕉：2 根，切片
草莓：8 顆，去蒂切半

藍莓：1/2 杯，洗淨瀝乾
核桃：8 顆，稍微搗碎

# 4 地中海風味堅果水果優酪乳飲

## 作法｜

1. **準備水果和堅果**：香蕉切片，草莓去蒂後切半，藍莓洗淨備用。核桃稍微搗碎。
2. **混合攪打**：在果汁機中加入優酪乳、香蕉、草莓，攪打至順滑。
3. **加入堅果**：在飲品中加入部分搗碎的核桃，再攪打幾秒，讓飲品保留些許堅果的顆粒口感。此外，可預留部分完整的堅果作為裝飾，增添層次感。
4. **裝杯與裝飾**：將飲品倒入杯中，撒上剩餘的草莓、藍莓、香蕉、核桃點綴。

## 營養說明｜

無加糖優酪乳提供益生菌，幫助腸道健康，並含高品質蛋白質與鈣質。香蕉提供鉀和天然甜味；草莓和藍莓含有豐富的抗氧化劑、維生素 C 和膳食纖維，有助於增強免疫力和抗發炎。核桃含 omega-3 脂肪酸，有助於促進大腦健康。

這是一道結合地中海風味的乳品飲料，使用多種水果的甜味和堅果的香氣來增加無加糖優酪乳的風味，使這杯飲品展現自然的甜味和豐富的口感，健康且富有營養。

## 替代食材｜

- **無加糖優酪乳**：可替代為希臘優格，增加濃稠感。
- **香蕉**：可用芒果或哈密瓜替代，增添自然甜味。
- **草莓與藍莓**：可替代為覆盆子或黑莓，提供不同酸甜層次。
- **核桃**：可替代為榛果、開心果或南瓜子，增加更多堅果風味。

# 日式地中海餐盤
## 示範食譜

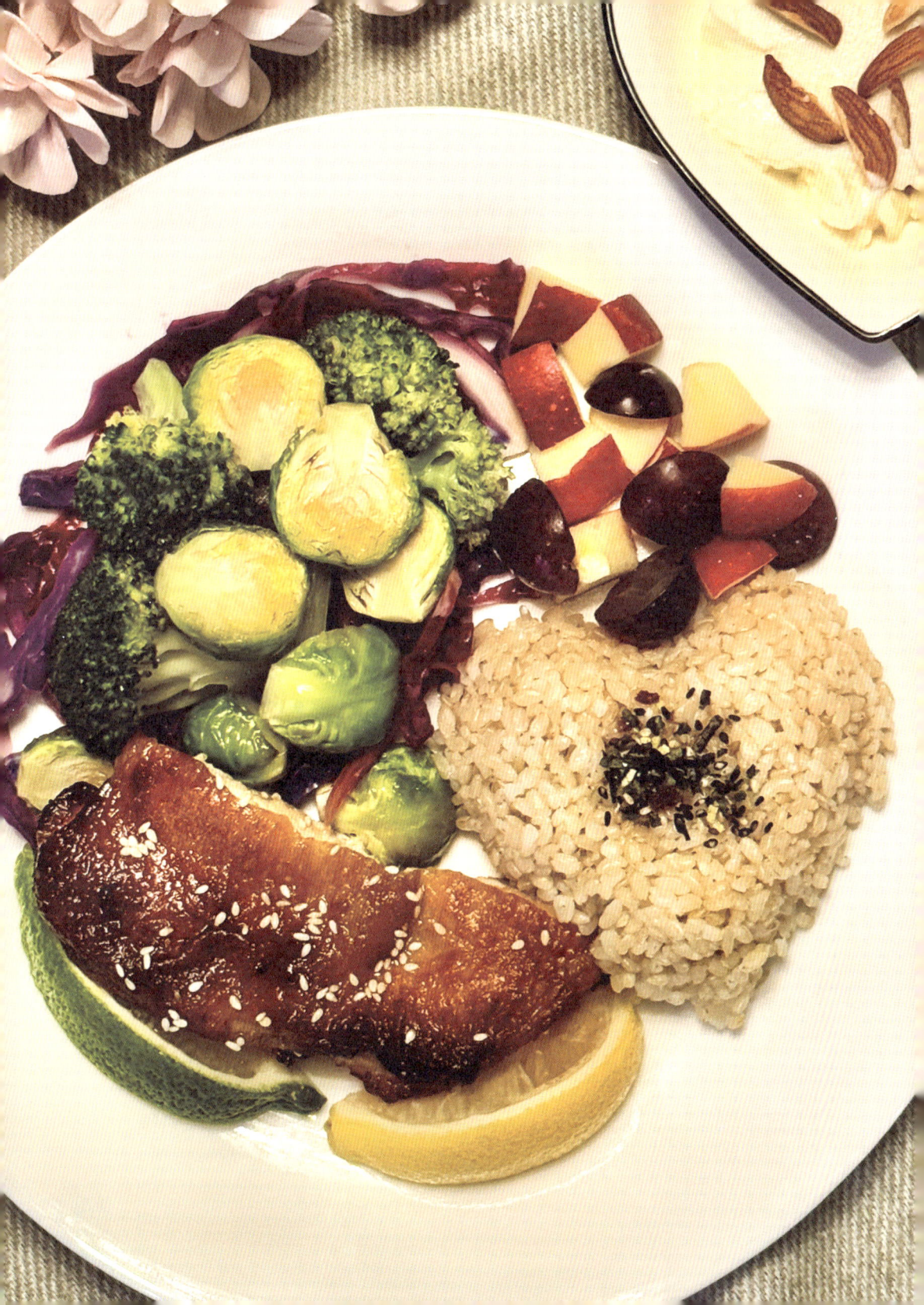

| 日式地中海風味之和風拌蔬菜 | 日式地中海風味水果優格 |

| 1 蔬菜類 | 4 水果類 |
| 2 豆魚蛋肉（蛋白質）類 | 3 全穀雜糧（非精製澱粉）類 |

| 日式地中海風味烤雞排 | 日式地中海風味飯糰 |

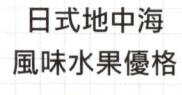

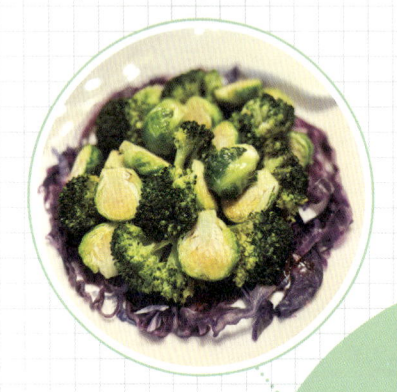

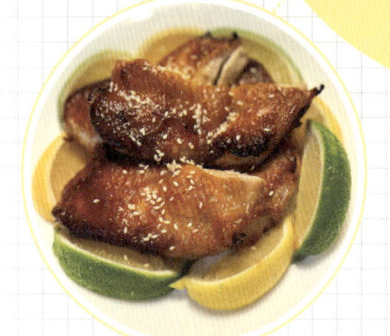

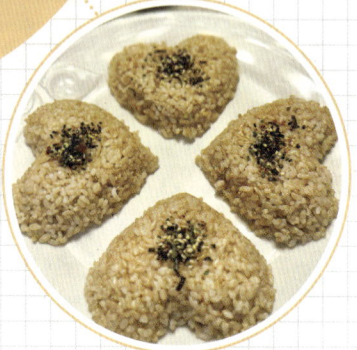

**六大類食物點名囉！** ──────────────────────────── 得分：6 分

**蔬菜類**：綠色花椰菜、紫甘藍、孢子甘藍等
**豆魚蛋肉（蛋白質）類**：雞肉
**全穀雜糧（非精製澱粉）類**：糙米飯
**水果類**：蘋果、葡萄等
**油脂與堅果種子類**：杏仁果、橄欖油
**乳品類**：無加糖優格

**六大消防員點名囉！** ──────────────────────────── 得分：4.5 分

**一號消防員──膳食纖維**：主要來自綠色花椰菜、紫甘藍、孢子甘藍、蘋果、葡萄、杏仁果等。
**二號消防員──植化素**：主要來自綠色花椰菜、紫甘藍、孢子甘藍、蘋果、葡萄、杏仁果等。
**三號消防員── omega-3 脂肪酸**：在這個餐盤中三號消防員缺席了，記得在別餐或點心吃一些鮭魚、鯖魚、秋刀魚、核桃、亞麻仁籽等作為補充。（扣 1 分）
**四號消防員── omega-9 脂肪酸**：主要來自於橄欖油、杏仁果。
**五號消防員──天然好菌**：主要來自於無加糖優格、日式味噌。
**六號消防員──植物性蛋白質**：只有一些來自於杏仁果，因此記得在別餐的蛋白質食物中以黃豆、毛豆、黑豆或其他豆製品來代替動物性蛋白質喔。（扣 0.5 分）

**餐盤總評** ──────────────────────────── 得分：10.5 分

這套餐盤最大的缺點就是三號消防員（omega-3 脂肪酸）的來源太少，因此建議將放在優格中的杏仁果，改成含 omega-3 脂肪酸的核桃或亞麻仁籽。此外，這餐的蛋白質食物是雞肉，記得可以在其他餐次把蛋白質食物改為黃豆、毛豆、黑豆或其他豆製品來進行烹調。

在這個日式餐盤中，建議可以將水果加入無加糖希臘優格中，讓水果、堅果與希臘優格一起食用，這樣可以降低單吃水果對血糖的影響，也能提升無加糖希臘優格的風味，是一種聰明的吃法。

**食材|（4 人份）**

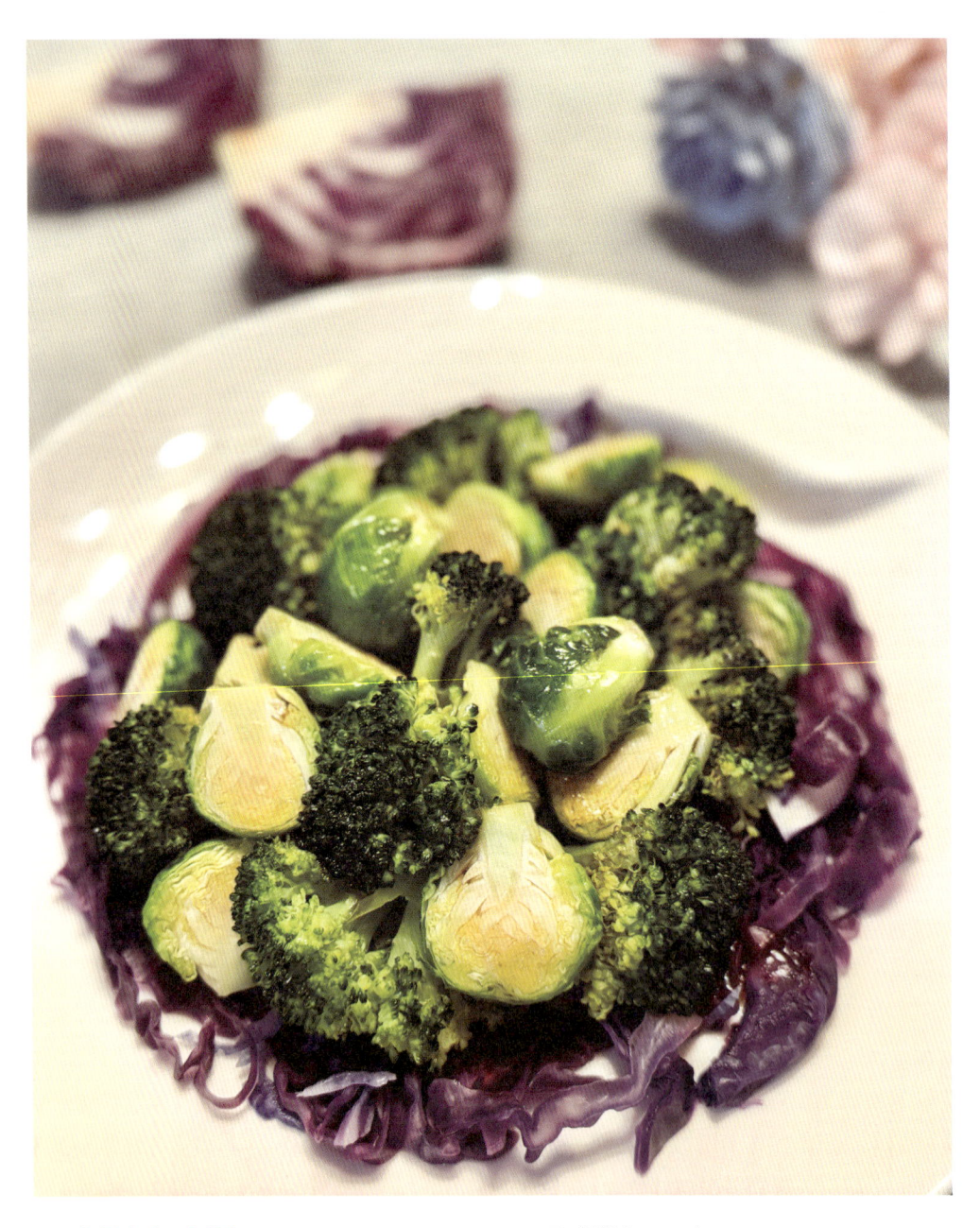

綠色花椰菜：200 克
紫甘藍：100 克（切絲）
孢子甘藍：200 克（對半切開）
橄欖油：30 毫升（2 大匙）

日式醬油：25 克
清酒：25 克
味醂：25 克
柚子果肉：60 克
果寡糖：10 克

# 1 日式地中海風味之和風拌蔬菜

## 作法｜

1. **準備蔬菜**：綠色花椰菜切成小朵，孢子甘藍對半切開，紫甘藍切成細絲備用。
2. **烤與燙煮**：將綠色花椰菜和孢子甘藍刷上橄欖油，放入 180°C 預熱烤箱，烤約 15 分鐘，直至金黃微焦。紫甘藍用沸水煮 30 秒後立即撈起過冷水，保持色澤鮮亮。
3. **和風柚子醬製作**：將日式醬油、清酒、味醂、果寡糖放入鍋慢煮，再加入柚子果肉烹煮一下，立即享用。亦可以購買市售和風柚子醬。
4. **裝盤與點綴**：將烤好的綠色花椰菜、孢子甘藍與燙過的紫甘藍絲均勻擺放在盤中，淋上和風柚子醬就可以了。

## 營養說明｜

綠色花椰菜提供豐富的維生素 A，維生素 C、維生素 K 和抗氧化劑，有助於增強免疫力與促進骨骼健康。孢子甘藍提供膳食纖維、多酚和多種抗氧化劑，幫助腸道健康並減少發炎。紫甘藍富含花青素與維生素 A，有助於保護視力與對抗自由基。橄欖油提供單元不飽和脂肪酸，支持心血管健康，並具有抗發炎作用。果寡糖是腸道好菌的食物，讓腸道有良好的菌相組成。

這是一道融合日式與地中海風味的健康料理。地中海飲食中會使用十字花科蔬菜，並搭配日式和風柚子醬，展現豐富的營養與多層次的口感。

## 替代食材｜

- **綠色花椰菜**：可用白花椰菜替代，提供類似的風味，但為餐盤增添不同視覺變化。
- **孢子甘藍**：可用蘆筍或甜椒替代，增添脆口感。
- **紫甘藍**：可用胡蘿蔔絲代替，帶來不同的甜味與顏色層次。

**食材｜（4 人份）**

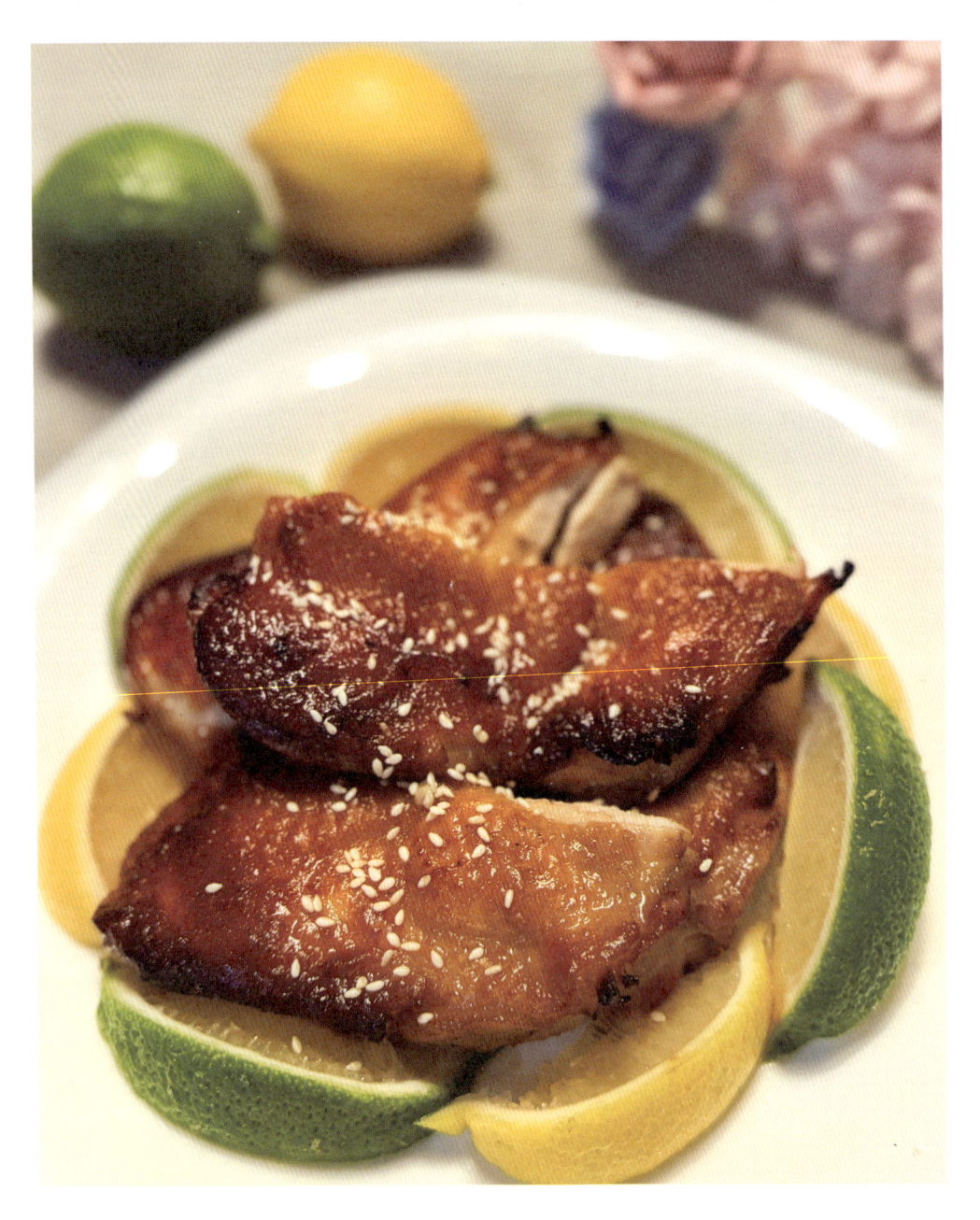

雞腿肉（去骨）：500 克
味噌：30 公克
果寡糖：30 公克

水：20 公克
檸檬、萊姆：各一顆
白芝麻：一匙

# 2 日式地中海風味烤雞排

## 作法 |

1. **製作味噌醬汁**：將味噌、果寡糖、水拌勻。
2. **醃製雞肉**：將雞腿肉用味噌醬汁抹勻，靜置 60 分鐘入味。
3. **烤雞肉**：將雞肉放入烤箱或氣炸鍋以 160°C 加熱 15 分鐘即成。
4. **裝盤與裝飾**：將檸檬、萊姆切片鋪底，放上雞腿肉裝盤，最後撒上白芝麻點綴。

## 營養說明 |

雞肉提供高蛋白質，適合肌肉修復與增強飽足感。在地中海飲食中，雞肉是良好的蛋白質來源。味噌含有益生菌，促進腸道健康，並增添濃郁的天然風味。

## 替代食材 |

- **雞腿肉**：可用雞胸肉或鱈魚片代替，風味清新且能滿足優質蛋白質攝取需求。
- **味噌**：可用日式醬油搭配七味粉或辣椒粉取代，增添辛香。

**食材｜（4人份）**

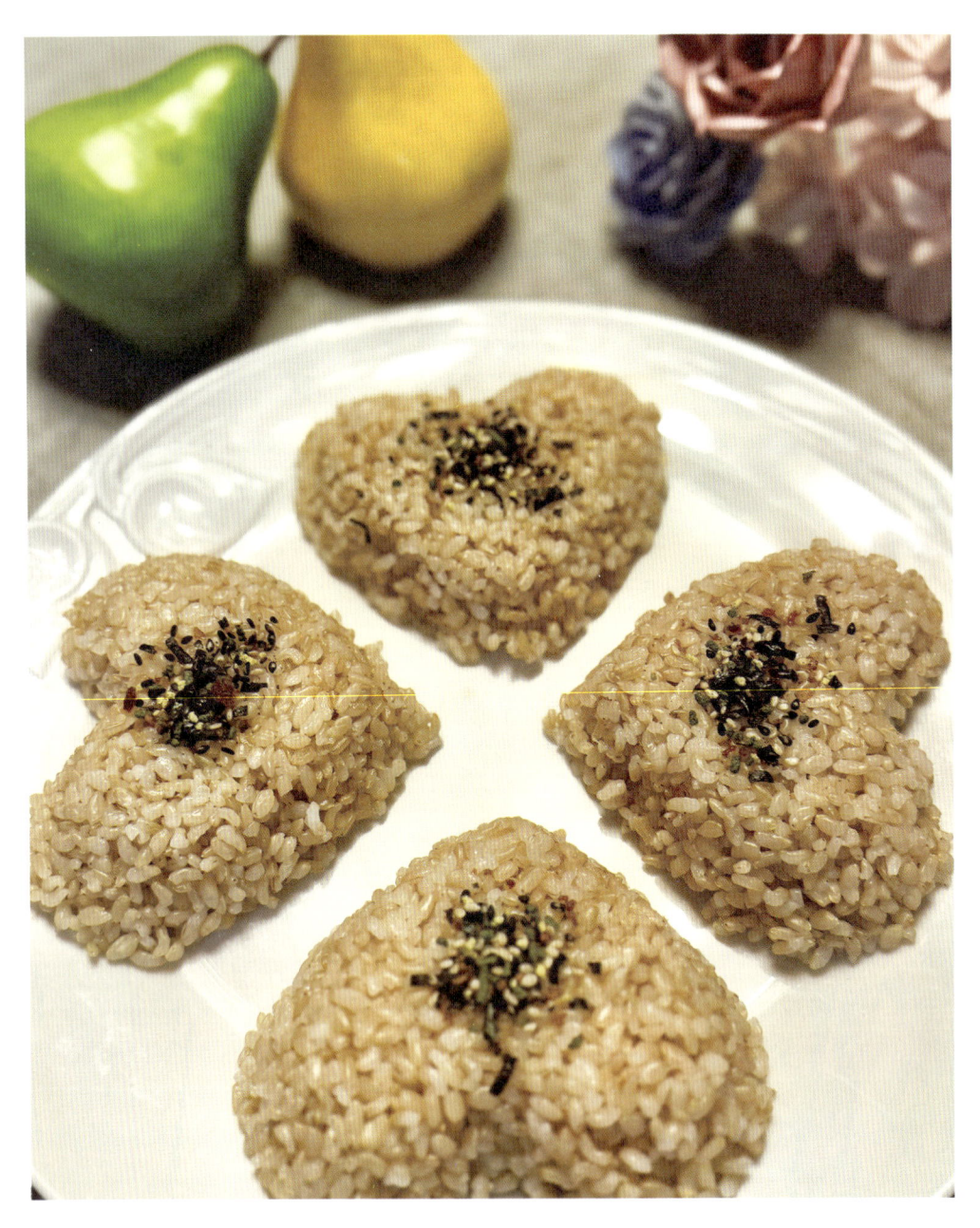

糙米：2杯
水：2杯
芝麻：3克

海苔片：4片（切成小條）
鹽：適量
巴西里（裝飾用）：少許

# 3 日式地中海風味飯糰

### 作法｜

1. **煮糙米**：將糙米淘洗乾淨，按比例加入水，使用電鍋或炊飯器煮熟（可選擇「糙米模式」）。煮熟後靜置 10 分鐘，讓米飯更蓬鬆。
2. **捏成飯糰**：手上沾少許水防止沾黏，取適量糙米飯捏成圓錐形、球形或任何形狀，撒上芝麻、海苔。亦可用市售日式香鬆即可。
3. **裝飾與擺盤**：將飯糰擺盤，搭配巴西里裝飾，增添視覺與味覺層次。

### 營養說明｜

糙米富含膳食纖維、維生素 B 群與礦物質，有助於促進腸道健康，亦對心血管健康有益，並增加香氣與口感。芝麻富含鈣、鐵與健康脂肪，能支持骨骼與血液健康。

糙米使這道日式地中海風味飯糰更貼近健康飲食需求。除了富含膳食纖維之外，再搭配上海苔，帶來更豐富的層次。

### 替代食材｜

- **糙米**：可用紅藜和五穀米替代，提升膳食纖維含量。

### 食材｜(4人份)

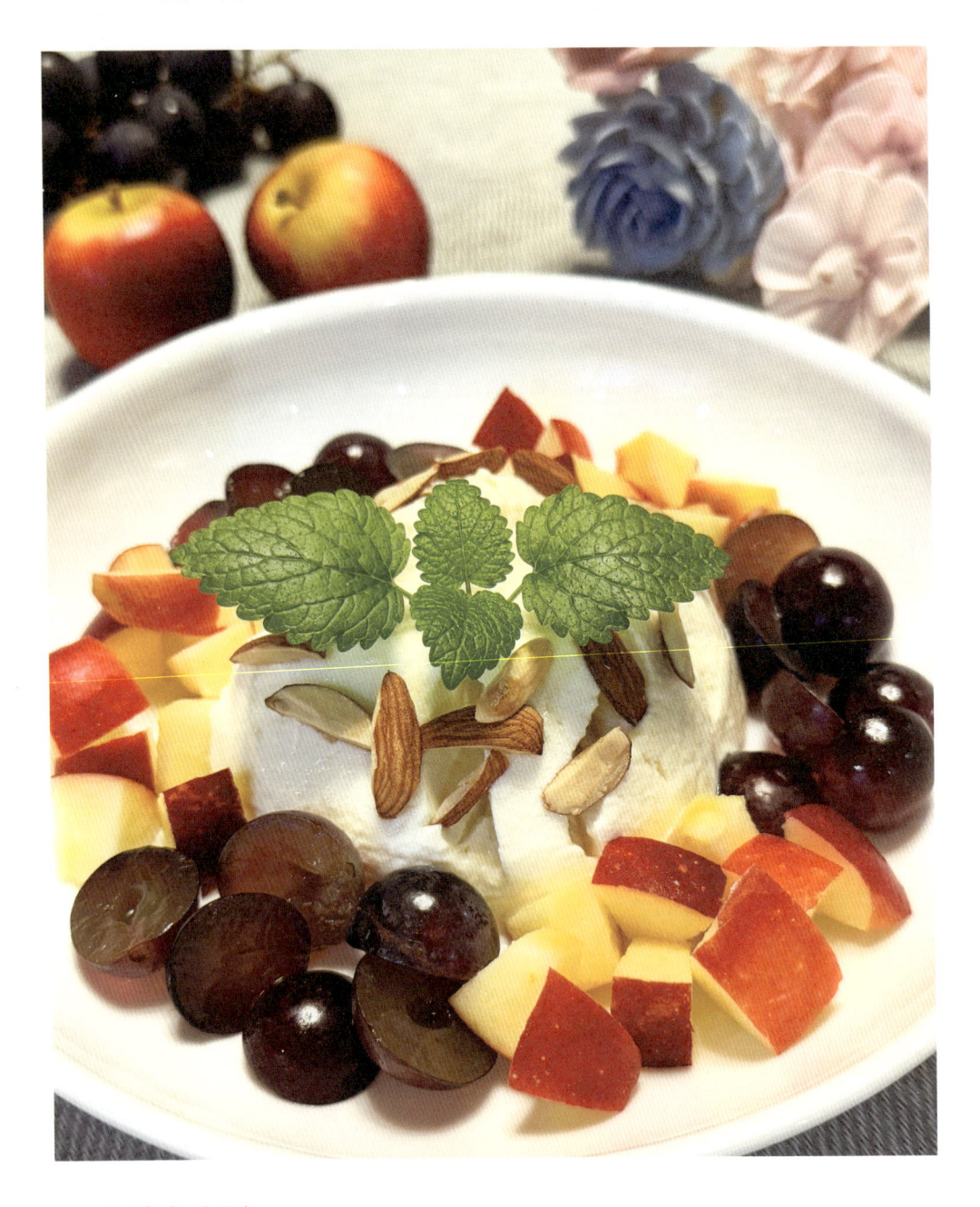

希臘優格（無加糖）：400 克
蘋果：150 克，切塊
葡萄（無籽）：100 克，對半切開

杏仁果（壓碎）：20 克
肉桂粉：少許（選用，增添香氣）
薄荷片：少許裝飾用

# 4 日式地中海風味水果優格

## 作法 |

1. **準備優格基底**：將無加糖希臘優格平均分裝於四個碗中,表面輕輕抹平。
2. **加入水果**：將蘋果塊和對半切的葡萄均勻地鋪在優格上,依喜好擺放成圖案或隨意分散。
3. **撒上堅果與調味**：在水果上撒上壓碎的杏仁果,可再輕灑少許肉桂粉,增添香氣。
4. **即刻享用**：可直接食用,也可冷藏幾分鐘後再享用,讓水果和優格的風味更融合。

## 營養說明 |

希臘優格提供蛋白質,能提升飽足感,同時提供益生菌,有助於腸道健康。蘋果富含膳食纖維和維生素 C,可促進腸道蠕動並提供抗氧化作用。葡萄含多酚和花青素,有助於保護心血管健康並抗氧化。杏仁果富含健康脂肪和維生素 E,有助於維持心血管健康和增強皮膚彈性。

這款水果希臘優格碗以原始風味為主,簡單直觀,讓每一口都充滿健康與清新的滋味,是日式與地中海飲食結合的完美表現!

## 替代食材 |

- **蘋果**：可用水梨或芒果塊替代,提供不同的清甜層次。
- **葡萄**：可用柳橙片或藍莓替代,增添更多酸甜層次。
- **杏仁果**：可依喜好口味用核桃碎、開心果或南瓜子替代。

# 韓式地中海餐盤
## 示範食譜

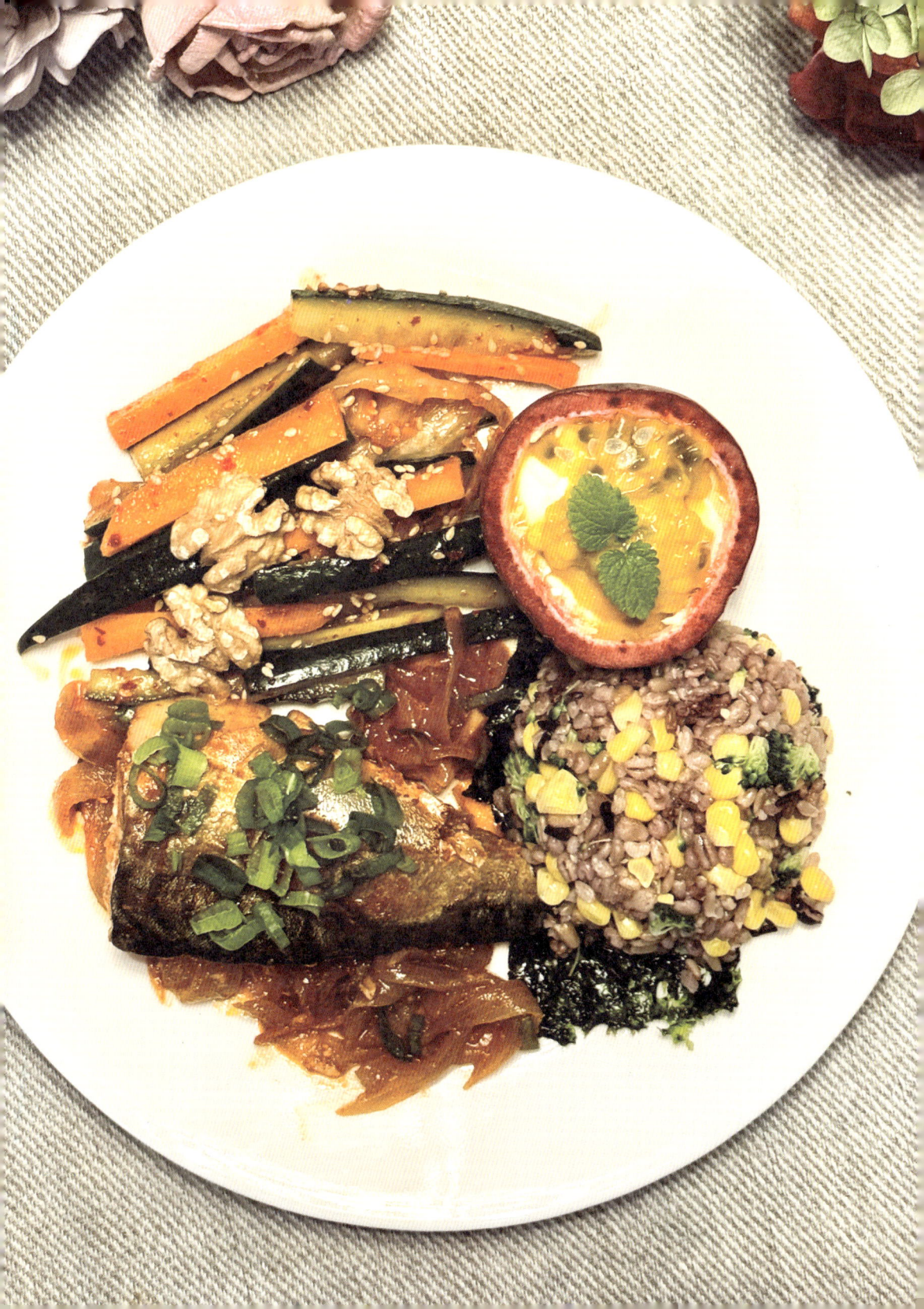

| 韓式地中海風味 | 韓式地中海風味 |
| 核桃泡菜蔬菜盤 | 百香果優格盅 |

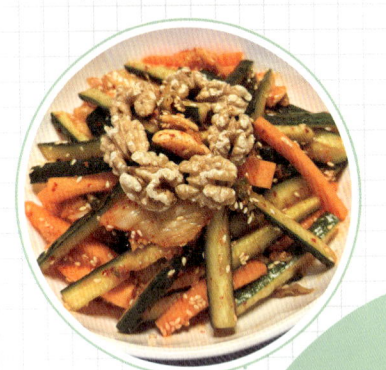

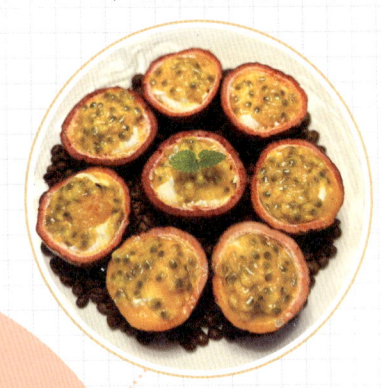

| 1 | 4 |
|---|---|
| 蔬菜類 | 水果類 |
| 2 | 3 |
| 豆魚蛋肉<br>(蛋白質)類 | 全穀雜糧<br>(非精製澱粉)<br>類 |

| 韓式地中海風味 | 韓式地中海風味 |
| 鯖魚燒 | 五穀玉米拌飯 |

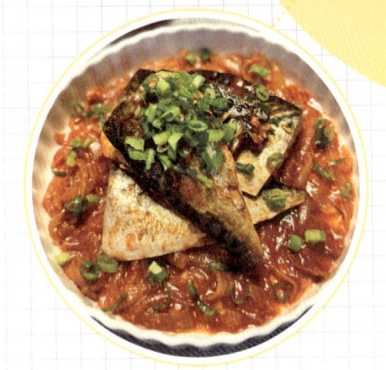

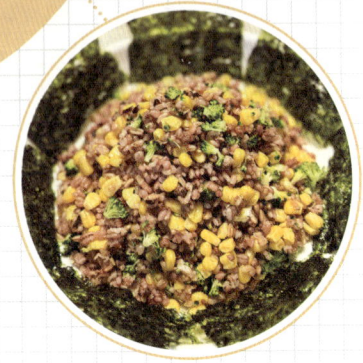

### 六大類食物點名囉！　　　　　　　　　　　　　得分：6 分

**蔬菜類：**小黃瓜、胡蘿蔔、韓式泡菜、花椰菜、蔥、洋蔥、海苔
**豆魚蛋肉（蛋白質）類：**薄鹽鯖魚
**全穀雜糧（非精製澱粉）類：**五穀米飯、玉米粒
**水果類：**百香果
**油脂與堅果種子類：**芝麻、核桃、芝麻油、橄欖油
**乳品類：**希臘優格

### 六大消防員點名囉！　　　　　　　　　　　　　得分：5.5 分

**一號消防員──膳食纖維：**主要來自小黃瓜、胡蘿蔔、韓式泡菜、花椰菜、蔥、洋蔥、玉米粒、百香果、海苔。
**二號消防員──植化素：**主要來自小黃瓜、胡蘿蔔、韓式泡菜、花椰菜、蔥、洋蔥、玉米粒、百香果、海苔。
**三號消防員──omega-3 脂肪酸：**主要來自鯖魚、核桃。
**四號消防員──omega-9 脂肪酸：**主要來自橄欖油、芝麻。
**五號消防員──天然好菌：**主要來自希臘優格、韓式泡菜。
**六號消防員──植物性蛋白質：**只有來自於核桃，分量有點太少。記得在別餐的蛋白質食物中以黃豆、毛豆、黑豆或其他豆製品來代替動物性的蛋白質喔。（扣 0.5 分）

### 餐盤總評　　　　　　　　　　　　　　　　　　得分：11.5 分

會失一點分數是因為植物性蛋白的分量不夠多，記得當天可以在其他餐多補一些植物性蛋白質，如黃豆、毛豆、黑豆或其他豆製品。

這道餐盤中的主食類是五穀飯，裡面再拌入玉米可以增加甜味，再拌入一些花椰菜，不但增加視覺效果及風味，又增加了蔬菜攝取量，對小朋友來說是一道非常棒的主食。

另外，這個餐盤把百香果做成「百香果優格盅」的創意很好，但是若僅食用一個，分量可能不足，建議享用兩個，以確保攝取足夠的乳製品！

### 食材 | （4人份）

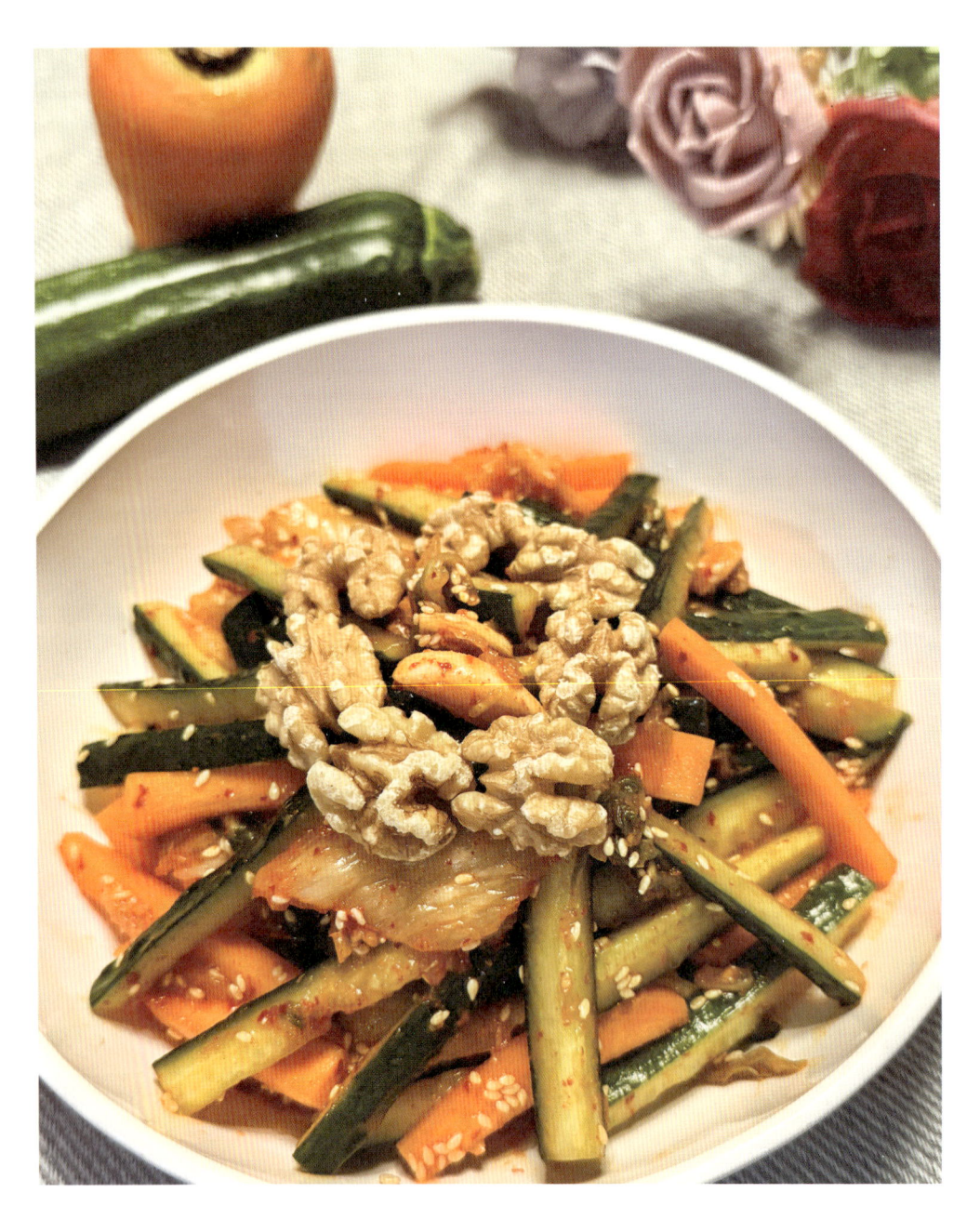

小黃瓜：300 克
胡蘿蔔：100 克
韓式泡菜：200 克

核桃（壓碎或烘烤）：20 克
芝麻：1 匙
芝麻油：15 毫升（1 大匙）

# 1 韓式地中海風味核桃泡菜蔬菜盤

## 作法｜

1. **準備蔬菜**：小黃瓜切成適口的長度。胡蘿蔔切條，兩者皆過熱水汆燙 1 分鐘備用。
2. **混合與擺盤**：在盤中鋪上小黃瓜和胡蘿蔔條，將韓式泡菜放在中央。並淋上一些芝麻油和泡菜的醬汁。
3. **裝飾與增味**：撒上壓碎或整顆的核桃和芝麻作為裝飾，提升香氣和口感。

## 營養說明｜

小黃瓜含有維生素 K，幫助血液凝結和細胞健康。胡蘿蔔提供 β- 胡蘿蔔素，對視力健康和免疫功能有益。韓式泡菜含益生菌，有助於腸道健康，並提供清爽辣味。核桃富含 omega-3 脂肪酸與抗氧化劑，支持心血管健康。芝麻提供鈣與健康脂肪，支持骨骼健康並增添香氣。

這道菜融合了韓式與地中海風味，辣味與濃郁香氣交織，簡單製作即可呈現健康與創意並存的美味！

## 替代食材｜

- **小黃瓜**：可用小松菜或綠蘆筍代替，保持綠色蔬菜的健康元素。
- **胡蘿蔔**：可用紅甜椒或蘿蔔絲替代，提供不同的脆感。
- **核桃**：可用杏仁片或開心果碎替代，增添堅果風味。

### 食材｜（4人份）

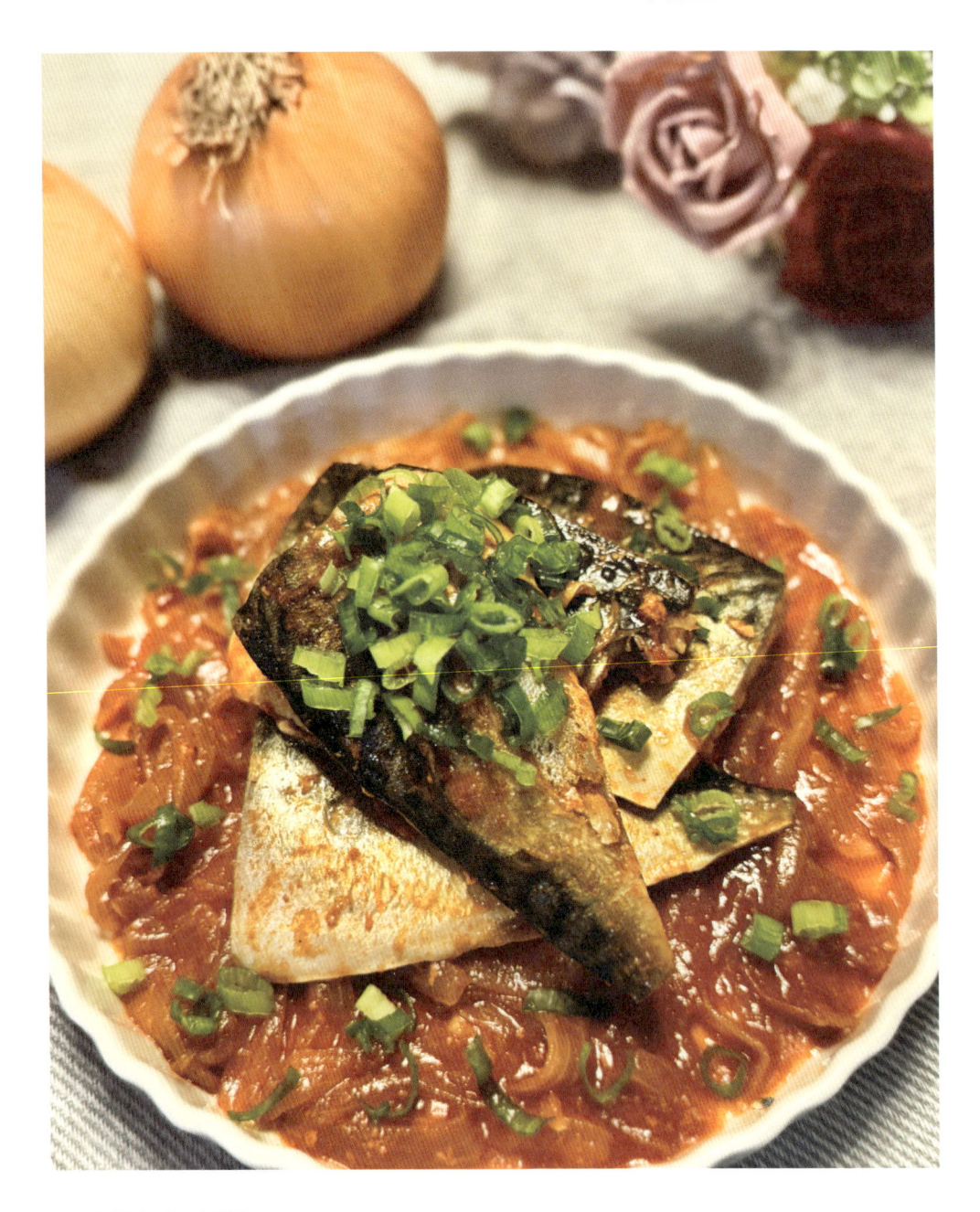

薄鹽鯖魚（中型，去骨）：4塊（約600克）
韓式辣醬（gochujang）：15克（1大匙）
橄欖油：15毫升（1大匙）

蔥：2根
洋蔥：1顆
水：1碗

# 2 韓式地中海風味鯖魚燒

## 作法｜

1. **調韓式辣醬水**：在碗中裝八分滿的水，混合韓式辣醬。
2. **炒洋蔥**：將橄欖油放入鍋中加熱，放入一些已切絲的洋蔥炒到金黃色。
3. **醬燒鯖魚**：將調好的韓式辣醬水倒入炒好的洋蔥，並將其鋪平於鍋底，再把鯖魚放置於洋蔥上，轉小火慢慢煨煮鯖魚，等收汁後即可關火。
4. **裝盤與裝飾**：將洋蔥鋪於盤底，煨煮好的鯖魚擺在洋蔥上，最後撒上蔥花增加視覺效果及風味。

## 營養說明｜

鯖魚富含 omega-3 脂肪酸和優質蛋白質，有助於心血管健康和腦部功能。韓式辣醬提供微辣的風味，有助於提升味覺層次，且經傳統發酵過的韓式辣醬含有好菌。洋蔥中的抗氧化劑（如槲皮素）和硫化合物（如大蒜素），有助於減少發炎和改善心血管健康，並提供鉀來幫助調節血壓。洋蔥亦富含膳食纖維，有助於促進消化和維持腸道健康。橄欖油的單元不飽和脂肪酸有助於降低壞膽固醇並保護心血管。

這道魚料理將韓式辣醬的香辣與地中海的清新元素融合，無論是口感還是營養，都能滿足健康飲食的需求！

## 替代食材｜

- **鯖魚**：可用鮭魚或鱈魚替代，根據個人喜好選擇脂肪含量不同的魚類。
- **韓式辣醬**：可用甜辣醬或辣椒粉搭配味噌取代，根據喜好調整辣度。

### 食材｜（4人份）

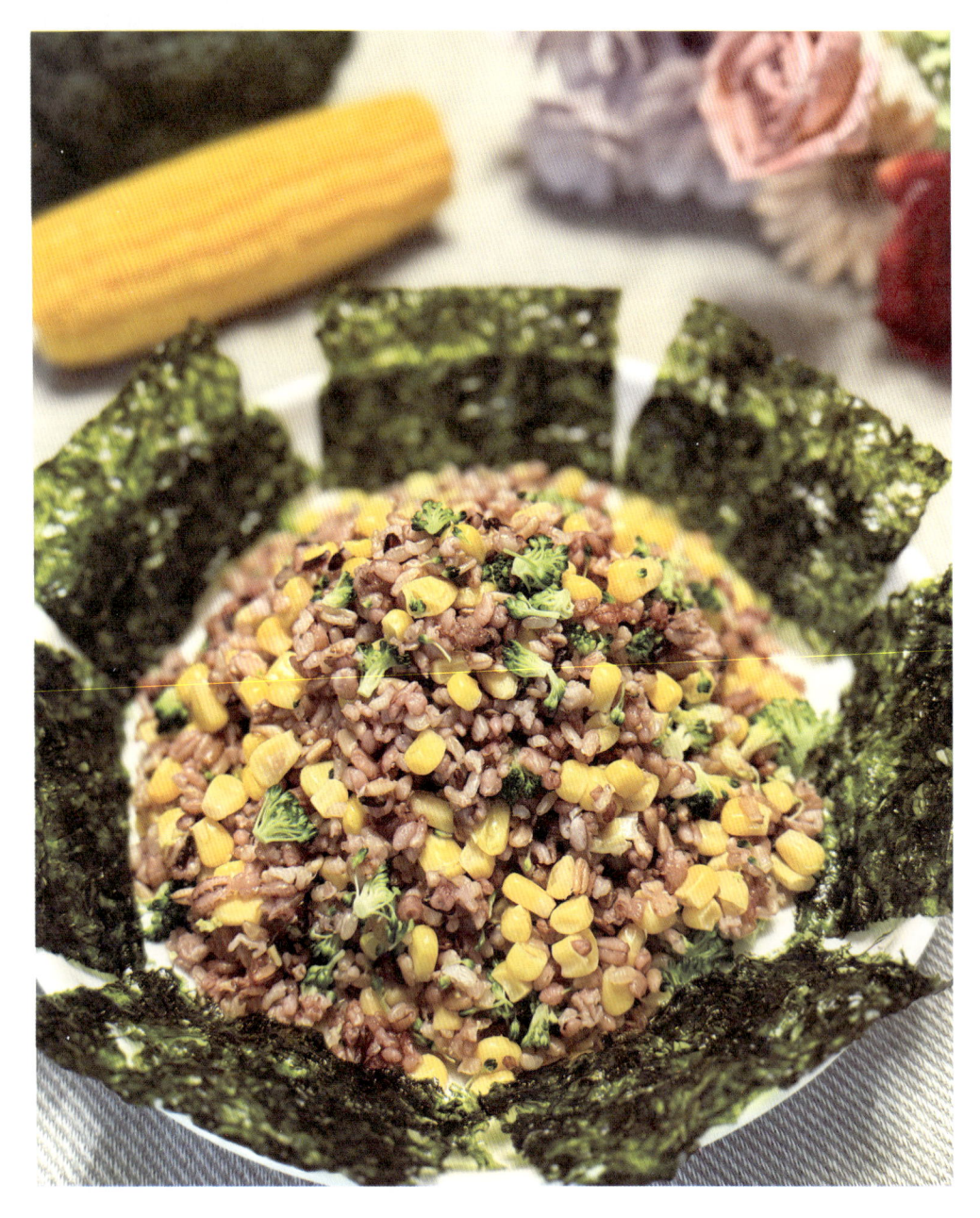

五穀米：2杯
水：2杯
韓式海苔（剪成小片）：8片

玉米粒：100公克
綠色花椰菜：50公克

# 3 韓式地中海風味五穀玉米拌飯

## 作法 |

1. **煮五穀飯**：將五穀米洗淨，加入水，使用電鍋或炊飯器煮熟，靜置 10 分鐘後打鬆。
2. **拌飯**：將五穀飯盛入碗中，與煮熟的玉米粒、綠色花椰菜丁一起拌勻。
3. **即刻享用**：配合韓式或地中海風味的其他菜餚一起享用。

## 營養說明 |

五穀米富含膳食纖維，有助於促進腸道健康，避免血糖急遽攀升，其中的維生素 B 群可提升能量代謝。玉米粒一樣是富含膳食纖維的全穀雜糧類，並富含葉黃素與玉米黃素，有助於維護眼睛健康，且增添天然甜味，使這道主食更加美味。綠色花椰菜則提供豐富的膳食纖維，亦含維生素 C、β- 胡蘿蔔素（β-carotene），有助於增強免疫力與細胞健康。此外，韓式海苔含有碘，有助於維持甲狀腺功能並支持免疫系統。這道主食營養均衡，口感豐富，特別適合不愛攝取膳食纖維的孩子，也是一款適合全家人享用的健康餐點。

## 替代食材 |

- **五穀米**：可用糙米、燕麥飯或藜麥替代，以調整口感與營養成分。
- **韓式海苔**：可用紫菜或日式海苔片替代，提供不同風味與口感。
- **玉米粒**：可用地瓜替代，一樣有天然的甜味並增加色彩與維生素 A 含量。
- **綠色花椰菜**：可用菠菜或四季豆替代，維持綠色蔬菜的營養價值。

### 食材｜（4人份）

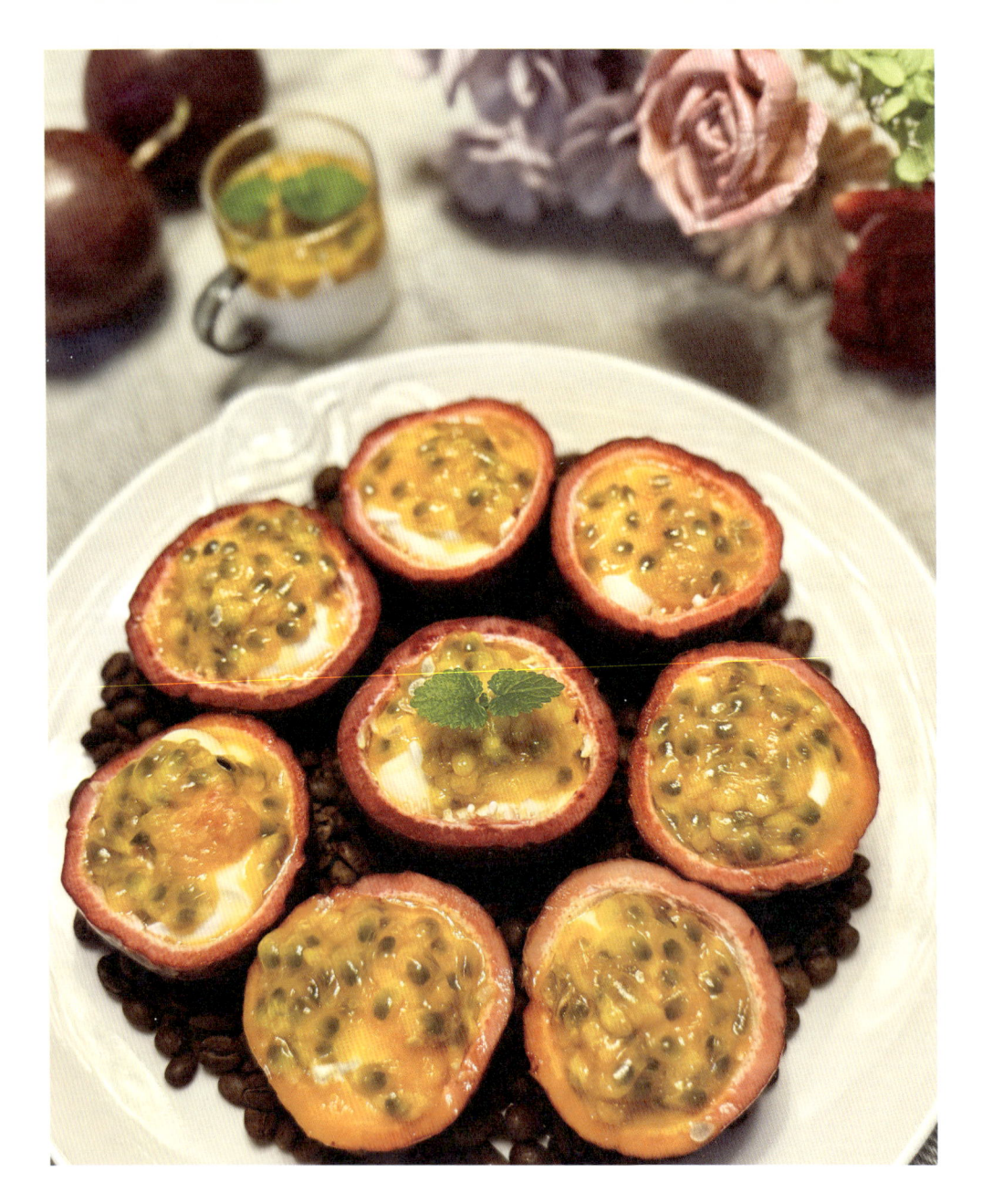

無加糖希臘優格：400克（每人100克）
百香果：4顆
薄荷葉：少許（裝飾用）

果寡糖：15毫升（1大匙，可依個人口味調整）

# 4 韓式地中海風味百香果優格盅

## 作法｜
1. **準備百香果杯**：將百香果對切，挖出果肉，留下果皮當容器。
2. **加入優格和百香果果肉**：將無加糖希臘優格裝入百香果杯中，再將百香果肉放於優格上。
3. **加上果寡糖**：淋上適量果寡糖，並點綴薄荷葉增添香氣。
4. **即刻享用**：製作完成後可立即享用，或冷藏 5 分鐘讓風味更融合。

## 營養說明｜

無加糖希臘優格含優質蛋白質與益生菌，有助於增強腸道健康並提供飽足感；百香果富含維生素 C 和膳食纖維，幫助抗氧化與促進免疫功能，也是膳食纖維的良好來源，有助於促進腸道健康；果寡糖是腸道好菌的食物，也是低升糖指數的天然甜味劑，除了有益於腸道益生菌外，且對血糖影響較低；薄荷葉提供清新香氣，並增添點心的視覺層次感。

水果與優格是很聰明的搭配，可降低單吃水果對血糖的直接影響，而這款清新點心運用優格與果寡糖搭配，相得益彰，能夠提升腸道及全身的健康，而加入薄荷葉能提升香氣並且更加健康，適合關注血糖控制的人士。

## 替代食材｜

- **百香果**：可改用橘子與柚子搭配，帶來不同的柑橘風味。
- **果寡糖**：可用木寡糖或異麥芽寡糖代替，根據個人口味調整甜度。
- **薄荷葉**：可用羅勒葉替代，提供不同的清新香氣。

# 素食地中海餐盤
## 示範食譜

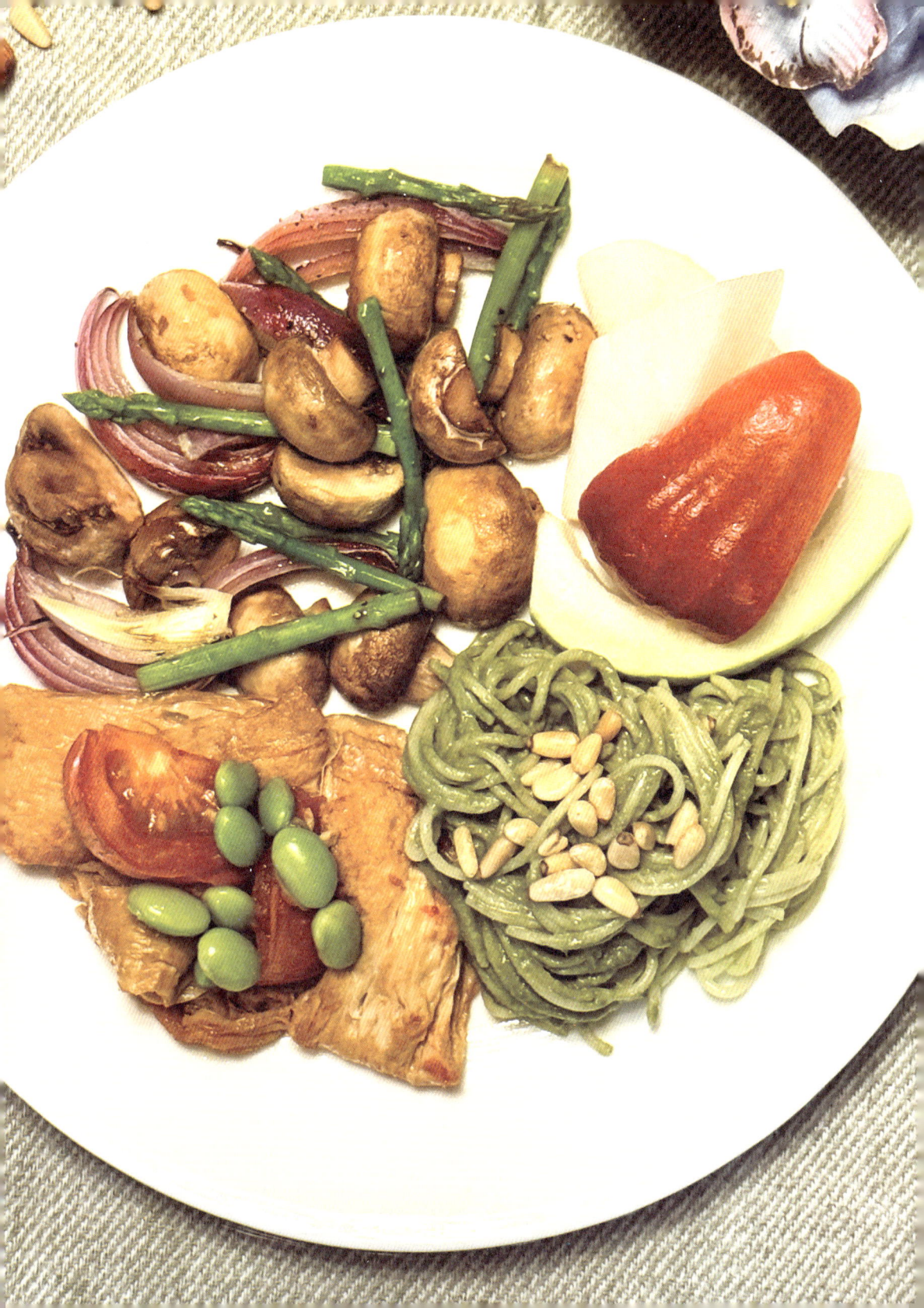

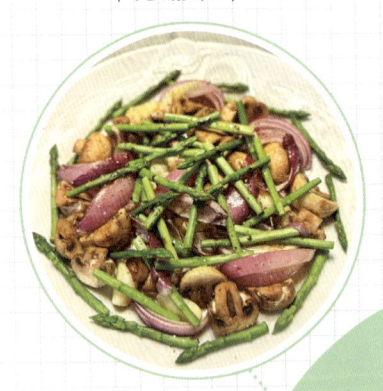

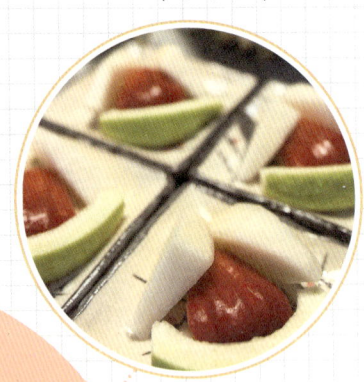

| 地中海烤蔬菜 | 綜合水果盤 |

| 1 蔬菜類 | 4 水果類 |
| --- | --- |
| 2 豆魚蛋肉（蛋白質）類 | 3 全穀雜糧（非精製澱粉）類 |

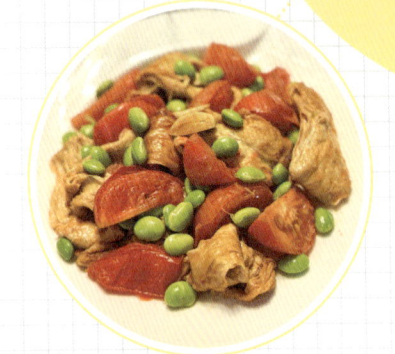

素食地中海豆皮煮番茄

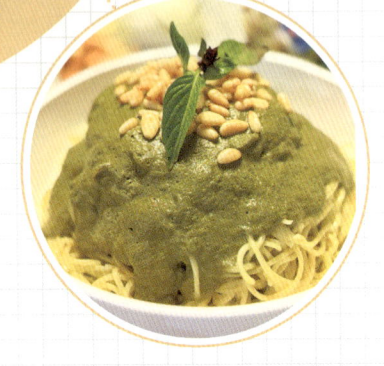

素食地中海風味蒜香松子全麥義大利麵

**六大類食物點名囉！** ──────────────────── 得分：6 分

**蔬菜類**：紅洋蔥、蘆筍、蘑菇、蒜瓣、大番茄
**豆魚蛋肉（蛋白質）類**：白豆皮、毛豆
**全穀雜糧（非精製澱粉）類**：全麥義大利麵
**水果類**：水梨、蓮霧、芭樂
**油脂與堅果種子類**：松子、杏仁果、初榨橄欖油
**乳品類**：牛奶、起司

**六大消防員點名囉！** ──────────────────── 得分：4 分

**一號消防員──膳食纖維**：紅洋蔥、蘆筍、蘑菇、蒜瓣、大番茄、水梨、蓮霧、芭樂、毛豆、松子、杏仁果。
**二號消防員──植化素**：紅洋蔥、蘆筍、蘑菇、蒜瓣、大番茄、水梨、蓮霧、芭樂、毛豆、松子、杏仁果、初榨橄欖油。
**三號消防員── omega-3 脂肪酸**：在這份餐盤中三號消防員缺席了，記得在別餐或點心吃一些核桃、亞麻仁籽等。（扣 1 分）
**四號消防員── omega-9 脂肪酸**：杏仁果、橄欖油。
**五號消防員──天然好菌**：在這份餐盤中五號消防員缺席了，如果你是奶素或蛋奶素者，記得在其他餐點或點心中補充一些優格、優酪乳。若是純素者，則可評估是否需要額外補充市售的益生菌。（扣 1 分）
**六號消防員──植物性蛋白質**：白豆皮、毛豆。

**餐盤總評** ──────────────────── 得分：10 分

這份餐盤的得分比較少，主要是因為少了三號消防員（omega-3 脂肪酸）與五號消防員（天然好菌）。素食者可以用核桃來取代杏仁果，也可以用亞麻仁籽油來代替部分橄欖油，以增加 omega-3 脂肪酸的攝取。而天然好菌缺席的部分，素食者若不吃乳製品，可以從泡菜、味噌來攝取天然好菌，或是補充市售的益生菌。

這份餐盤的主食是義大利麵，在煮青醬時也加入乳製品及堅果，是非常聰明的醬汁製備方式，可以增加乳製品的攝取機會。但如果是全素的讀者，可以將乳製品換成豆漿，一樣可以煮出類似的青醬味道。但要記住，豆漿的鈣質其實遠比牛奶低，所以，在製備義大利麵時可以切一些豆干進去，作為素食者鈣質和蛋白質的良好來源。

**食材｜**（4人份）

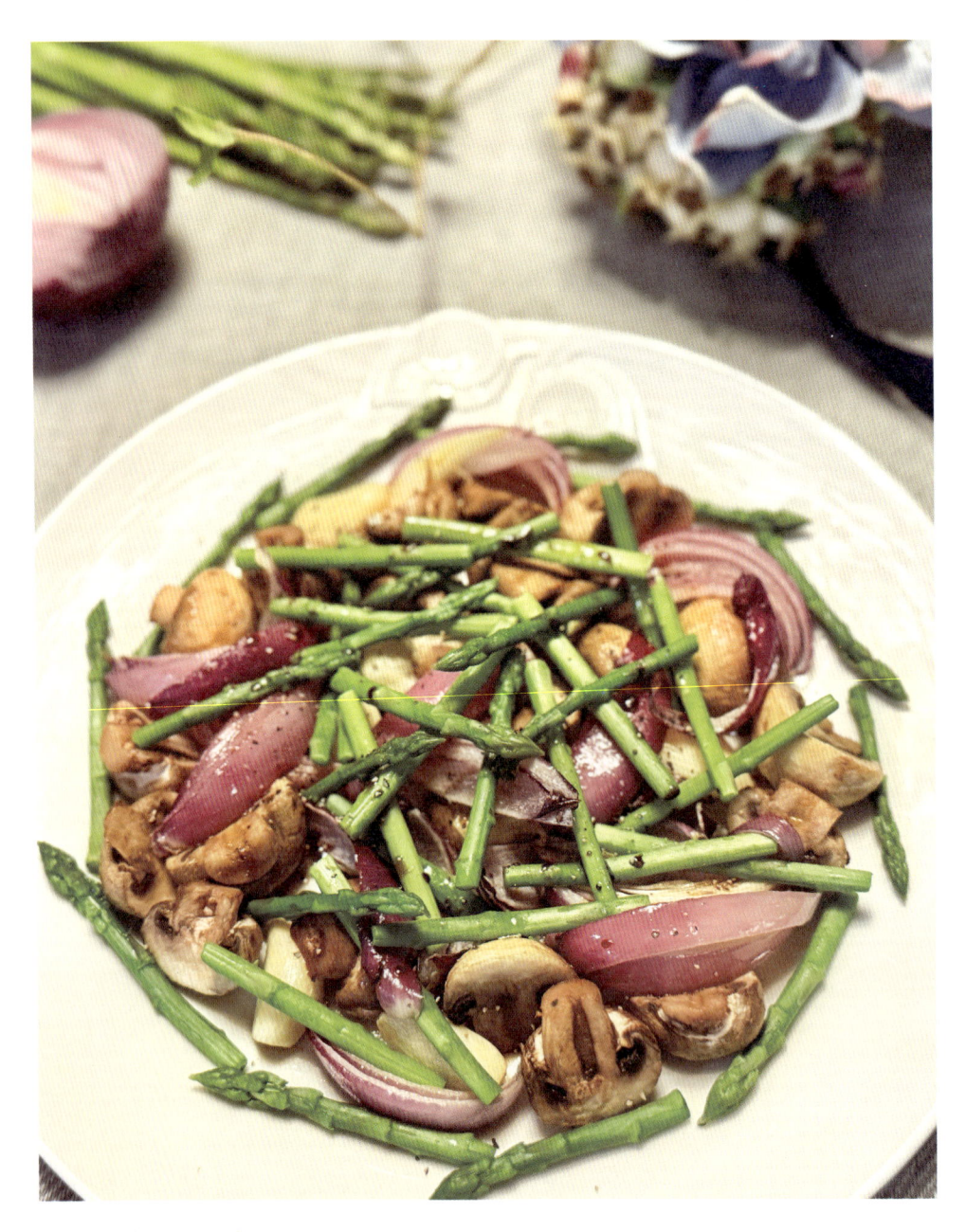

紅洋蔥：150 克，切楔形
蘆筍：150 克，切段
蘑菇：200 克，對切
蒜瓣：4 瓣，切片

初榨橄欖油：30 毫升（2 大匙）
鹽：適量
黑胡椒：適量
巴西里（選用）

# 1 地中海烤蔬菜

## 作法｜

1. **準備洋蔥與蘑菇**：將紅洋蔥切成楔形，蘑菇洗淨切半，放入大碗中。加入蒜片、初榨橄欖油、鹽和黑胡椒拌勻。
2. **烤製蔬菜**：將調味好的洋蔥和蘑菇平鋪在烤盤上，避免重疊，放入 180°C 預熱的烤箱，烤約 20 分鐘，至洋蔥微焦、蘑菇釋放香氣。
3. **準備蘆筍**：蘆筍切段，用滾水燙熟備用。
4. **裝飾與呈現**：取出烤好後的蘑菇、洋蔥，鋪上蘆筍，最後撒上切碎的巴西里（選用）增添色彩與清新香氣。

## 營養說明｜

紅洋蔥含槲皮素和膳食纖維，有助於抗氧化和促進腸道健康；蘑菇富含多醣體，有助於免疫力提升與抗發炎；初榨橄欖油富含單元不飽和脂肪酸和多酚，支持心血管健康並增添香氣；蒜片含大蒜素，有助於抗菌與促進心血管健康。

烤蔬菜是非常方便的一道菜，把自己喜歡的各色蔬菜放入烤盤中烤熟後，加上調味料、橄欖油就可以享用了。盡量挑選各種不同顏色蔬菜的組合，才能得到多元的植化素。蔬菜量要足夠，也才能提供豐富的膳食纖維喔！

## 替代食材｜

- **紅洋蔥**：可用白洋蔥或青蔥替代，調整甜度和香氣。
- **蘑菇**：可用金針菇或牛肝菌代替，增加不同的口感和風味。

**食材｜（4人份）**

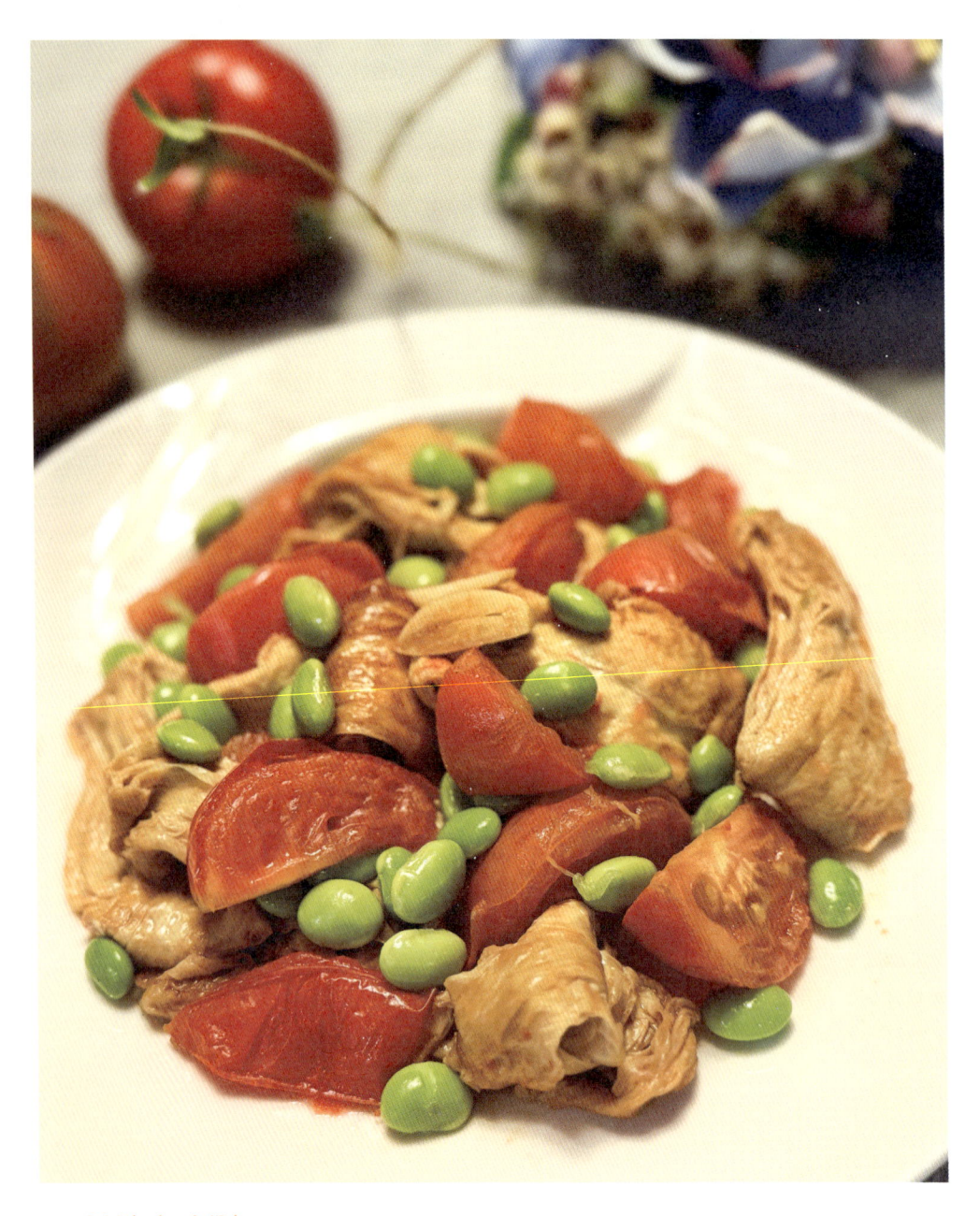

白豆皮：200 克
毛豆：100 克
大番茄：3 顆
橄欖油：15 毫升（1 大匙）

蒜末：4 瓣
素蠔油：2 湯匙
鹽與胡椒：適量
果寡糖：10 c.c.

# 2 素食地中海豆皮煮番茄

## 作法｜

1. **準備食材**：白豆皮切成條狀備用。番茄切塊備用。毛豆燙熟備用。
2. **準備基底**：在鍋中加熱橄欖油，加入蒜末炒香。
3. **炒豆皮**：放入豆皮煎到有點上色，放入素蠔油和果寡糖續炒，讓豆皮入味。
4. **加入番茄及毛豆**：加入番茄，燉煮 3～5 分鐘至熟，最後拌入毛豆。
5. **調味與裝飾**：根據個人口味添加鹽與胡椒，即可享用。

## 營養說明｜

豆皮含豐富植物性蛋白質與大豆異黃酮素，有助於促進肌肉修復和抗氧化。毛豆含有優質蛋白且低脂肪，富含膳食纖維、葉酸，是素食者很好的蛋白質來源。大番茄含番茄紅素和維生素 C，有助於抗氧化與促進免疫健康。橄欖油富含單元不飽和脂肪酸，支持心血管健康並提升風味。這道豆製品料理，以簡單的材料和清淡的調味，凸顯地中海飲食的健康與美味，是一款適合日常餐桌的蔬食蛋白質料理！

## 替代食材｜

- **毛豆**：黃豆或黑豆也是素食者良好的蛋白質來源。
- **白豆皮**：也可用豆腐代替，提升風味層次。
- **大番茄**：可用甜椒或茄子代替，根據喜好選擇。

### 食材｜（4 人份）

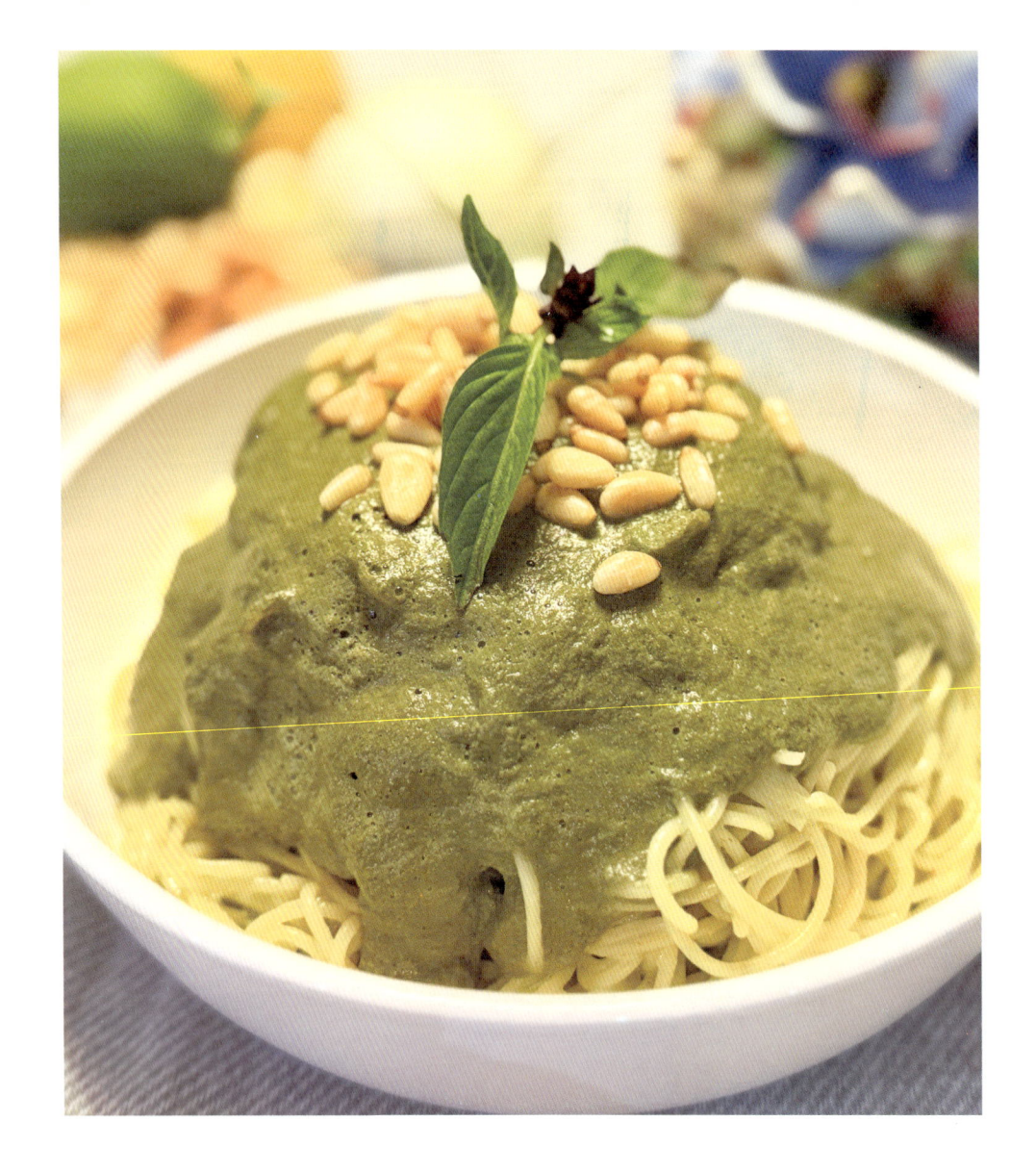

全麥義大利麵（如直麵或細扁麵）：200 克
蒜瓣（切薄片）：20 克
松子：40 克
杏仁：20 公克
起司：70 公克

羅勒：100 公克
牛奶：200 c.c.
初榨橄欖油：30 毫升（2 大匙）
果寡糖：30 c.c.
巴西里（切碎）：少許
鹽：適量

## 3 素食地中海風味蒜香松子全麥義大利麵

### 作法｜
1. **煮義大利麵**：將義大利麵放入加鹽的滾水中煮至稍硬，瀝乾備用，拌入橄欖油以免結塊。
2. **青醬製備**：將羅勒、杏仁、起司、牛奶、大蒜放入調理機中打碎，再倒入鍋中加熱煮熟，再加入鹽、果寡糖調味。
3. **裝飾與呈現**：將麵條盛入盤中，淋上青醬，最後撒上松子及切碎的巴西里。

### 營養說明｜

全麥義大利麵是低升糖指數的主食來源，提供複合非精製澱粉，是避免血糖快速波動的好選擇，並為身體提供能量。蒜片含大蒜素，有助於促進免疫系統功能並具有抗發炎作用。松子富含健康脂肪、植物性蛋白質和維生素 E，有助於支持心血管健康。初榨橄欖油富含單元不飽和脂肪酸和抗氧化劑，支持心血管健康並增添天然香氣。

這道料理以簡單的方式，完美呈現地中海飲食的健康理念，適合作為一頓輕鬆的低升糖主食！

### 替代食材｜
- **松子**：可用杏仁片或南瓜子替代，提供不同堅果風味。
- **羅勒**：可用九層塔或香菜碎替代，根據個人口味調整。
- **起司**：若是吃全素的人，可以用一些豆腐乳代替。
- **牛奶**：若是吃全素的人，可以用一些豆漿代替。

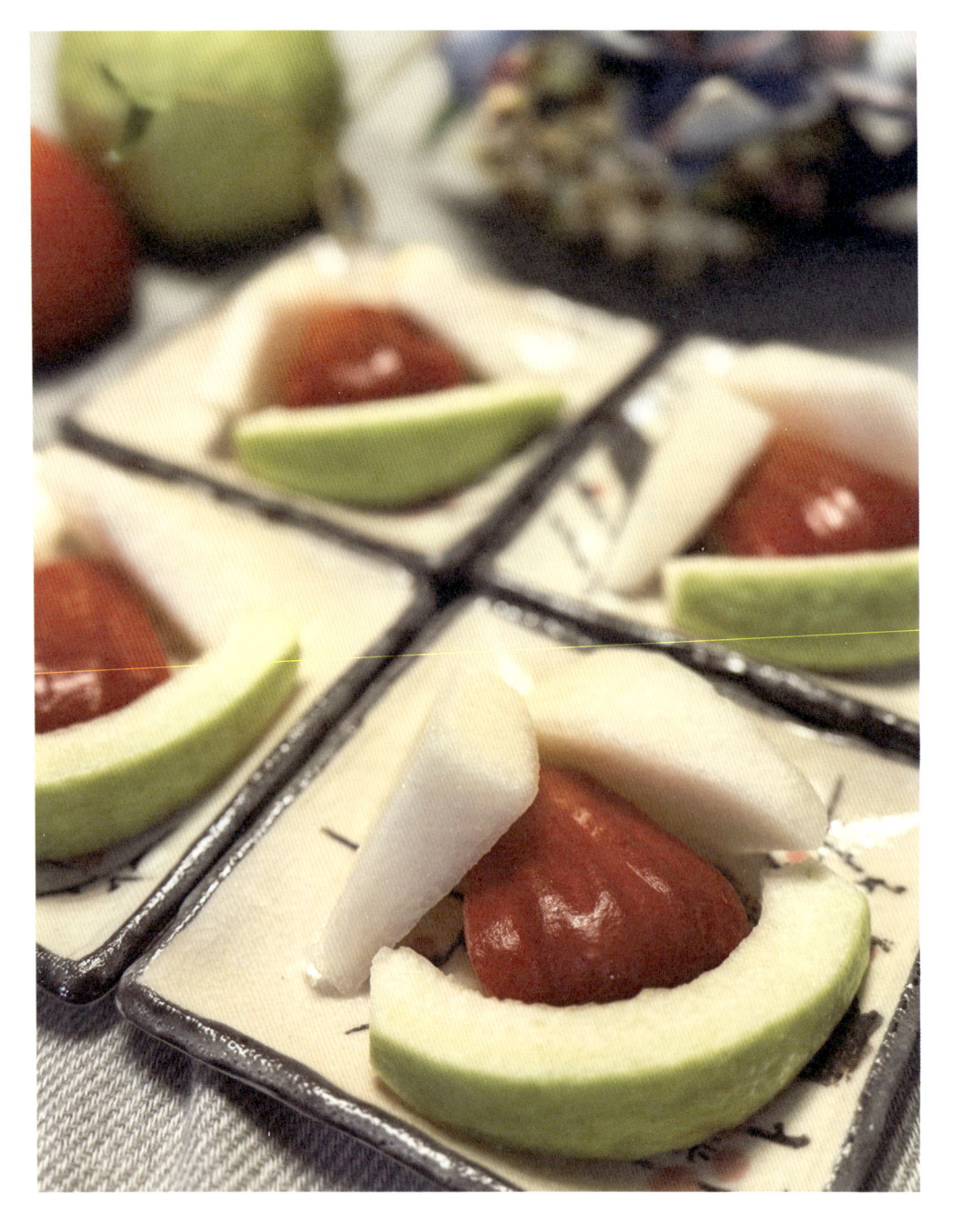

**食材｜（4人份）**

水梨：半個　　　　　　蓮霧：2顆　　　　　　芭樂：半顆

# 4 綜合水果盤

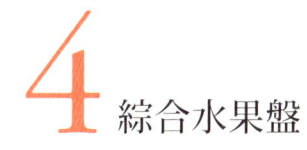

### 作法 |
水果切盤即可享用。

### 營養說明 |
水梨和蓮霧含水量高，是輕爽且清甜的水果選擇，還能提供膳食纖維，促進腸道健康。芭樂是維生素C的極佳來源，其含量甚至超過許多柑橘類水果，有助於增強免疫力，並富含膳食纖維，促進腸胃蠕動。

### 替代食材 |
所有當季水果都可以替代。

# 超商地中海餐盤
## 示範食譜

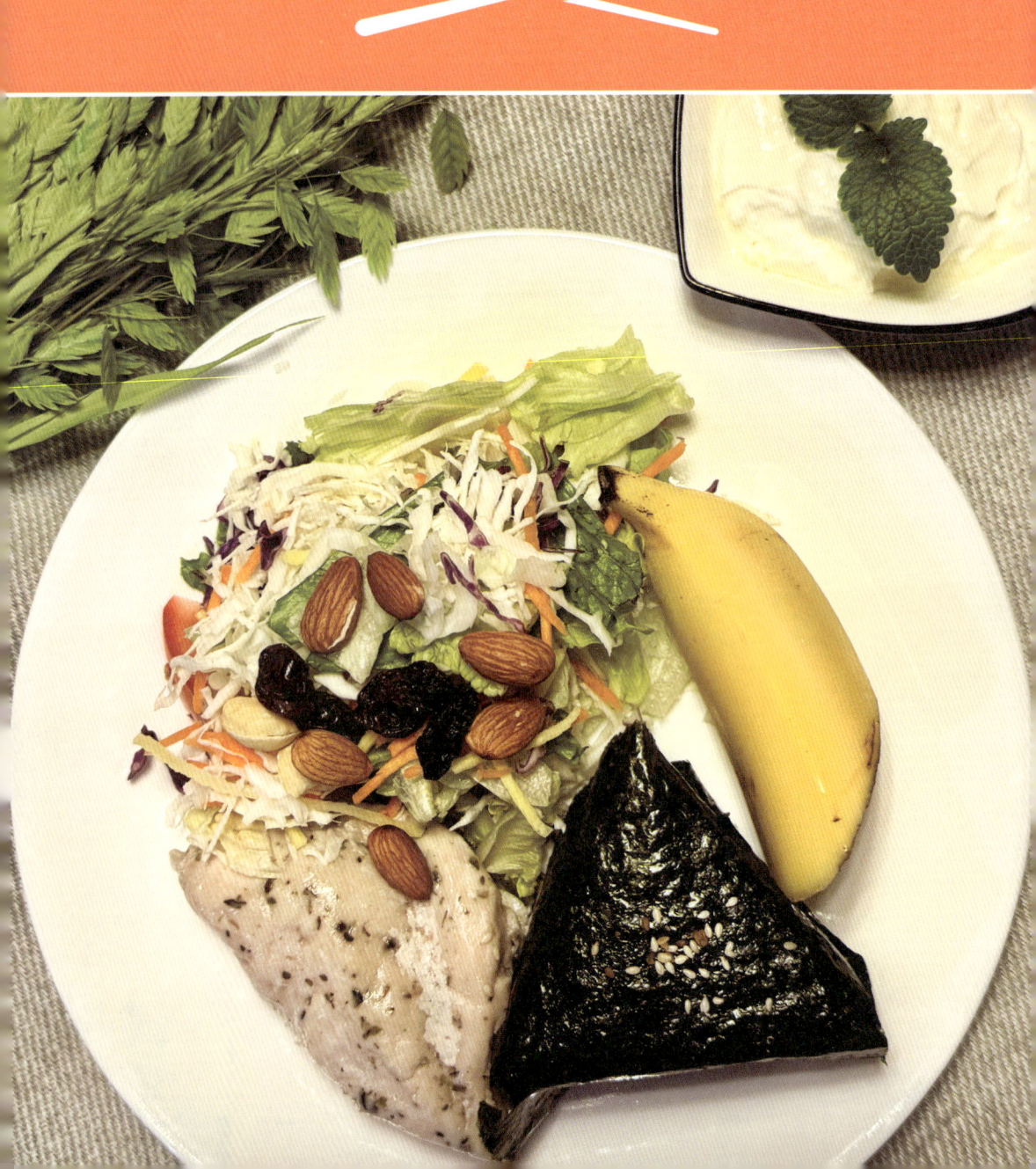

我們經常到超商購買食物，也可以按照食物的分類，放入我們的餐盤中。

## 六大類食物點名囉！ 得分：6 分

**蔬菜類**：綜合沙拉蔬菜、海苔
**豆魚蛋肉（蛋白質）類**：雞胸肉
**全穀雜糧（非精製澱粉）類**：白飯
**水果類**：香蕉
**油脂與堅果種子類**：杏仁果、腰果
**乳品類**：優格

## 六大消防員點名囉！ 得分：4.5 分

**一號消防員——膳食纖維**：主要來自綜合沙拉蔬菜、香蕉、海苔、杏仁果、腰果。
**二號消防員——植化素**：主要來自綜合沙拉蔬菜、香蕉、杏仁果、腰果、海苔。
**三號消防員—— omega-3 脂肪酸**：在這餐盤中三號消防員缺席了，記得在別餐或點心吃一些鮭魚、鯖魚、秋刀魚、核桃、亞麻仁籽等。（扣 1 分）
**四號消防員—— omega-9 脂肪酸**：主要來自杏仁果。
**五號消防員——天然好菌**：主要來自優格。
**六號消防員——植物性蛋白質**：主要來自杏仁果、腰果，但這份餐盤植物性蛋白質的量並不足，可以在吃其他餐或點心時，以黃豆、毛豆、黑豆或豆製品來取代動物性蛋白質食物。（扣 0.5 分）

## 餐盤總評 得分：10.5 分

在超商其實比較難選到含 omega-3 脂肪酸的蛋白質食物，所以可能得藉由買一些核桃來增加 omega-3 脂肪酸的攝取。若要在超商買到植物性蛋白質的食物，可以買豆干、豆漿等，其實挺方便的。

基本上，在便利超商一樣可以購買到六大類食物來組成一個健康均衡的餐盤，只是要在便利商店選擇完整且營養均衡的餐盤搭配，的確是滿貴的，建議水果和堅果最好從家裡自己帶，以節省開銷。

其實超商也有賣很多便當，但大部分的便當都是主食類（如飯）太多，蔬菜類太少。我們建議大家如果方便，可以把便當買回後，把不同的食物類別取出，放在我們建議的餐盤相對應位置上，比例比一下，就可以知道下一次在超商買食物的時候要補足哪一部分。

## 1. 蔬菜類食物的選擇

現在超商有很多蔬菜類可以選擇，如：

(1) 各式沙拉　　　　　(2) 熟食蔬菜卷

(3) 關東煮裡面的蘿蔔、海帶等。

## 2. 豆魚蛋肉（蛋白質）類食物的選擇

現在超商有很多豆魚蛋肉類的食物可以選擇，如：

(1) 茶葉蛋　　　　　　(2) 即食雞胸肉

(3) 豆干、豆漿

## 3. 全穀雜糧（非精製澱粉）類食物的選擇

現在超商有很多全穀雜糧類的食物可以選擇，如：

(1) 烤地瓜　　　　　　(2) 即食玉米

(3) 全麥麵包　　　　　(4) 飯糰

(5) 麵食等

## 4. 水果類食物的選擇

目前很多超商有賣季節性水果。

## 5. 乳品類食物的選擇

目前超商乳品類選擇多樣，其中無糖的乳品（如鮮乳、保久乳）是不錯的選擇。若有乳糖不耐症的困擾，則建議選擇無加糖優酪乳，因其富含益生菌，有助於維持腸道健康。

## 6. 堅果類食物的選擇

超商目前有很多種類的堅果可供挑選購買，建議選擇原味、不調味的為主。